麻酔・集中治療医のための
抗菌薬使用と感染対策

兵庫医科大学主任教授　東京大学教授
［編集］竹末 芳生　山田 芳嗣

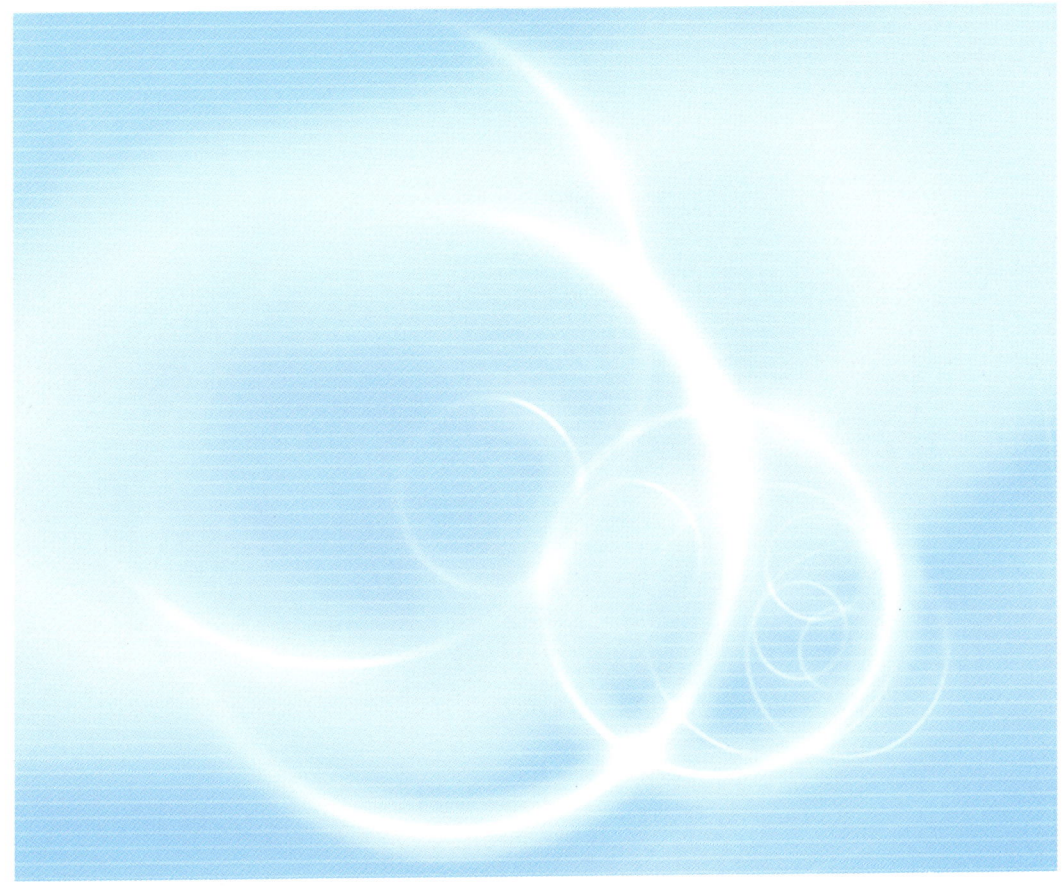

克誠堂出版

執筆者一覧

【編　集】

竹末芳生（兵庫医科大学感染制御学主任教授）

山田芳嗣（東京大学大学院医学系研究科生体管理医学講座教授）

【執筆者】

竹末芳生（兵庫医科大学感染制御学）

山下和彦（神戸大学医学部附属病院薬剤部・感染制御部）

平井みどり（神戸大学医学部附属病院薬剤部）

荒川創一（神戸大学医学部附属病院感染制御部）

高橋佳子（兵庫医科大学病院薬剤部）

中嶋一彦（兵庫医科大学感染制御学）

横田美幸（公益財団法人がん研究会有明病院麻酔科）

安田季道（広島大学大学院医歯薬学総合研究科麻酔蘇生学）

溝部俊樹（京都府立医科大学大学院・医学研究科・麻酔科学教室）

相馬一亥（北里大学医学部救命救急医学）

志馬伸朗（京都府立医科大学集中治療部・麻酔科学・感染対策部）

渡邉栄三（千葉大学大学院医学研究院救急集中医療医学）

織田成人（千葉大学大学院医学研究院救急集中医療医学）

三鴨廣繁（愛知医科大学大学院医学研究科感染制御学）

山岸由佳（愛知医科大学大学院医学研究科感染制御学）

渡會伸治（横浜掖済会病院消化器病センター）

井上善文（医療法人川崎病院外科）

迎　寛（産業医科大学呼吸器内科学）

加藤秀章（名古屋市立大学大学院医学研究科）

加藤はる（国立感染症研究所細菌第2部）

栁原克紀（長崎大学病院検査部）

木村利美（東京女子医科大学病院薬剤部）

戸塚恭一（東京女子医科大学感染対策部感染症科）

藤本卓司（市立堺病院総合内科）

村谷哲郎（株式会社キューリン検査部）

（執筆順）

序　文

兵庫医科大学感染制御学　竹末　芳生

　最近，予防抗菌薬適正使用の啓発が各施設で行われ，術前1時間以内の初回投与，長時間手術における術中再投与など，麻酔科医が手術室における抗菌薬の使用管理を行うことも稀ではなくなってきた。それにも関わらず，抗菌薬適正使用を主目的とした麻酔科医のための書物はほとんどなく，本書が日本では初めてのものではないかと思う。

　この本の企画を行うきっかけとなったのは2008年に京都で行われた日本臨床麻酔学会第28回大会で「麻酔科医のための抗生物質の使い方」というタイトルで行われたシンポジウムである。会長の浅田　章先生（大阪市立大学医学部麻酔科学講座）からご依頼を受け，企画を行ったが，その当時は，はたしてこの内容で麻酔科の先生方に興味を持っていただき，参加者が集まるのか心配したが，会場は満席となり質問も多く，このときはじめて麻酔科医の抗菌薬適正使用への興味を知ることができた。

　本書は，麻酔科医編，集中治療医編，感染症の抗菌薬使用の知識の3章に分け，1章は予防抗菌薬の適正使用，2章はICUにおける重症感染患者治療，3章は一般的な抗菌薬使用法について述べられている。実践的な内容にポイントをおき，抗菌薬の作用機序，副作用などは他書に譲り，また昨今多くの病院でDPCが導入されていることを鑑み，あまり保険適用の範囲にとらわれず，治療効果を上げるための使用量，投与設計など，ダイレクトな実践内容を，各執筆者に依頼した。

　そこで，本稿では通常の序文にかえて，この本の実践的な特徴を知ってもらうため，麻酔科医が術中使用する際，ピットホールとなっている以下の4つの事項に関して少し触れてみることとした。

―麻酔科医のための予防抗菌薬術中使用のピットホール―

① **肥満患者における予防抗菌薬1回投与量**：予防抗菌薬の投与量は治療量を必要とする。特に肥満患者では通常量ではセファゾリンの血中濃度が低くなるため，投与量を1gから2gに増量することにより感染率は16.5％から5.6％に低下したことが報告されている[1]。一般的に，80kg以上での1回使用量はセファゾリン2g，シプロフロキサシン600mg，クリンダマイシン900mg，バンコマイシン20mg/kg（最大2g）とする[2]。

② **腎機能低下患者における術中再投与の間隔**：セファゾリン1回投与では3時間以上の手術では3時間未満手術よりSSIは高率となるが，半減期の長いcefotetanでは1回投与でも長時間手術でSSIが高率とならない[3]。このように術中再投与に関しては，抗菌薬の半減期が重要な因子であり，通常再投与の時間は半減期の2倍を参考に行う。セファゾリンでは半減期1.5～2時間のため3～4時間とされており，半減期が1時間程度のセフメタゾール，フロモキセフ，スルバクタム／アンピシリンなどは2～3時間間隔となる。しかし，腎機能低下時には抗菌薬の半減期が延長するので，この原則は適応されず腎機能に応じた投与間隔の設定が必要になる。以前は腎機能の評価として，クレアチニン値や体重などを用いクレアチニンクリアランスを，主に薬剤師が算出していたが，最近血清クレアチニンを測定すると自動的にeGFRが報告されるのでそれを利用して，麻酔科医でも簡単にクレアチニンクリアランスの評価が可能となっている。表1に示すごとく50mL/min以下だと，β-ラクタム薬における再投与は，通常の1回飛ばしで行えばよい目安になる[2]。なお，クリンダマイシンなどの肝排泄型の抗菌薬は，腎機能に応じた投与間隔の修正は必要ない。

③ **ペニシリンやセファロスポリンアレルギーの場合の抗菌薬の選択**：患者が手術室入室後，麻酔科医が初めてこれらのアレルギー歴を見つけることは，日常あってはならないが，起こりうることである。この場合，清潔創では一般的にクリンダマイシンが推奨される。消化器手術などの準清潔創では，クリンダマイシンに加えて，グラム陰性菌にも抗菌活性を有する

表1　予防抗菌薬の術中再投与；腎機能別

Antibiotic	CrCl > 50mL/min	CrCl 20～50mL/min	CrCl < 20mL/min
Cefazolin	3～4	8	16
Cefuroxime	3	6	12
Ciprofloxacin	8	12	None
Ampicillin/sulbactam（Unasyn）	3	6	12
Clindamycin	6	6	6
Gentamicin	5	Call Pharmacy	None
Metronidazole（Flagyl）	8	8	8
Vancomycin	8	16	None

CrCl：creatinin clearance
（Alexander JW et al. Ann Surg 2011；253：1082-93より引用）

ニューキノロン系薬（シプロフロキサシンなど）またはアミノグリコシド系薬を併用する。心臓手術や整形外科手術ではクリンダマイシンの代わりにバンコマイシンも使用可能である。

④　**バンコマイシン予防投与の是非**：特定の手術に対するバンコマイシン予防投与に関してはコンセンサスが得られていない。心臓手術においてグリコペプチドとβ-ラクタム薬を比較した予防投与の有効性に関するメタ分析[4]では，全体のSSI発生率では差を認めなかったため，ルーチンのバンコマイシン予防投与の根拠はないとしている。しかしsub-analysisではグリコペプチドにおいてメチシリン耐性グラム陽性菌感染によるSSIで有意に高い予防効果を示した（リスク比0.54）。過去の無作為比較試験の問題点は，バンコマイシン単独の予防であり，耐性グラム陽性菌感染は低率になるものの，グラム陰性菌感染やメチシリン感受性グラム陽性菌感染が高率になる問題があった。このような背景の中，米国の胸部外科学会が発表したガイドライン[5]では，セファゾリン予防投与が主体となるが，心臓手術における主なSSI原因菌はブドウ球菌であるため，PCRによる迅速検査が広く普及するまでは，ブドウ球菌感染の高リスク患者においてはセファロスポリンに加えバンコマイシンの補助的使用も妥当かもしれないと述べている。現在のところバンコマイシンの予防投与の適応は，β-ラクタム薬アレルギー患者において，グラム陰性菌に活性のある抗菌薬に加え使用する場合とMRSA術前保菌が証明された場合となる。また心臓手術や人工関節置換術などのハイリスク手術においてMRSAによる感染が高率な場合も使用されるが，Infection Control Teamと相談し期間限定で予防投与することが勧められる。

その他，術後におけるピットホールとしては，一般に予防抗菌薬投与期間は24時間以内とされているが，開心術におけるメタ分析[6]では24時間以内の使用では胸骨SSIの相対リスク1.38で，特に深部胸骨SSI（縦隔洞炎）では1.68と有意に高率となり，心臓手術では24時間以上の投与が必要とされている。

以上のように意外に予防一つをとっても抗菌薬は奥の深いところがあり，さらに後半の重症感染患者治療では，全く異なった考え方での抗菌薬使用が必要となってくる。本書が麻酔科医にとって，感染に興味を持っていただく第一歩となることを期待している。

【文　献】

1) Forse RA, Karam B, MacLean LD, et al. Antibiotic prophylaxis for surgery in morbidly obese patients. Surgery 1989 ; 106 : 750-6.
2) Alexander JW, Solomkin JS, Edwards MJ. Updated recommendations for control of surgical site infections. Ann Surg 2011 ; 253 : 1082-93.
3) Scher KS. Studies on the duration of antibiotic administration for surgical prophylaxis. Am Surg 1997 ; 63 : 59-62.
4) Bolon MK, Morlote M, Weber SG, et al. Glycopeptides are no more effective than beta-lactam agents for prevention of surgical site infection after cardiac surgery : a meta-analysis. Clin Infect Dis 2004 ; 38 : 1357-63.

5) Engelman R, Shahian D, Shemin R, et al. The Siciety of Thoracic Surgeons practice guideline series : antibiotic prophylaxis in cardiac surgery, Part II : Antibiotic choice. Ann Thorac Surg 2007 ; 83 : 1569-76.
6) Mertz D, Johnstone J, Loeb M. Does duration of perioperative antibiotic prophylaxis matter in cardiac surgery? A systematic review and meta-analysis. Ann Surg 2011 ; 254 : 48-54.

序　文

東京大学大学院医学系研究科生体管理医学講座　山田　芳嗣

　本書は手術麻酔，ペインクリニック，集中治療に携わる麻酔科医を主たる対象として編纂された「抗菌薬使用と感染対策」に関する実践的な本である。麻酔科医に的を絞った抗菌薬の書物としては，おそらく初めてのものであろう。長い間，麻酔科医にとって読み易く，役に立つ抗菌薬の使い方の本を待望していたので，2008年の日本臨床麻酔学会でのシンポジウムをきっかけに，司会を務められた竹末芳生先生に本書の企画を強くお願いして，出版の運びとなった。

　以前は，麻酔科医が日常的に抗菌薬を使う状況は少なく，抗菌薬の使用に習熟する機会も限られていた。また，麻酔科医の感染防止に対する関心と実践の程度は必ずしも高くなかった。しかし，現在では，周術期感染防止対策に対する認識の高まりを背景に，執刀前予防的抗菌薬投与が標準医療になり，手術部位感染防止のため，麻酔科医によって抗菌薬が投与されている。米国における Surgical Care Improvement Project（SCIP）で策定された予防抗菌薬投与3項目を含む6つの感染予防策と術後感染発生率との関連を評価した研究によると，対象データが収集された2年間に予防抗菌薬の使用法の遵守率は上昇したが，術後感染発生率はかえって上昇しアウトカムは改善していないという結果が報告されている（JAMA 2010；303：2479-85）。感染予防効果を高めるためには，予防抗菌薬の投与を機械的に行うのでは十分ではなく，その理論的な背景を理解して，適切に投与することが必要とされる。麻酔科医が周術期管理の中で果たす役割がさらに大きくなっていく現在の趨勢を鑑みると，抗菌薬適正使用の知識はますます重要になると思われる。

　術中の侵襲ストレスから患者を守るはずの麻酔科医であるが，自らが感染対策を適切に実践しなければ，院内感染の発生に関与して患者の予後を悪化させている可能性も否定できない。手術部位感染に限らず，人工呼吸器関連肺炎，カテーテル関連血流感染，尿路カテーテル関連尿路感染など，院内感染の発生リスクと感染対策の正確な知識を身につけて，集中治療やペインクリニック診療，さらには手術麻酔においても，術後の感染防止まで考えた麻酔管理を行うべきである。

　本書のねらいは麻酔科医が日々担当している診療の中で適切な抗菌薬の使用と

感染対策が実践できるよう必要知識と重要な情報を提供することである．感染対策の実践については，マニュアルやガイドラインを臨床の現場で十分に活用することが重要になるが，その中で，麻酔科医にとって難しいのは抗菌薬使用法についての習熟であり，本書は感染対策の中で抗菌薬使用に重点をおき，実践的にかつ基本から分かりやすく解説している．

　このような難しい企画であるにもかかわらず，編纂と内容全体の調整と検証にあたっては，感染制御分野の第一人者である竹末先生が多大な労をおとりくださった．おかげで，麻酔科医が日常の診療に密着する内容で，実践的に抗菌薬の使用を学べる本として出来上がった．この本が麻酔科医の診療の向上に新たな役割を果たすことを強く祈念するものである．

目 次

CHAPTER 1 麻酔科医編

1. 術後感染予防抗菌薬の基本　竹末芳生 … 3
2. 予防抗菌薬の手術室での管理　山下和彦・平井みどり・荒川創一 … 12
3. 腎機能障害時の抗菌薬の使用　高橋佳子 … 21
4. 心血管系外科手術におけるバンコマイシン予防投与　中嶋一彦・竹末芳生 … 29
5. 術前・術中投与の抗菌薬副作用における責任と対処
　　―副作用における麻酔科の責任・外科の責任―　横田美幸 … 33
6. 硬膜外カテーテルの管理と合併症の対応　安田季道 … 44
7. ペインクリニックにおける感染対策　溝部俊樹 … 49

CHAPTER 2 集中治療医編

1. 人工呼吸器関連肺炎（VAP）に対する抗菌薬治療　相馬一亥 … 57
2. Sepsis の治療
　　A. 抗菌療法（de-escalation strategy）　志馬伸朗 … 68
　　B. その他の治療（抗菌薬治療以外）　渡邉栄三・織田成人 … 76
3. 細菌性腹膜炎の抗菌薬治療　三鴨廣繁・山岸由佳 … 88
4. 胆道感染の抗菌薬治療　渡會伸治 … 100
5. 中心静脈カテーテル関連血流感染に対する抗菌薬の適正使用
　　井上善文 … 109
6. すりガラス状陰影を見たときの診断と抗菌薬治療　迎　寛 … 114
7. *Clostridium difficile* 腸炎に対する診断と抗菌薬治療　加藤秀章・加藤はる … 120

CHAPTER 3

感染症の抗菌薬使用の知識

1. グラム陰性菌の治療　栁原克紀 … 129

2. 抗 MRSA 薬　木村利美 … 139

3. 抗真菌治療—*Candida* 属を中心に—　山岸由佳・三鴨廣繁 … 147

4. PK-PD と抗菌薬療法　戸塚恭一 … 155

5. ICU でのグラム染色の活用　藤本卓司 … 163

6. 今問題となっている耐性菌　村谷哲郎 … 171

資料：抗菌薬の名称と略号 … 183

索引 … 187

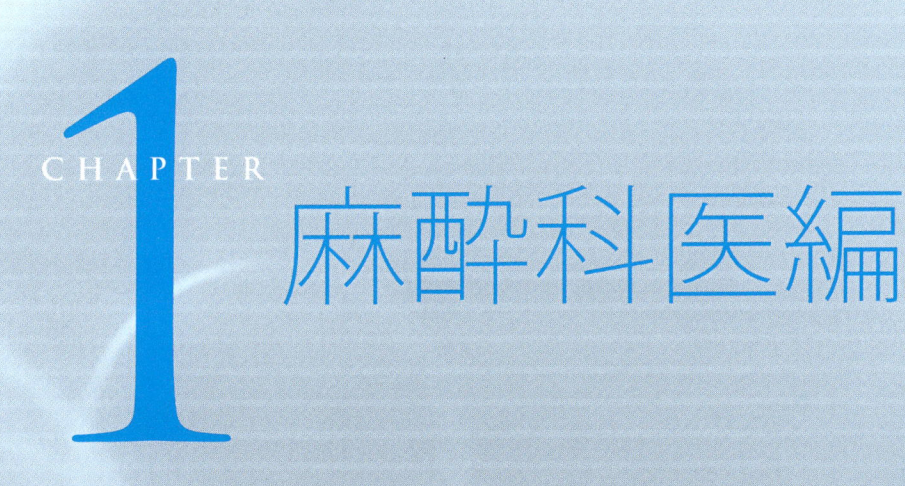

1. 術後感染予防抗菌薬の基本
2. 予防抗菌薬の手術室での管理
3. 腎機能障害時の抗菌薬の使用
4. 心血管系外科手術におけるバンコマイシン予防投与
5. 術前・術中投与の抗菌薬副作用における責任と対処
   ──副作用における麻酔科の責任・外科の責任──
6. 硬膜外カテーテルの管理と合併症の対応
7. ペインクリニックにおける感染対策

CHAPTER 1 麻酔科医編

CHAPTER 1 ● 麻酔科医編

1. 術後感染予防抗菌薬の基本

はじめに

　米国における高齢者や低所得者を対象とした公的医療保険を担当する The Centers for Medicare & Medicaid services（CMS）は手術患者ケアの質を改善するために，2002年に Surgical Infection Prevention（SIP）Project を開始した。その後 Surgical Care Improvement Project（SCIP）と名称を変え，2010年までに術後合併症や死亡率を25％減少させる目標が立てられた[1]。

　感染症対策としては予防抗菌薬適正使用，術中保温，血糖管理，適切な除毛処置が挙げられている。予防抗菌薬に関しては，①初回抗菌薬は手術開始前1時間以内に投与〔バンコマイシン（VMC）やフルオロキノロン系薬は2時間以内〕，②公表されたガイドラインにそった予防抗菌薬のレジメ，③手術終了後24時間以内に予防抗菌薬を終了，の3項目が示された。米国における国レベルのサーベイランスにおいて，2001年（34,133例）では24時間以内の中止の遵守率は40.7％，手術前1時間以内投与は47.6％，適切な選択は91.4％と，選択以外の遵守率はけっして高いものではなかった。2004年10〜12月にはそれぞれ52.9％，69.7％，92.2％と若干の改善を認めた[1]が，いまだ満足いくものではない。

　Kritchevsky ら[2]は説明会などの能動的介入により予防抗菌薬の適正使用を勧め，投与期間の遵守率は51.3％から69.5％に改善したが，単にフィードバックのみを行っても同様な結果であったことを報告しており，infection control team（ICT）などが行う，病院内での予防抗菌薬適正使用の啓発活動の困難性を物語っている。日本における大規模な成績では小林ら[3]が721施設のアンケート調査を2009年に報告しているが，手術前1時間以内投与は89.5％，24時間以内の中止は10.4％，適切な選択は83.7％であった。このような日本と米国における現状を認識したうえで，本稿では予防抗菌薬の適正使用を行っていくための基本的考え方を述べることとする。

1　予防抗菌薬使用の原則

　予防抗菌薬選択の原則は，手術を行う場に常在する細菌（＝術中汚染菌）に有効な薬剤を使用することで，清潔創では皮膚常在菌が対象となる[4]。消化器手術などの準清潔創では胃や腸管の常在細菌が術中汚染菌となる。けっして術後感染原因菌を予防抗菌薬のターゲットとして

はならない．予防抗菌薬が長期使用される日本においては，予防抗菌薬に耐性の細菌が術後検出されることが多く，もしさらにそれを狙った予防抗菌薬の選択が行われれば，広域な抗菌薬へエスカレートすることになるからである．

　予防抗菌薬は治療抗菌薬と異なりほぼ全手術患者に使用されるため，耐性菌出現などの影響はかなり大きい．長期投与を行えば菌交代現象が起こり，緑膿菌（*Pseudomonas aeruginosa*）やエンテロバクター（*Enterobacter*）属などの耐性菌が出現するが，緑膿菌に活性を有さない予防抗菌薬を使っておけば，少なくとも普通の（自然耐性の範囲内の）*P. aeruginosa* が選択されるにとどまる．もし *P. aeruginosa* に活性を有する薬剤を予防に使用した場合は，その抗菌薬に耐性の *P. aeruginosa* が術後感染原因菌となり治療に難渋することとなる．つまり *P. aeruginosa* などの自然耐性菌に活性を有さないことが予防抗菌薬の特性として大切である．

2 予防抗菌薬の選択

　代表的な予防抗菌薬は第 1 世代セファロスポリン系薬のセファゾリン（CEZ）であり，主な抗菌範囲は連鎖球菌（*Streptococcus*），メチシリン感受性黄色ブドウ球菌（methicilin sensitive *Staphylococcus aureus*：MSSA），大腸菌（*Escherichia coli*），肺炎桿菌（*Klebsiella pneumoniae*），プロテウス・ミラビリス（*Proteus mirabilis*）で，狭域である．半減期が 1.6 時間と他のセファロスポリン系薬と比較し長い特徴を有し，術中抗菌薬濃度を有効濃度に長時間維持できる点においても予防抗菌薬の特性を有している．第 2 世代セファマイシン系薬のセフメタゾール（CMZ）やオキサ型のフロモキセフ（FMOX）は嫌気性菌のバクテロイデス・フラジリス（*Bacteroides fragilis*）グループにも活性を有するが，最近耐性化が報告されている[5]．第 2 世代セファロスポリン系薬のセフォチアム（CTM）は第 1 世代セファロスポリン系薬より抗菌範囲はそれほど広がっておらず嫌気性菌にも活性を有さないが，抗菌力は強化された薬剤である．アンピシリン・スルバクタム（ABPC/SBT）はペニシリナーゼ産生 *S. aureus* にも有効で，清潔手術に使用可能である．しかし，嫌気性菌に活性を有する抗菌薬を清潔手術に使用することに関しては意見が分かれる．ABPC/SBT は嫌気性菌に加え，*E. coli* にも弱いながらも活性を示すことから大腸手術における，標準薬を対象とした臨床試験でも非劣性が証明されているが，一般には推奨されていない．ピペラシリン（PIPC）は予防抗菌薬のなかで胆汁排泄型という特徴を有するが *S. aureus* に活性が低い．

　一般的にはヘルニア，乳腺，甲状腺などの清潔創には，MSSA，連鎖球菌を想定して，CEZ などの第 1 世代セファロスポリン系薬やペニシリン系薬が使用される．準清潔創ではそれらに加え *E. coli*，*K. pneumoniae* などのグラム陰性菌に抗菌活性を有する第 1・2 世代セファロスポリン系薬が第一選択薬となる．

　大腸などの下部消化管手術では *B. fragilis* などの嫌気性菌も抗菌範囲に含む CMZ や FMOX が第一選択薬となる．嫌気性菌に活性を有する薬剤を選択する根拠として，下部消化管の常在

表1 一般・消化器手術における予防抗菌薬の選択とその投与期間

手術の種類		選択薬剤	投与期間
清潔創	ヘルニア，乳腺，甲状腺など	第1世代セファロスポリン系薬（CEZなど） ペニシリン系薬（クロキサシリン/アンピシリン）	単回
	心・大血管	第1世代セフェム系薬（CEZなど）	1～2日
上部消化管	食道（開胸開腹）	第1世代セフェム系薬（CEZなど） 第2世代セフェム系薬（CTMなど）	1～2日
	胃切除など	第1世代セフェム系薬（CEZなど）	1日
下部消化管	結腸切除，直腸切断術など	（第2世代）セファマイシン系薬（CMZなど） （第2世代）オキサセフェム系薬（FMOXなど）	1日
肝胆道系手術	腹腔鏡下胆囊摘出術	第1世代セフェム系薬（CEZなど） ペニシリン系薬（PIPC）	単回
	肝切除	第1世代セフェム系薬（CEZなど） ペニシリン系薬（PIPC）	1日
	胆管切除	第2世代セフェム系薬（CTMなど）	1～2日
	膵切除	第2世代セフェム系薬（CTMなど）	1～2日
虫垂切除（非穿孔性）		（第2世代）セファマイシン系薬（CMZなど） （第2世代）オキサセフェム系薬（FMOXなど） ペニシリン系薬/β-ラクタマーゼ阻害薬（ABPC/SBT）	1日

1. 人工弁置換術などの異物を装着する心大血管手術ではMRSA流行時，MRSA術前保菌患者などを対象としてVCMの予防投与が行われることがある．
2. 下部消化管手術では，カナマイシン（KM），メトロニダゾールの経口投与が，術前日に3回行われることがある．
3. 胆管切除や膵切除で術前に胆汁中細菌の薬剤感受性の情報が得られる場合には，それを参考にして予防抗菌薬を選択する．

細菌中に，嫌気性菌は好気性菌より$10^{2～3}$のオーダーで多数存在すること，下部消化管手術で予防抗菌薬を使用しない場合，*B. fragilis*グループが術後感染分離菌の50％以上を占めることが挙げられる．下部消化管手術での第1世代セファロスポリン系薬使用の是非に関するランダム化比較試験（randomized controlled trials：RCT）では，Antonelliら[6]が第1世代セファロチン（CET）での感染率は24％であったが，第2世代セファマイシン系薬のセフォキシチン（日本販売中止）では5％と低率であったことを報告している．米国ではセフォキシチンに加え，半減期の長いセフォテタン（日本未承認）が使用されてきたが，最近 *B. fragilis*グループにおけるセファロスポリン系薬耐性[5]が問題となっており，CEZと嫌気性菌に活性を有する注射用メトロニダゾールの併用を推奨する専門家も多い．

一般消化器手術における予防抗菌薬の選択と投与期間を表1に示したが，手術前に抗菌薬が使用されている症例や，術前に手術操作部位からの検出細菌が判明している症例（術前胆道ドレナージ施行例の胆汁中細菌など）では，この選択基準は適応できない．予防抗菌薬は安全で安価なものを選択することが推奨されており，その点副作用の問題となるアミノグリコシド系薬などは推奨されない．セファロスポリンまたはペニシリンアレルギーがある場合は，清潔

手術ではVCMまたはクリンダマイシン（CLDM），消化管手術ではシプロフロキサシン（CPFX）またはアズトレオナム（AZT）とCLDMの併用が行われる。

　ルーチンのVCM予防投与は避けなければならないが，PCR検査などで術前メチシリン耐性黄色ブドウ球菌（methicillin-resistant *Staphylococcus aureus*：MRSA）鼻腔内保菌患者においては使用することが勧められる[7]。ルーチンの予防使用に関しては16のRCTがあるが，いずれもグリコペプチド系薬以外の抗菌薬からグリコペプチド系薬に変更することにより手術部位感染（surgical site infection：SSI）予防に関する有用性は証明されていない[8]。心臓血管外科手術後の縦隔洞炎や整形外科領域における人工関節感染が高率な施設においては，ICTと相談し心大血管手術や人工関節置換術におけるVCMの予防投与も期間限定で検討する。SSI予防ガイドライン執筆者のワーキンググループは，心大血管手術や人工関節置換術においてはMRSAハイリスク症例に対するVCM予防投与を推奨している。しかし，VCM予防投与を開始することにより臨床的有効性とcost-effectivenessを示すMRSA感染頻度の閾値は示されていない[8]。

3　予防抗菌薬の適応

　一般的に予防抗菌薬の目的は，手術操作の及ぶ部位の感染すなわちSSI予防とされており，遠隔部位感染（消化器手術における肺炎や尿路感染など）は対象とされていない。エビデンスに基づいて予防抗菌薬投与を妥当とするには，非投与例と比較したRCTを行い，有意に低い感染率を証明する必要がある。消化器外科領域における準清潔創では，抗菌薬を使用しない場合の術後感染率は，大腸40％，虫垂炎16％，胃・十二指腸27％，胆囊15％であり，抗菌薬を使用することにより感染率が低下することが報告されている。

　一方，清潔創では感染率が低率のため，予防抗菌薬を投与してもその効果はなかなか証明されない。乳腺手術では2つの大規模なRCTがあり，SSIに限ると両者とも抗菌薬投与により約40％の感染率の低下が認められているが有意差は得られていない（おそらく症例数が足りないためのtype II error）。Plattら[9]は1,218例の乳腺・ヘルニア手術におけるRCTで，SSI，菌血症，尿路感染，肺炎を含むすべての術後感染の集計では予防抗生物質投与で有意の感染率の低下を認めている。ヘルニア手術ではメッシュを装着する場合にのみ，抗菌薬により感染率の低下が証明されている。また心・大血管手術や脳外科手術では，術後感染を合併すれば重篤化する理由から予防抗菌薬の適応とされている[4]。

　消化管穿孔性腹膜炎のようにすでに手術時に感染を合併している不潔／感染創（dirty/infected wound）では治療抗菌薬を当初から選択する。アメリカ疾病予防管理センター（Centers for Disease Control and Prevention：CDC）のガイドライン[4]では術中消化管内容物が相当量漏れた場合のような汚染創（contaminated wound）も治療抗菌薬の適応としているが，アメリカ外科感染症学会のガイドライン[10]では，腹腔内汚染のみで感染が成立していない外傷性・

医原性腸管穿孔（＜12時間）や胃・十二指腸穿孔（＜24時間）は予防抗菌薬の範疇としている。また，腹膜炎非合併の非穿孔性虫垂炎，胆嚢炎，絞扼性イレウスは手術により感染巣が完全に除去されるため，やはり治療でなく予防抗菌薬の適応としている。

初回投与のタイミング

　メスを入れるときには，その時点で十分な殺菌作用を示す血中・組織中濃度が必要であり，Classen ら[11]は皮切0〜2時間前に抗菌薬を投与した場合が最も感染率が低率であり，それより早すぎても，遅すぎても感染予防効果は劣ることを証明した。Oisen ら[12]は脊髄手術で不適切な予防抗菌薬投与のタイミングは，独立した SSI の危険因子であったことを報告している（オッズ比 3.4，95% CI ＝ 1.5 〜 7.9）。Stone ら[13]は消化管手術を対象とし，皮切1時間以内に抗菌薬を投与した場合最も低い SSI 率であったとし，一般的にはこのタイミングにおける投与が推奨されている（VCM やフルオロキノロン系薬では長時間かけて投与が必要なため2時間前）。最近さらに細かい間隔での検討が行われ，Weber ら[14]は術前 30 〜 59 分と比較し 0 〜 30 分では感染のオッズ比は 2.01，60 〜 129 分では 1.74 であったとしている。一方，Steinberg ら[15]は術前 0 〜 30 分と比較し，前 31 〜 60 分のオッズ比が 1.74，2 時間以上前は 2.11，手術開始 31 分以降では 4.18 と，術前 30 分以内の投与が最も低い感染率であったことを報告している。

長時間手術における術中再投与

　抗菌薬を治療量投与し，汚染が起こる手術中を通して最小発育阻止濃度（minimal inhibitory concentration：MIC）以上を維持することが SSI 予防には必要である。そのため長時間手術では組織中，血液中の抗菌薬濃度が下回ってくるため，術中再投与が行われる。Steinberg ら[15]は再投与の有用性を検討し，初回投与が適切に行われた場合，4 時間以内における再投与を行った症例において感染率は 1.8％，再投与を行わなかった場合は 5.5％と有意の差を認めたことを報告している。ただし，初回投与が不適切なタイミングで行われた場合，再投与の感染予防効果はなかったとしている。

　表 2 に各抗菌薬における再投与のタイミングを示す。通常，再投与のタイミングは半減期の倍の時間が目安とされ，CEZ では半減期が 1.6 時間程度で再投与は 3 〜 4 時間とされている。実は他の多くの予防抗菌薬の半減期は CEZ よりも短く（FMOX 50 分，CMZ 60 分，CTM 47 〜 59 分），これらの薬剤では 2 時間での再投与が本当は必要である（手術室での混乱を防ぐため一律に 3 〜 4 時間と決められているが）。1,500 mL 以上の大量出血時には再投与のタイミングを早める必要がある。肥満患者（body mass index：BMI ＞ 30）において CEZ 1g 投与で

表2　標準初回量と再投与のタイミング

抗菌薬	半減期，時間 正常腎機能	半減期，時間 末期腎障害	投与時間	標準1回用量	1回用量（体重換算）	再投与間隔（正常腎機能）
CEZ	1.2〜2.5時間	40〜70時間	3〜5分（静注）15〜60分（点滴）	1〜2g	20〜30mg/kg <80kg 1g ≦80kg 2g	2〜5時間（3時間）
CPFX	3.5〜5時間	5〜9時間	60分	300mg（400mg*）	—	4〜10時間
CLDM	2〜5.1時間	3.5〜5.0時間	10〜60分 <30mg/min	600mg	<10kg >37.5mg >10kg 3〜6mg/kg	3〜6時間
GM	2〜3時間	50〜70時間	30〜60分	1.5mg/kg	—	3〜6時間
VCM	4〜6時間	44.1〜406.4時間（CCR<10mL.min）	1g>60分	1g	15〜20mg/kg	6〜12時間

(Bratzler DW, Houck PM for the Surgical Infection Prevention Guidelines Writers Workgroup. Antimicrobial prophylaxis for surgery：An advisory statement from the national surgical infection prevention project. Clin Infect Dis 2004；38：1706-15 より引用)
＊：米国での使用量

は血中・組織中抗菌薬濃度が低レベルとなるため，2g投与することによりSSIが有意に低率になったことが報告されている[16]。さらに病的肥満患者では，治療的抗菌薬濃度達成は40〜49で48％，50〜59で29％，＞60で10％と低率であり[17]，より短時間の術中再投与が勧められている。

　手術中は主な汚染菌である E. coli, K. pneumonia，MSSAに有効な血中濃度8〜32μg/mLを維持する。Ohgeら[18]は術中のCEZ血中・組織中濃度推移を検討し，血中濃度は投与3時間後でも21.0±7.2μg/mLと高値を示すが，組織中濃度は皮下脂肪織3.3μg/mL，腹膜3.5μg/mLと，予防抗菌薬の対象となる細菌を叩くには十分な濃度でなくなったことから，3時間での再投与の妥当性を臨床的に証明した。

　問題は，さらに長時間となった場合の再々投与，再々々投与であるが，本当にCDCのいうように初回再投与と等間隔でよいのであろうか。ここで3時間目の血中濃度は前述のように約20μg/mL残存しており，再投与を行った場合の血中濃度はさらにそれに上乗せされる。11例の術中CEZ血中濃度推移データから3時間ごとに抗菌薬を投与した場合のモデル解析を行うと，血中濃度は6時間，9時間，12時間で徐々に増加を示した。一方，初回再投与を3時間後，2回目以降の間隔を4時間ごとにするとトラフ値（最低血中濃度）は13μg/mL前後で，ほぼ安定した濃度を維持した。クレアチニンクリアランスが著明低下した患者では再投与は控えるが，軽度低下例では再投与間隔を1例1例変えることは実際的でない。安全性の面からも再々投与以降は4時間間隔がよいのではないかと考える。

表3 予防抗菌薬の投与期間と術後感染率

手術	報告者（年）	抗菌薬	投与期間	感染率（%）
結腸・直腸	Tornqvist（1981）	DOXY	1日	10
			3日	19
	Juul（1987）	ampicillin/metronidazole	1回	6
			3日	6
他の消化器	Strachan（1977）（胆道）	CEZ	1回	3
			5日	6
			非投与	17
	Stone（1979）	cefamandole	3回	0
			5日	3
	Hall（1989）	moxalactam	1回	5
			2日	6
開心術	Conte（1972）	CET	1回	10
			4日	9
	Goldmann（1977）	CET	2日	4
			6日	6
	Austin（1980）	CET	2回	11
			3日	9
	Geroulanos（1986）	cefuroxime + CEZ	2日	1.1
			4日	2.5

DOXY：ドキシサイクリン，cefamandole（日本未確認）

術後の投与間隔

　手術終了後数時間十分な血中濃度を維持することが必要で，それ以降の抗菌薬投与の必要性は認められていない[19]。そのため，術後の予防抗菌薬の投与間隔に関する記載は欧米のガイドラインではない。しかし，日本ではいまだ術後も3日間投与が推奨されており，投与間隔も問題となってくる。予防抗菌薬は治療抗菌薬と選択薬剤は異なるものの，同様の使用方法が必要であり，時間依存型のセファロスポリン系薬を使用するかぎりは1日3回投与が推奨される。しかし，実際は多くの施設で1日2回投与が行われている現状がある。

予防抗菌薬の投与期間

　予防抗菌薬を使用する場合，耐性菌の選択に関して留意が必要である。Harbarthら[20]は冠動脈バイパス手術2,641例を対象に検討を行い，3日間以上投与で，2日間以下と比較し耐性菌感染のオッズ比が1.6倍になると報告している。またTerpstraら[21]は，血管手術における3日間投与で皮膚の表皮ブドウ球菌（*Staphylococcus epidermidis*）が耐性化したとし，Takesueら[22]は胃切除における4日間投与で腸内細菌叢のビフィズス菌（*Bifidobacterium*）

の減少と，*P. aeruginosa*，腸球菌（*Enterococcus*）の増加などを証明した。表3に示すように，予防抗菌薬の長期投与でより高い術後感染予防効果は得られない。予防抗菌薬は単回投与で複数回投与と同等なSSI予防効果が得られるとされており，一般に24時間での中止が推奨されている。例外的にAmerican Society of Health-System Pharmacists（ASHP）は心臓血管外科手術では72時間までの投与を推奨している[23]。これはあくまでもexpert opinionであるが，SCIPも48時間までの投与を許している。肝移植に関しても48時間投与が行われている。

　日本の結腸・直腸手術を対象とした全国アンケート調査では，手術後の抗菌薬中止時期は累積で，24時間以内10.4％，48時間以内35.7％，72時間以内85.3％であり，いまだ米国の推奨する24時間以内は低率なものの，2日以内の施設が1/3になっており，以前より短縮化が進んでいることが示された。予防抗菌薬は感染予防効果，耐性菌出現防止，コストのバランスを考え最短の投与期間を決めなければならない。リンパ節の拡大郭清や，食道癌や膵癌などの侵襲度の高い術式での予防抗菌薬短期間投与に関する報告はほとんどないが，このような手術でも耐性化が3日以上で起こることを考慮し2日間以内の投与にとどめるべきと考える。

【文　献】

1）Bratzler DW, Hunt DR. The surgical infection prevention and surgical care improvement projects：national initiatives to improve outcomes for patients having surgery. Clin Infect Dis 2006；43：322-30.
2）Kritchevsky SB, Braun BI, Bush AJ, et al. The effect of quality improvement collaborative to improve antimicrobial prophylaxis in surgical patients. Ann Intern Med 2008；149：472-80.
3）小林美奈子，竹末芳生，北川雄光ほか．下部消化管手術における周術期管理の現状：全国アンケート調査結果．日外感染症会誌 2009；6：587-94.
4）Mangram AJ, Horan TC, Pearson ML, et al. Guideline for prevention of surgical site infection, 1999. Infect Control Hosp Epidemiol 1999；20：247-78.
5）Snydman DR, Jacobus NV, McDermott LA, et al. Lessons learned from the anaerobe survey：historical perspective and review of the most recent data（2005-2007）. Clin Infect Dis 2010；50：S26-33.
6）Antonelli W, Borgani A, Machella C, et al. Comparison of two systemic antibiotics for the prevention of complications in elective colorectal surgery. Italian J Surg Sciences 1985；15：255-8.
7）Harbarth S, Fankhauser C, Schrenzel J, et al. Universal screening for methicillin-resistant Staphylococcus aureus at hospital admission and nosocomial infection in surgical patients. JAMA 2008；299：1149-57.
8）Cranny G, Elliott R, Weatherly, et al. A systematic review and economic model of switching from non-glycopeptide to glycopeptides antibiotic prophylaxis for surgery. Health Technol Assess 2008；12：1-79.
9）Platt R, Zaleznik DF, Hopkins CC, et al. Perioperative antibiotic prophylaxis for herniorrhaphy and breast surgery. N Engl J Med 1990；322：153-60.
10）Mazuski JE, Sawyer RG, Nathens AB, et al. The Surgical Infection Society Guidelines on antimicrobial therapy for intra-abdominal infections：an executive summary. Surg Infect 2002；3：161-73.
11）Classen DC, Evance RS, Pestonik SL, et al. The timing of prophylactic administration of antibiotics and the risk of surgical-wound infection. N Engl J Med 1992；326：281-6.
12）Oisen MA, Nepple JJ, Riew KD, et al. Risk factors for surgical site infection following orthopaedic spinal operations. J Bone Joint Surg Am 2008；90：62-9.
13）Stone HH, Hooper CA, Kolb LD, et al. Antibiotic prophylaxis in gastric, biliary and colonic surgery. Ann

Surg 1976；184：443-52.
14) Weber WP, Marti WR, Zwahlen M, et al. The timing of surgical antimicrobial prophylaxis. Ann Surg 2008；247：918-26.
15) Steinberg JP, Braun BI, Hellinger WC, et al. Timing of antimicrobial prophylaxis and the risk of surgical site infections. Ann Surg 2009；250：10-6.
16) Forse RA, Karam B, MacLean LD, et al. Antibiotic prophylaxis for surgery in morbidly obese patients. Surgery 1989；106：750-6.
17) Edmiston CE, Krepel C, Kelly H, et al. Perioperative antibiotic prophylaxis in the gastric bypass patient：do we achieve therapeutic level? Surgery 2004；136：738-47.
18) Ohge H, Takesue Y, Yokoyama T, et al. An additional dose of cefazolin for intraoperative prophylaxis. Surg Today 1999；29：1233-6.
19) DiPiro JT, Cheung RPF, Boweden TA, et al. Single dose systemic antibiotic prophylaxis of surgical wound infections. Am J Surg1996；152：552-9.
20) Harbarth S, Samore MH, Lichtenberg D, et al. Prolonged antibiotic prophylaxis after cardiovascular surgery and its effect on surgical site infections and antimicrobial resistance. Circulation 2000；101：2916-21.
21) Terpstra S, Noordhoek GK, Voesten HG, et al. Rapid emergence of resistant coagulase-negative staphylococci on the skin after antibiotic prophylaxis. J Hosp Infect 1999；43：195-202.
22) Takesue Y, Yokoyama T, Akagi S, et al. Changes in the intestinal flora after the administration of prophylactic antibiotics to patients undergoing a gastrectomy. Surg Today 2002；32：581-6.
23) American Society of Health-System Pharmacists. ASHP therapeutic guidelines on antimicrobial prophylaxis in surgery. Am J Health Sust Pharm 1999；56：1839-88.

（竹末　芳生）

CHAPTER 1 ● 麻酔科医編

2. 予防抗菌薬の手術室での管理

1 手術室における薬剤管理

　手術時に使用する医薬品には，厳格な管理が法的にも求められる麻薬，筋弛緩薬などの毒薬，向精神薬，特定生物由来製剤も含まれている。また，近年では医療従事者による筋弛緩薬の不正使用事件も散発しており，それら薬物乱用が社会問題となっている。このような背景のもと，手術部に薬剤師が常駐して医薬品管理を行う医療機関が増えつつある[1〜3]。以下，神戸大学医学部附属病院手術部での医薬品管理の概要を紹介するとともに，周術期投与の予防抗菌薬の管理について概説する。

2 薬剤師による薬剤管理

　神戸大学医学部附属病院では手術時に使用する医薬品の一部を手術部に定数配置し，医師または看護師が準備する運用としていたが，2002年よりカートを用いた医薬品管理の体制を整備し，2006年からは手術部に薬剤師1名を常駐させ，麻薬の管理を行うこととした[4]。その後，手術件数の増加が当院の方針として打ち出され，これに伴って医薬品の払い出し方法や保管管理についてさらなる効率化が必要となった。また，昨今の麻酔科医師不足の問題もあり，時期を同じくして，第42回全国国立大学病院手術部会議より各国立（医科）大学（医学部）附属病院長宛に，手術部への薬剤師の配置を要望する「手術部常駐薬剤師および放射線技師の要望について」が提出された。そこで，より適正な医薬品管理，麻酔科医を含む手術部スタッフの業務負担軽減を目的として，2008年6月に手術部内にサテライト薬局（以下，手術部サテライト薬局）を設置することとした。

3 手術部サテライト薬局の概要

　当院手術部には13手術室（うちバイオクリーン室が2室）が整備されており，21診療科が幅広い種類の手術を行っている。平成22年度の1カ月当たりの平均手術件数は536件／

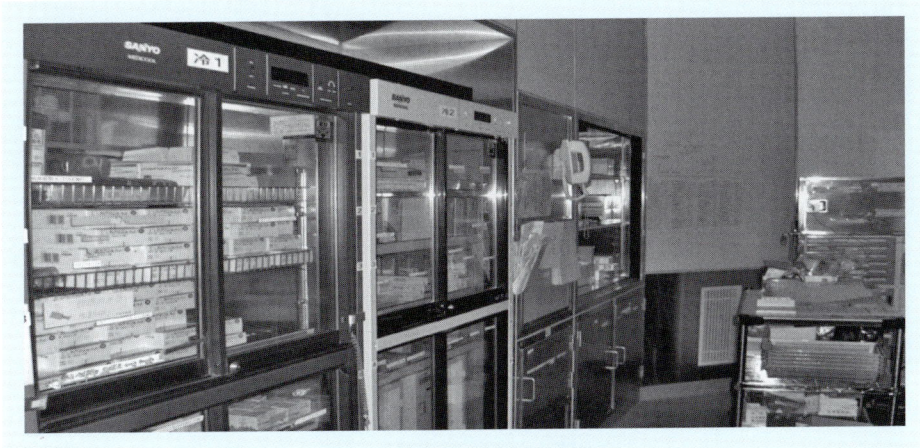

図1　手術部サテライト薬局

月であった。

　手術部リカバリー室内に手術部サテライト薬局（図1）を設置しており，その面積は8m^{2}である。専任薬剤師2名が平日8時15分〜17時15分まで常駐し，①手術時に使用する医薬品の払い出しと管理，②カート内のトレイに搭載した医薬品（以下，トレイ薬品）の管理，③手術時に使用した医薬品の請求漏れチェック，④医薬品の適正使用に関する情報提供，を主な業務として行っている。

 手術部における医薬品管理

1）手術中に追加で必要となる医薬品の管理

　前述のとおり，手術部サテライト薬局の面積は8m^{2}と限られており，配置できる医薬品の種類，数量も最低限にせざるをえない状況である。そのため，手術時に使用する医薬品（図2中の「一般医薬品」）は，麻薬，毒薬（筋弛緩薬），向精神薬，トレイ薬品など以外は従来どおり原則として病棟より持参してもらうが，手術中に追加で必要となる医薬品は，使用頻度の高いものを手術部サテライト薬局に配置し，薬剤師が払い出し，発注および補充を行う運用とした（図2）。また，伝票記載および払い出しを円滑にするため，専用伝票（図3）を作成した。さらには，手術部スタッフと協議し，術式に応じた医薬品のセット化を行い，現在13種類のセットで運用している。予防抗菌薬としては，各診療科と相談のうえ，セファゾリン（CEZ），セフォチアム（CTM），フロモキセフ（FMOX），アンピシリン／スルバクタム（ABPC/SBT），バンコマイシン（VCM）の5剤を定数配置しており，手術時間が延長した際の追加投与に対応できる体制としている。

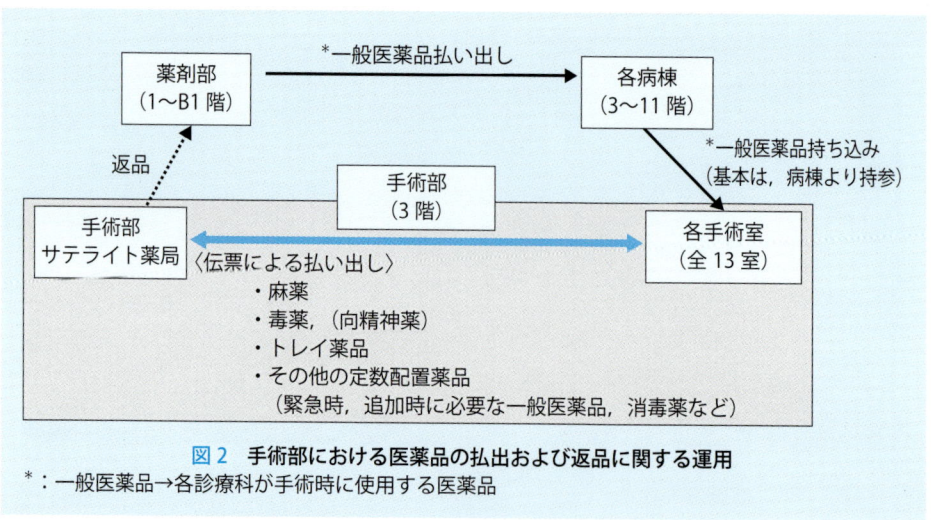

図2 手術部における医薬品の払出および返品に関する運用
＊：一般医薬品→各診療科が手術時に使用する医薬品

2）麻薬，毒薬の管理

　麻薬，毒薬（筋弛緩薬）は手術の種類に応じたセットを，各々，手術部サテライト薬局内の麻薬金庫，毒薬金庫に定数配置している。必要な麻薬または毒薬のセット数を記入した専用伝票を手術前日16時までに提出してもらい，手術当日に薬剤師と麻酔科医師とで確認しながら払い出す運用としている。返品も手術部サテライト薬局にて受け付け，医師とともに，麻薬の場合は注射処方せん記入内容，麻薬の施用量・残量を，毒薬の場合は専用伝票記入内容を各々確認し，併せて空アンプル（またはバイアル）数，未使用アンプル（またはバイアル）数も確認し，使用量や記入漏れをチェックしている。手術時間延長により薬剤師の常駐時間（17時15分まで）を超過することもあるが，払い出しや返品受領に対応できるよう適宜，勤務時間を延長することとしている。薬剤師が勤務を終え退出するときは，各金庫内に麻薬または毒薬のセットを定数配置し，必要時に当直麻酔科医師が取り出す運用としているが，翌すなわち直近平日朝の業務開始時に薬剤師が注射処方せんまたは伝票の記載内容と金庫内の数量を確認し，在庫管理を行っている。なお，常駐時間内外を問わず，すべて進捗状況チェック表を用いて上記の管理を行っている。

3）トレイ薬品の管理

　頻繁に使用する医薬品は術式に応じてトレイにセット化し，カートに基本トレイ27枚，心臓血管外科用（以下，心外）トレイ5枚，人工心肺用（以下，心肺）トレイ4枚の計36枚を搭載している。基本トレイには主に麻酔科医師が使用する医薬品を，心外トレイには心臓血管外科手術時に麻酔科医師が使用する医薬品を，心肺トレイには心臓血管外科手術時に臨床工学技士または麻酔科医師が人工心肺を管理するために使用する医薬品を，各々セット化して搭載し，原則として患者1名につきトレイ1枚を使用することとしている。

手術部サテライト薬局配置薬品一覧

平成　年　月　日　　OR：　　　　　患者名　　　　　様　　薬剤師
外来
入院　　北・南病棟　　　科

管理薬品
※空アンブル又はバイアルを返却してください

薬品名	請求数	使用数	備考
エスラックス(大)セット　毒薬	セット	V	エスラックス5V
エスラックス(小)セット　毒薬	セット	V	エスラックス2V
レラキシン(200mg)　毒薬	A	A	
ペンタジン(15mg, 1mL)	A	A	
レペタン(0.2mg, 1mL)	A	A	

特定生物由来製品
※ロット番号を記載又は貼付してください

薬品名	請求数	使用数	備考
タココンブ(9.5cm×4.8cm)	枚	枚	
ハプトグロビン(2000U, 100mL)	V	V	
ベリプラストPコンビセット(3mL)	組	組	
ベリプラストPコンビセット(5mL)	組	組	
ボルヒール(2mL)	箱	箱	

麻薬
※各セットに必要数を記載してください
※麻薬処方箋を別途記載してください

薬品名	請求数	備考
基本セット(大)	セット	フェンタニル(5mL)4A, アルチバ(5mg)4V
基本セット(小)	セット	フェンタニル(5mL)3A, アルチバ(2mg・5mg)1V
心外セット	セット	フェンタニル(5mL)10A
塩酸モルヒネ(1mL)	V	
ケタラール(20mL)	V	
フェンタニル(2mL)	A	

ロット番号貼付場所

注射薬・外用薬

薬品名	請求数	使用数	備考
鎮痛薬			
アンヒバ坐薬(100mg)	個	個	
ボルタレン坐薬(25mg)	個	個	
ボルタレン坐薬(50mg)	個	個	
静脈麻酔薬			
セルシン(10mg, 2mL)	A	A	
ディプリバン注キット(1%, 50mL)	本	本	
ドロレプタン(25mg, 10mL)	V	V	
ラボナール(300mg)	A	A	
局所麻酔薬			
アナペイン(0.75%, 10mL)	A	A	
アナペイン(0.2%, 100mL)	A	A	
キシロカインE(0.5%, 20mL)	V	mL	
キシロカインE(2%, 20mL)	V	mL	
キシロカイン外用液(4%, 100mL)	V	mL	
歯科用キシロカインカートリッジ	V	mL	
マーカイン注(0.5%, 20mL)	V	mL	
リドカイン(1%, 20mL)	V	mL	
リドカイン(2%, 20mL)	V	mL	
催眠沈静薬・抗不安薬			
アタラックスP(25mg, 1mL)	A	A	
ドルミカム(10mg, 2mL)	A	A	
麻酔拮抗薬			
アネキセート(0.5mg, 5mL)	A	A	
ナロキソン(0.2mg, 1mL)	A	A	
眼科用薬			
オビソート(100mg)	A	A	
オフサグリーン(25mg)	A	A	
オペガンハイ(1%, 0.7mL)	本	本	
オペリード(1%, 0.6mL)	本	本	
キシロカイン点眼液(4%, 5mL)	個	個	
クラビット点眼液(0.5%, 5mL)	個	個	
クロマイ眼注(0.5%, 0.5mL)	A	A	
タリビット眼軟膏(0.3%, 3.5g)	個	個	
ビスコート(0.5mL)	本	本	
ヒーロン(1%, 0.85mL)	本	本	
ヒーロンV(2.3%, 0.6mL)	本	本	
ベノキシール点眼液(4%, 5mL)	個	個	
ミドリンP点眼液(10mL)	個	個	
皮膚用薬			
ゲンタシン軟膏(0.1%, 10g)	個	個	
ソフラチュール(10cm×10cm)	枚	枚	
フィブラストスプレー(500μg)	本	本	
リンデロンVG軟膏(5g)	個	個	
強心薬			
アドレナリン注0.1%シリンジ	本	本	
イノバン注0.6%シリンジ	本	本	
エピネフリン注0.1%シリンジ	本	本	
コアテック(5mg, 5mL)	A	A	
ドブポン注0.6%シリンジ	本	本	
プロタノールL(0.2mg, 1mL)	A	A	
ボスミン(1mg, 1mL)	A	A	
抗不整脈薬			
アミサリン(100mg, 1mL)	A	A	
オノアクト(50mg)	V	V	
静注用キシロカイン(2%, 5mL)	A	A	
リスモダンP(50mg, 5mL)	A	A	
ワソラン(5mg, 2mL)	A	A	
降圧薬			
シグマート(48mg)	V	V	
タンデトロン(500μg)	V	V	
ニカルピン(10mg, 10mL)	A	A	
ニトロールシリンジ(25mg, 50mL)	本	本	
ミオコール(25mg, 50mL)	B	B	
ミリスロール(25mg, 50mL)	V	V	

薬品名	請求数	使用数	備考
利尿薬			
ハンプ(1000μg)	V	V	
ラシックス(20mg, 2mL)	A	A	
女性生殖器用薬			
アトニン-O(5単位, 1mL)	A	A	
ウテメリン(50mg, 5mL)	A	A	
プロスタルモンF(1000μg, 1mL)	A	A	
メテナリン(0.2mg, 1mL)	A	A	
副腎皮質ステロイド			
ケナコルト-A筋注用(40mg, 1mL)	V	V	
ソル・コーテフ(100mg)	V	V	
ソル・コーテフ(500mg)	V	V	
ソル・メルコート(125mg)	V	V	
ソル・メルコート(500mg)	V	V	
デキサート(2mg, 0.5mL)	A	A	
リンデロン(4mg, 1mL)	A	A	
抗菌薬			
セフマゾンバッグ(1g)	袋	袋	
パセトクールバッグ(1g)	袋	袋	
フルマリンキット(1g)	袋	袋	
スルパシリン(1.5g)	V	V	
バンコマイシン(0.5g)	V	V	
輸液			
塩化カルシウム(20mL)	A	A	
塩化ナトリウム(10%, 20mL)	A	A	
注射用蒸留水(20mL)	A	A	
注射用蒸留水(100mL)	B	B	
生理食塩液(20mL)	A	A	
生理食塩液(100mL)	B	B	
ブドウ糖液(5%, 20mL)	A	A	
ブドウ糖液(50%, 20mL)	A	A	
メイロン(7%, 20mL)	A	A	
造影剤			
イオメロン(100mL)	V	V	
ウログラフィン(60%, 20mL)	A	A	
オイパロミン300(100mL)	V	V	
オイパロミン370(20mL)	V	V	
診断用薬			
インジゴカルミン(20mg, 5mL)	A	A	
ジアグノグリーン(25mg)	V	V	
その他			
ウロキナーゼ6万-Wf	V	V	
エトキシスクレロール(1%, 30mL)	V	V	
オルダミン(10g)	A	A	
塩酸パパベリン(40mg, 1mL)	A	A	
ガスター(20mg, 2mL)	A	A	
KCL注20mEqキット	本	本	
タリビット耳科用液(5mL)	個	個	
ダントリウム(20mg)	V	V	
トブラシン(60mg, 1.5mL)	A	A	
トランサミン(1g, 10mL)	A	A	
ノボ・ヘパリン(10mL)	V	V	
ノボ硫酸プロタミン(100mg, 10mL)	V	V	
ピトレシン(20単位, 1mL)	V	V	
ヒューマリンR(1000単位, 10mL)	A	A	
ブスコパン(2%, 1mL)	A	A	
フランドルテープ(40mg/枚)	枚	枚	
プリディオン(200mg, 2mL)	V	V	
プリンペラン(10mg, 2mL)	A	A	
ボスミン液(0.1%)	V	mL	
マイトマイシン(2mg)	V	V	
無水エタノール(5mL)	A	A	
メプチンエアー(5mL)	個	個	

神戸大学医学部附属病院(薬剤部用)

図3　手術部サテライト薬局専用伝票
(a) 薬局内配置薬品用

手術部サテライト薬局薬品一覧（輸液・トレイ薬品）

平成　年　月　日	OR：	患者名	薬剤師
外来 入院　　北・南　病棟　　科		様	

吸入麻酔薬	
酸素	L
笑気	L
空気	L
セボフレン	mL

洗浄・消毒	
洗浄用生食(500mL)	B
洗浄用生食(1000mL)	B
ポピラール液	B

輸液	
生理食塩液(100mL)	B
生理食塩液(500mL)	B
生理食塩液(1000mL)	B
ソリューゲンF(500mL)	B
ソルデム1(500mL)	B
ソルデム6(500mL)	B
ソルラクト(500mL)	B
2重包装ソルラクト(500mL)	B
ビカーボン(500mL)	B
フィジオ140(500mL)	B
ブドウ糖液(5%, 250mL)	B
サリンヘス(500mL)	B
マンニットール(20%, 300mL)	B
メイロン(250mL)	B

輸液	
アートセレブ(500mL)	B
アルスロマチック(3L)	B
ウロマチックS(3L)	B
生理食塩液(2000mL)	B
注射用水(500mL)	B
BSSプラス(500mL)	B
ミオテクター(500mL)	B

※トレイを使用した場合は、トレイ番号を記載してください。

基本トレイ	番
アナペイン(0.75%, 10mL)	A
アドレナリン注0.1%シリンジ	本
アトロピン注0.05%シリンジ	本
アトワゴリバース静注シリンジ	本
イノバン注0.6%シリンジ	本
インジゴカルミン(5mL)	A
エピネフリン注0.1%シリンジ	本
塩酸エフェドリン(40mg)	A
塩酸ジルチアゼム(50mg)	A
オノアクト(50mg)	V
生理食塩液(20mL)	A
ソル・メルコート(125mg)	V
タリビッド眼軟膏(3.5g)	本
ドルミカム(10mg, 2mL)	A
ニカルピン(10mg, 10mL)	A
ネオシネジン注(1mg, 1mL)	A
ノボ・ヘパリン(10mL)	V
ブリディオン(200mg)	V
プロフォール(1%, 20mL)	A
マーカイン脊麻用高比重(0.5%)	A
リドカイン(1%, 20mL)	V
リドカイン静注用2%シリンジ	本
硫酸アトロピン(0.5mg)	A
ロピオン(50mg, 50mL)	A
ワゴスチグミン(0.5mg)	A

心外トレイ	番
イノバン0.6%注シリンジ	本
塩化カルシウム(20mL)	A
塩酸ジルチアゼム(50mg)	A
静注用キシロカイン(2%, 5mL)	A
ソル・メルコート(500mg)	V
ニカルピン(10mg, 10mL)	A
ネオシネジン注(1mg, 1mL)	A
ノボ・ヘパリン(10mL)	V
ノボ硫酸プロタミン(100mg)	V
ノルアドリナリン(1mg, 1mL)	A
ドブポン注0.6%シリンジ	本
ボスミン(1mg, 1mL)	A

心肺トレイ	番
エラスポール(100mg)	V
塩化カルシウム(20mL)	A
塩酸パパベリン(40mg, 1mL)	A
コアテック(5mg, 5mL)	A
コンクライト-Mg (20mL)	A
ソル・メルコート(500mg)	V
トブラシン(60mg, 1.5mL)	A
ニカルピン(10mg, 10mL)	A
ネオシネジン注(1mg, 1mL)	A
ノボ・ヘパリン(10mL)	V
ノボ硫酸プロタミン(100mg)	V
50%ブドウ糖液(20mL)	A
ミリスロール(25mg, 50mL)	V
ラシックス(20mg, 2mL)	A
リドカイン静注用2%シリンジ	本
硫酸Mg補正液(20mEq, 20mL)	A
リンデロン(100mg, 5mL)	A
KCL注20mEqキット	本
サムセット	本
生理食塩液(100mL)	B
ノボ・ヘパリン(10mL)	V

神戸大学医学部附属病院(薬剤部用)

図3　手術部サテライト薬局専用伝票（つづき）
(b) トレイ薬品用

手術終了後，薬剤師は返却されたトレイ内に残っている医薬品の数量と伝票記載（使用済み薬品）内容との整合性を確認し，不備があるときはその場で医師または看護師に照会して厳密に確認している．

5 手術直前および手術中の予防的抗菌薬の投与手順

　当院では，診療科横断的に抗菌薬適正使用プロジェクトが組織されている．このプロジェクトでは周術期に感染予防目的で使用する抗菌薬の種類および投与法を感染症内科，感染制御部，および薬剤部が診療各科と相談して，科別に決定している．具体的には，以下の原則に基づいてその投薬を実施しているが，例外となる症例もあるので全例に適応させているわけではない．同様に，既知の耐性菌キャリアの患者やそのリスクが高い場合も，個別の判断が必要となることがある．

①決定された抗菌薬（個々の症例で，例外的な薬剤が選択される場合もある）を，主治医（または担当医）が病棟でオーダーする（その際，手術室での投与のタイミングを明示して指示を出す）．
②オーダーされた抗菌薬は，患者とともに，指示票（投与のタイミングも明記したもの）付きで，病棟から手術室に持ち込まれる．
③初回投与抗菌薬は，執刀開始30分前から点滴し始められるよう，手術部看護師が手術室でミキシングし，輸液ラインをつないでおく．
④麻酔医は，執刀開始30分前を見計らって，側管からその抗菌薬の点滴を開始する（セフェム系薬，ペニシリン系薬では30分点滴，VCMは60分点滴とする）．
　4時間を超える手術で，セフェム系薬，ペニシリン系薬を投与する場合，2回目の投与を手術開始3～4時間後に行う．この指示は，あらかじめ指示票に主治医（または担当医）が，書き込んでおく．そのミキシングは手術部看護師が行い，輸液ラインをつなぐ．麻酔医はタイミングを見計らってそれを投与する．手術が8時間を超える場合は3回目の投与を同様に行う（VCMは手術が8時間を超えたら，2回目投与を同様に行う）．
⑤通常は，1回の最大量を用いる．腎機能低下があっても，初期投与は常に最大量用いる．

6 プロトコル導入事例と評価[5]

　当院における心臓血管外科でのプロトコル導入事例を紹介する．ワーキングメンバーは，感染制御部（医師2名，看護師1名，薬剤師1名），感染症内科医師1名，心臓血管外科医師1名，薬剤部長1名で構成した．プロトコルの作成に当たっては，診療科の現状について綿密な調査を行うとともに，適切な抗菌薬の予防投与を行うために麻酔科医や看護師と業務調整を行っ

表1 心臓血管外科における手術中の抗菌薬使用に関するプロトコル（例）

術式	開心術（CABGや人工弁手術含む）
抗菌薬の種類	CEZ, VCM（通常は，CEZを使用） ※VCM投与の適応 　・MRSA保菌に対しムピロシンの5日間投与不可 　・MRSA感染の疑いを排除できない症例の緊急手術 　・β-ラクタム薬アレルギー
初回投与開始時間	執刀開始30分前
追加投与開始時間	CEZ：4時間を超える手術の場合→3〜4時間後 VCM：8時間を超える手術の場合→8時間後
投与期間	3日以内

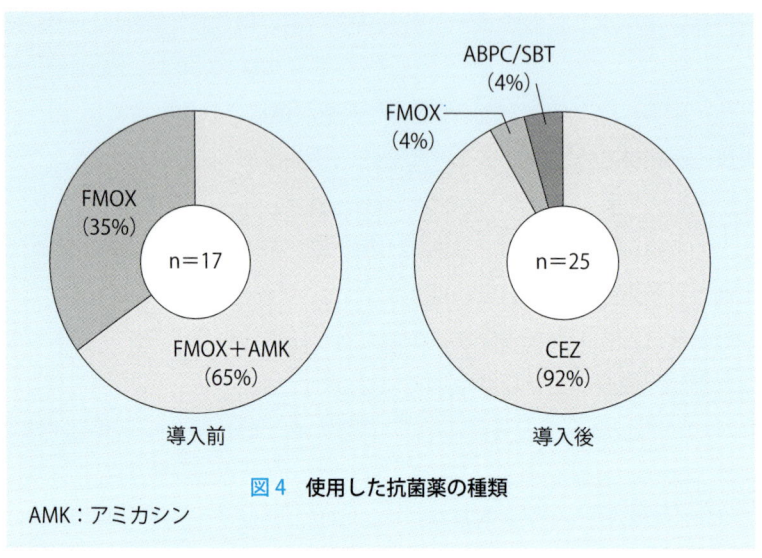

図4　使用した抗菌薬の種類

AMK：アミカシン

た。表1に実際のプロトコルを示す。

　また，プロトコルの導入効果を評価するため，導入前後1カ月の調査を行った。対象症例は，データ解析可能であった計42例（導入前17例，導入後25例）とした。調査項目は使用した抗菌薬の種類，投与日数，1症例あたりに使用した抗菌薬のコストとした。調査の結果，使用した抗菌薬の種類，術後投与期間（日数）は，約90％の割合でプロトコルが遵守され，運用開始後1カ月間において手術部位感染（surgical site infection：SSI）の発症例は認められなかった（図4, 5）。また，SSI予防目的で1症例あたりに使用した抗菌薬のコストは，プロトコル導入後，導入前に比べて約1/5に減少（図6）しており，抗菌薬の適正使用が推進された。

　手術部サテライト薬局に薬剤師が常駐することによって，麻薬，毒薬（筋弛緩薬）などのみならず，手術時に使用する医薬品の適正管理が徹底され，薬物乱用防止，医療安全の確保に寄与しているものと考える。また，同時に医薬品の請求漏れを防止でき，保険請求の適正化を通じて病院経営面にも貢献できるようになった。平日の日中は専任薬剤師2名体制であるため，

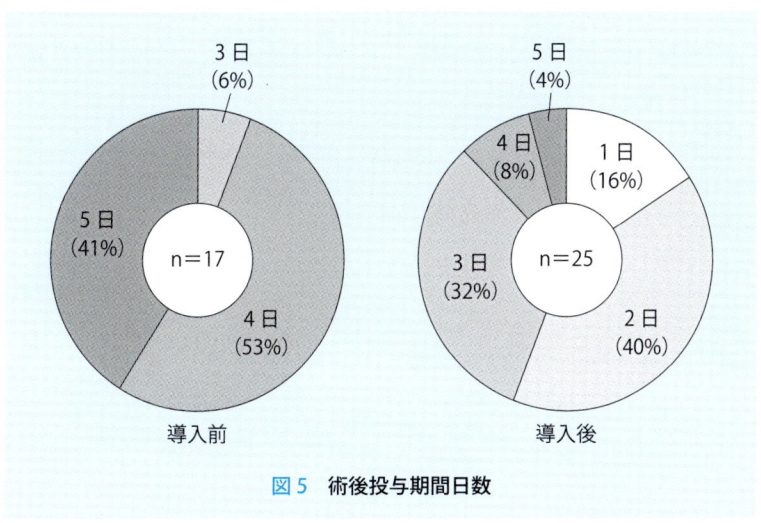

図5　術後投与期間日数

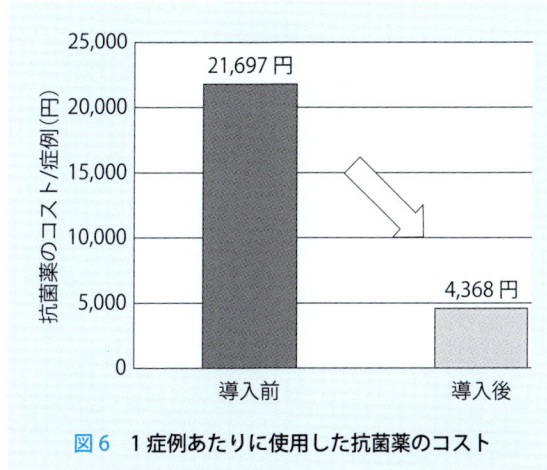

図6　1症例あたりに使用した抗菌薬のコスト

緊急手術や追加で必要となる医薬品の払い出しについても円滑に対応できるようになり，運用の効率化を通じて手術部スタッフの業務負担の軽減にもつながっている。

「病院における薬剤師の業務及び人員配置に関する検討会報告書」[6]では，「手術室，集中治療室等では，麻薬，麻酔薬，毒薬等の特別な管理が必要な薬剤が大量に使用され，かつ，緊急対応が求められる環境下で使用されるという特殊性がある。今後，手術室や集中治療室等における医薬品の安全な使用と適正な管理に対しては，病院薬剤師が積極的に取り組むべきである」と述べられている。

当院においては，現時点では配置している医薬品の種類，数量に限りがあり，それに伴って業務内容も十分とは言いがたいが，手術部における医薬品管理には，よりいっそうの薬剤師の介入が望まれるところである。今後はさらに業務を拡大することで，より積極的な医薬品管理の適正化，リスクマネジメント，経済効果の向上が見込まれる。

【文　献】

1）上島悦子．手術部における医薬品の適正使用及び管理―手術部サテライトファーマシー―．薬事新報 2002；2244：9-12．
2）矢島　茂，河村俊一，谷川原祐介．手術室における薬剤業務の取り組み．月刊薬事 2003；45：25-33．
3）松田浩明，向原里佳，奥田真弘．手術部専任薬剤師による医薬品提供機能と安全管理の向上．日本医療薬学会会報 2006；10：10-5．
4）角本幹夫，西口工司，槇本博雄ほか．手術部における薬剤師の関わり．第16回日本医療薬学会年会講演要旨集 2006；569．
5）渋谷奈穂，水田直美，植田貴史ほか．手術部サテライト薬局の運用と手術中の抗菌薬使用方法の適正化．第30回日本病院薬剤師会近畿学術大会後援要旨集 2009；140．
6）厚生労働省ホームページ http://www.mhlw.go.jp/shingi/2007/08/s0810-5a.html

　　　　　　　　　　　　　　　　　　　　　　　（山下　和彦，平井　みどり，荒川　創一）

CHAPTER 1 ● 麻酔科医編

腎機能障害時の抗菌薬の使用

はじめに

　抗菌薬の多くは水溶性で，未変化体のまま糸球体濾過により腎臓から排泄される。そのため，腎機能障害を有する患者への投与は，適切に投与量を減量，または投与間隔を調節する必要がある。特にアミノグリコシド系抗菌薬，グリコペプチド系抗菌薬は腎排泄性の抗菌薬であり，使用時にはノモグラムやコンピュータを用いてシミュレーションを行い投与方法を調整し，治療薬物濃度モニタリング（therapeutic drug monitoring：TDM）にて適切な血中濃度を保つ必要がある。その他の抗菌薬については TDM は行われないが，腎機能に応じて推奨されるレジメにそった投与を行う。本稿では，腎機能低下患者における各抗菌薬の使用の実際について述べる。

1　腎機能低下時において抗菌薬投与設計を行う際の腎機能評価

　各患者の腎機能に応じた抗菌薬の投与計画を立てるうえで，その指標となる代表的なものに血清クレアチニンがあるが，これは必ずしも腎機能低下を正確に評価することができない。高齢者では血清クレアチニンが正常範囲内でも腎機能が低下している場合があり，また，急激な腎機能低下の進行がある場合，進行の速度に比べて血清クレアチニン（Cre）の上昇は緩慢である。

　一般に抗菌薬の投与設計に関しては，クレアチニンクリアランス（Ccr）を利用することが多い。蓄尿で測定できない場合は，

　Cockcroft-Gault 法の式（Ccr＝{［(140－年齢)×体重 kg］／[72×血清クレアチニン mg/dL]}（女性は×0.85）

を用いて算出する。この計算式の問題点として，計算に体重を用いていることから，患者が低体重の場合，腎機能自体は保たれていても Ccr は低値を示し，表 1 に従い投与設計を行うと投与間隔を延長することになってしまう。しかし，低体重が原因で Ccr が低値となった場合は腎機能が低下しているわけではないので，投与間隔を延長するのではなく，1 回投与量を減量し対応する。また，寝たきりの高齢者など Cre 値が低い場合には，Ccr は高値となるため過大評価されるおそれがあり，数値の解釈に注意を要する。

　このような背景もあり，日本腎臓学会では腎機能の重症度評価として糸球体濾過率（glome-

表1 β-ラクタム系抗菌薬の投与量・投与間隔の目安

抗菌薬名	クレアチニンクリアランス（mL/min） ＞80（通常量）	＞50	50〜10	＜10 または透析	用量(D)または間隔(I)による調整	血液透析後の追加の必要性
ABPC/SBT	1.5〜3.0g 8時間ごと	8時間ごと	12時間ごと	24時間ごと	I	—
PCG	50〜400万単位 4〜6時間ごと	100%	75%	20〜50%	D	必要
PIPC	2〜4g 8時間ごと	8時間ごと	8時間ごと	12時間ごと	I	必要
TAZ/PIPC	4.5g 6時間ごと	4.5g 6〜8時間ごと	2.25g 6〜8時間ごと	2.25g 8時間ごと	D, I	必要 0.75g
CEZ	1g 8時間ごと	8時間ごと	12時間ごと	24時間ごと	I	必要 0.5g
CMZ	1g 8時間ごと	8時間ごと	24時間ごと	48時間ごと	I	必要
CPZ	1〜2g 12時間ごと	100%	100%	100%	D	必要 1g
CAZ	1g 8時間ごと	8〜12時間ごと	24時間ごと	48時間ごと	I	必要 1g
CTRX	1g 12時間ごと	100%	100%	100%	D	必要
CFPM	1g 8時間ごと	1g 12時間ごと	1g 24時間ごと	0.5g 24時間ごと	D, I	必要 1g
AZT	1g 8時間ごと	100%	50〜75%	25%	D	必要 0.5g
MEPM	0.5g〜1g 6時間ごと	8時間ごと	12時間ごと	24時間ごと	I	必要

クレアチニンクリアランスごとの各抗菌薬の1回投与量と投与間隔を示す．
ABPC/SBT：アンピシリン／スルバクタム，PCG：ペニシリンG，PIPC：ピペラシリン，TAZ/PIPC：タゾバクタム／ピペラシリン，CMZ：セフメタゾール，CAZ：セフタジジム，CFPM：セフェピム，AZT：アズトレオナム，MEPM：メロペネム
(Kendler JS, Hartman BJ. Section7 Chapter5 Beta-lactam antibiotics. In：Armstrong D, Cohen J, editors. Infectious Diseases vol 2. Barcelona：Mosby；1999. p.1-14, Amsden GW. Chapter46 Tables of antimicrobial agent pharmacology. In：Mandell GL, Bennett JE, Dolin R. editors. Principles and practice of infectious diseases sixth edition vol 1. Philadelphia：Elsevier Inc；2005. p.635-700 より改変引用)

rular filtration rate：GFR）の推定値〔推算糸球体濾過率（estimated GFR：eGFR）〕を指標として用いている。Ccr の代用としてこの eGFR を抗菌薬の投与量，投与間隔の目安とすることも勧められる。日本人における eGFR の算出式は以下の通りであるが，Ccr と異なり患者の体重が加味されておらず，体重の少ない患者でも腎機能が保たれていれば eGFR は正常となる。すなわち投与回数を変更することなく，体重に応じて1回量を減量するため，一般臨床医には理解しやすい。CKD 診療ガイド 2009[1] では，腎機能低下例に対しては体表面積で補正しない推算 GFR を用いて薬剤を減量することとなっているが，当院では体表面積で補正しない GFR を用いていなくても今のところ大きな問題に至っていないことから，実地臨床で eGFR を活用していくことも必要であると考え，高齢で極度に Cre 値の低い場合や標準体格から大きく外れている場合を除きそのままの eGFR にて投与方法を推奨している。

eGFR＝194×血清クレアチニン$^{-1.094}$×年齢$^{-0.287}$（女性は×0.793）

（単位：mL/min/1.73m^2）

2 腎機能障害時における抗菌薬の使用方法

β-ラクタム系抗菌薬は，安全域が広く毒性が少ないといわれているが，セフォペラゾン（CPZ）[2]，セフトリアキソン（CTRX）などの胆汁排泄型のものを除き，ほとんどが腎排泄型の薬物であり，腎機能障害を有する患者へ投与する場合クリアランスが低下し，薬物の消失半減期が延長するため投与間隔の延長が必要となる[3,4]。β-ラクタム系抗菌薬の Ccr による投与量，投与間隔の目安を表1に示す。海外で推奨されているレジメを参考に，日本での投与に合わせて改変[5,6]を行った。

β-ラクタム系抗菌薬の投与回数の目安は，Ccr ＞ 50mL/min であれば1日3回，Ccr が 10〜50mL/min であれば1日2回，Ccr ＜ 10mL/min であれば1日1回投与となるが，胆汁排泄型の抗菌薬であれば通常の投与回数でよい。同様に主に肝臓で代謝されるクリンダマイシン（CLDM）やミノサイクリン（MINO）も腎機能正常者と同様の投与を行う。

主に尿中に排泄されるニューキノロン系抗菌薬において，シプロフロキサシン（CPFX）は欧米では1日3回投与が行われており，その場合 Ccr 10〜50mL/min では1日2回，Ccr 10mL/min 以下では1日1回投与を行う。

アミノグリコシド系抗菌薬は腎機能正常者でも TDM が必要な抗菌薬であるが，用量設定が海外と比較し少量であったため，日本では過去に TDM がルーチンに行われていなかった。しかしアミノグリコシド系抗菌薬は腎排泄性であるうえに尿細管上皮との親和性が高く，用量依存的に腎毒性が発現するため，腎機能低下例や高用量使用例では TDM は必須となってくる。投与中は，効果確認のためにピーク値（点滴終了直後）を，また副作用発現防止のためにトラフ値（次回投与直前）の測定が必要である。腎機能低下時の当院での投与設計を表2に示す。

バンコマイシン（VCM）はアミノグリコシド系抗菌薬と同様に腎排泄性で，副作用に腎障

表2 兵庫医科大学におけるアミノグリコシド系抗菌薬の腎機能（eGFR）に応じた投与方法

抗菌薬名	eGFR＞90	50〜90	10〜50	＜10または透析
AMK	1回400mg 24時間ごと（場合によっては増量）	1回300mg 24時間ごと	1回300mg 24〜48時間ごと（腎機能悪化に注意）	透析例以外には投与を推奨しない 透析例：初回300mg 以降透析ごとに200mg
GM	1回120mg 24時間ごと（場合によっては増量）	初回2mg/kg 以降1.6mg/kg 24〜48時間ごと	初回2mg/kg 以降1.6mg/kg 48時間ごと（腎機能悪化に注意）	透析例以外には投与を推奨しない 透析例：初回2mg/kg 以降透析ごとに1.6mg/kg
ABK	1回200〜300mg 24時間ごと	1回200mg 24時間ごと	1回150mg 24時間ごと	透析例以外には投与を推奨しない 透析例：初回150〜200mg 以降透析ごとに150〜200mg

eGFR 単位：mL/min/1.73m^2
AMK：硫酸アミカシン，GM：ゲンタマイシン，ABK：アルベカシン

表3 兵庫医科大学におけるバンコマイシンの腎機能（eGFR）に応じた投与方法

eGFR（mL/min/1.73m^2）	投与方法	
＞120	1回1.5g	12時間ごと
90〜120	1回1g	12時間ごと
80〜90	1回0.75g	12時間ごと
40〜80	1回1g	24時間ごと
25〜40	1回1g	48時間ごと
17〜25	1回1g	72時間ごと
12〜17	1回1g	96時間ごと
10〜12	1回1g	120時間ごと

害があり TDM が必要な抗菌薬で，腎機能低下時の使用には注意を要する薬剤である。アメリカ感染症学会（Infectious Diseases Society of America：IDSA），アメリカ病院薬剤師会（American Society of Health-System Pharmacists：ASHP）などが発表した成人における VCM の TDM コンセンサスレビュー[7]では，VCM の1回投与量は 15〜20mg/kg で1日2回投与となっている。投与中はトラフ値を測定し，10〜15μg/mL になるように投与量および投与方法を調整する。腎機能低下時にはシミュレーションソフトを用いた投与設計が必要となってくるが，当院では簡便化し，腎機能に応じて投与量と投与間隔を設定している（表3）。

テイコプラニン（TEIC）については，当院では体重 50kg 以上の腎機能正常者であれば 600mg×2回/day を2日間，3日目には 600mg×1回のローディングを行い目標のトラフ値を 15〜30μg/mL としており，保険適用外であるがその投与基準で，腎機能に合わせた投与設計を行っている（表4）。

表4 兵庫医科大学におけるテイコプラニンの腎機能（eGFR）に応じた投与方法

eGFR	初日 朝	初日 夕	2日目 朝	2日目 夕	3日目	4日目	5日目	6日目	7日目	8日目	9日目～
＞60	600mg	600mg	600mg	600mg	600mg	400mg	400mg	400mg	400mg	400mg	1日1回400mg
40～60	600mg	600mg	600mg	—	600mg	200mg	200mg	200mg	200mg	200mg	1日1回200mg
10～40	400～600mg	400～600mg	400mg	—	400mg	休薬	休薬	400mg	休薬	休薬	3日に1回400mg
＜10	400mg	400mg	400mg	—	400mg	休薬	休薬	休薬	休薬	400mg	5日に1回400mg

eGFR 単位：mL/min/1.73m^2
体重50kg以上の場合（600mgのloadingは12mg/kg/回で適宜増減）

表5 兵庫医科大学におけるホスフルコナゾールの腎機能（eGFR）に応じた投与方法

抗菌薬名	eGFR＞90	50～90	10～50	＜10または透析
F-FLCZ	初日, 2日目： 1回800mg 24時間ごと 3日目～： 1回400mg 24時間ごと	初日, 2日目： 1回400～800mg 24時間ごと 3日目～： 1回200～400mg 24時間ごと	初日, 2日目： 1回400mg 24時間ごと 3日目～： 1回200mg 24時間ごと	ローディング後48時間ごと 透析例：透析日のみ投与

eGFR 単位：mL/min/1.73m^2

　抗真菌薬については，ミカファンギン（MCFG）は腎機能低下時においても用量調節が不要である。フルコナゾールやホスフルコナゾール（F-FLCZ）は，排泄に腎機能が関係するために投与方法の変更が必要である（表5）。注射用イトラコナゾール（ITCZ）は，溶解補助薬として使用されているヒドロキシプロピル-β-シクロデキストリンの腎機能低下時における尿中排泄に関するデータが限られており，Ccr＜30mL/minでは投与禁忌となっている。また，ボリコナゾール（VRCZ）は同様の理由（溶解補助剤：スルホブチルエーテルβ-シクロデキストリンナトリウム）でCcr＜30mL/minでは原則投与禁忌となっている。

3 腎機能低下時における予防抗菌薬の術中再投与

　β-ラクタム系抗菌薬は半減期の短いものが多く，長時間の手術においては，pharmacokinetics-pharmacodynamics（PK-PD）を考慮して術中再投与が行われる。一般的に腎機能正常者においては，各薬物の消失半減期の2倍が再投与の目安とされている[8]。例えば消失半減期が1.5～2時間と比較的長いセファゾリン（CEZ）においては，3～4時間ごとに術中再投与が必要

とされている．一方，腎機能障害時には，再投与の間隔を延長するべきであるが，それに関する一定した見解は得られていない．当院では麻酔科医が予防抗菌薬の術中管理を行いやすいように周術期の予防抗菌薬使用マニュアルにeGFRを用いた術中再投与方法を示している．術中抗菌薬再投与はeGFR＞50mL/min/1.73m^{2}の場合は初回投与の3時間後，その後は4時間ごとに，eGFR 10～50mL/min/1.73m^{2}の場合は初回投与の6時間後，その後は8時間ごとに，eGFR＜10mL/min/1.73m^{2}であれば再投与なしとしている．これはあくまでも過剰投与を避けるための安全面からの当院での取り決めであり，今後その根拠となる臨床研究が必要である．

4 血液透析における抗菌薬の使用方法

　血液透析例では用いる透析膜の種類，透析時間などにより異なるが，アミノグリコシド系抗菌薬，β-ラクタム系抗菌薬の透析性は表6に示すように比較的良好である．血液透析で除去されにくい薬物の特徴として，蛋白結合率が高い薬物，分布容積の大きい薬物，脂溶性が高い薬物が挙げられる．蛋白結合率の高い薬物については，薬物と結合する蛋白のほとんどはアルブミンであり，アルブミンの分子量は約66,000と大きいため透析膜をほとんど通過することができない．したがって，アルブミンと結合した薬物は血液透析では除去されないことになる．分布容積が大きい薬物，つまり組織中へ高濃度に分布する薬物は，組織（細胞内液）から血液透析で浄化される細胞外液への薬物移行速度が血液透析による血流量と比較して遅いため浄化されにくく，いかなる血液浄化法によっても効率的に除去されない．しかし，β-ラクタム系抗菌薬は蛋白結合率が低いものが多く，このような血液透析で除去されやすい薬物は，血液透析後に投与を行ったり，血液透析後に追加投与を要する．

　一般に胆汁排泄型以外のβ-ラクタム系抗菌薬やニューキノロン系抗菌薬は通常の1回投与量を1日1回投与（透析日には透析後）する．アミノグリコシド系抗菌薬の投与方法は表2に示す．

　VCMは初回15～20mg/kgを1回投与し，その後は透析日のみ透析後にその半量を投与する．血中濃度を早期に上げる場合には，透析例でも初回に25～30mg/kgのローディングを行う．TEIC関しては，最初の3日間はローディングも含めて通常の投与を行い，その後は透析日のみ透析後に追加投与を行う．その際，その投与量に関するコンセンサスは得られていないが，当院では通常量の半量投与（1回200mg）を投与し，TDMにてその後の投与量を調整している．

　透析時におけるVCMのTDM実施時期については，以下に述べるような考え方がある．血液中（細胞外液）の薬物を除去する速度と比べ，組織中に移行した薬物が血液中に移行する速度が遅いため，透析後数時間して組織に移行した薬物が血中に再分布されることにより，透析終了直後の血中濃度はいったん低くなるものの，血中濃度が再上昇する．これをリバウンド現象という．特に現在主流であるハイパフォーマンス膜（HPM）を用いた血液透析において

表6 各抗菌薬の半減期と透析による除去率

抗菌薬名	腎機能正常半減期（hr）	末期腎不全半減期（hr）	透析による除去率（％）
ABPC/SBT	1	9	ABPC：34.8　SBT：44.7
PCG	0.5	6〜20	5〜20
TAZ/PIPC	0.71〜1.2	2〜6	TAZ：39　PIPC：31
CEZ	1.9	40〜70	33〜50
CAZ	1.2	13〜25	50
CFPM	2.2	18	40〜68
AZT	2	6〜8	40
MEPM	1	6〜8	50
CPFX	3〜6	6〜9	10
GM	2〜3	20〜60	50
VCM	6	200〜250	5〜57*

＊：用いる透析膜で大きく異なる．セルロース系膜；10％程度，HPM；39.1〜55.1％
〔Gilbert DN, Moellering RC Jr, Eliopoulos GM, et al. 戸塚恭一，橋本正良監．日本語版サンフォード感染症治療ガイド 2011（第41版）．東京：ライフサイエンス出版；2011. p.286-301，平田純生，和泉　智，古久保拓編著．感染症用薬．透析患者への投薬ガイドブック．慢性腎臓病（CKD）の薬物治療（改訂2版）．東京：じほう；2009. p.490-545 より改変引用〕

VCM で顕著にみられるが，水溶性が高く細胞外液のみに移行するアミノグリコシド系抗菌薬や β-ラクタム系抗菌薬でもリバウンド現象がみられる．それゆえに透析終了直後の薬物濃度は正確な体内薬物量を反映しているとは限らないため，VCM の TDM を行う場合，一般的には透析開始前に採血する．

おわりに

腎機能評価が現在，施設によっては Ccr から eGFR に変わりつつあること，すべての抗菌薬において腎機能低下時や透析例での抗菌薬投与設計のコンセンサスが得られているわけではないことから，本稿では一部の抗菌薬に関しては当院で実際に使用している基準を述べた．これらが今後検討され，日本においてガイドライン化されることが必要である．

【文　献】

1) 社団法人日本腎臓学会編．CKD における薬物治療の注意．CKD 診療ガイド 2009. 東京：東京医学社；2009. p.83-5.
2) Reitberg DP, Marble DA, Schultz RW, et al. Pharmacokinetics of cefoperazone (2.0g) and sulbactam (1.0g) coadministered to subjects with normal renal function, patients with decreased renal function, and patients with end-stage renal disease on hemodialysis. Antimicrob Agents Chemother 1988；32：503-9.
3) Konishi K, Ozawa Y. Pharmacokinetics of cefotiam in patients with impaired renal function and in those

undergoing hemodialysis. Antimicrob. Agents Chemother 1984；26：647-51.
4）Blum RA, Kohli RK, Harrison NJ, et al. Pharmacokinetics of ampicillin（2.0 grams）and sulbactam（1.0 gram）coadministered to subjects with normal and abnormal renal function and with end-stage renal disease on hemodialysis. Antimicrob Agents Chemother 1989；33：1470-6.
5）Kendler JS, Hartman BJ. Section7 Chapter5 Beta-lactam antibiotics. In：Armstrong D, Cohen J, editors. Infectious Diseases vol 2. Barcelona：Mosby；1999. p.1-14.
6）Amsden GW. Chapter46 Tables of antimicrobial agent pharmacology. In：Mandell GL, Bennett JE, Dolin R. editors. Principles and practice of infectious diseases sixth edition vol 1. Philadelphia：Elsevier Inc；2005. p.635-700.
7）Rybak M, Lomaestro B, Rotschafer JC, et al. Therapeutic monitoring of vancomycin in adult patients：A consensus review of the American Society of Health-System Pharmacists, the Infectious Disease Society of America, and the Society of Infectious Diseases Pharmacists. Am J Health-Syst Pharm 2009；66：82-98.
8）Mangram AJ, Horan TC, Pearson ML, et al. Guideline for prevention of surgical site infection, 1999. Infect Control Hosp Epidemiol 1999；20：247-78.
9）Gilbert DN, Moellering RC Jr, Eliopoulos GM, et al. 戸塚恭一，橋本正良監．日本語版サンフォード感染症治療ガイド 2011（第 41 版）．東京：ライフサイエンス出版；2011. p.286-301.
10）平田純生，和泉　智，古久保拓編著．感染症用薬．透析患者への投薬ガイドブック．慢性腎臓病（CKD）の薬物治療（改訂 2 版）．東京：じほう；2009. p.490-545.

（高橋　佳子）

CHAPTER 1 ● 麻酔科医編

4. 心血管系外科手術における バンコマイシン予防投与

1 予防抗菌薬の必要性

　心臓血管外科における開心術術後の手術部位感染（surgical site infection：SSI）の発生頻度は Japanese Nosocomial Infection Surveillance system（JANIS）によるサーベイランスでは 1.3 〜 2.7％とされる。縦隔は血行も少なく，臓器体腔の術後感染症である縦隔洞炎を生じた場合，極めて深刻な状態へ進展し，予後も悪く，院内死亡率は 14 〜 23％である[1〜3]。また，術後の長期間の予後は，4 年後の生存率は縦隔洞炎を生じない症例では 98％の生存であるのに対して，縦隔洞炎を生じた症例では 65％であることが示されている[4]。治療に際しても再開胸による洗浄やデブリードマン，筋肉，大網充填手術，VAC 療法に加え，長期の抗菌薬投与が必要となることもある。また，人工弁や人工血管の置換が行われることが多い心血管手術では，人工物への菌の付着，感染が生じたとしても，容易には人工異物を除去することもできず治療に難渋する。

　心臓血管系外科手術は清潔手術であるため，皮膚の常在菌が予防抗菌薬のターゲットとなる。原因微生物として，最も多いものはスタフィロコッカス（Staphylococcus）属であり，原因菌として 50％以上を占めるとされ，その他エンテロコッカス（Enterococcus）属などのグラム陽性菌，エシェリキア・コリ（Escherichia coli），クレブシエラ・ニューモニエ（Klebsiella pneumoniae）などのグラム陰性菌，カンジダ（Candida）属などが原因となる。しかし，なかでもその頻度の高さと，コントロールの困難さではメチシリン耐性黄色ブドウ球菌（methicillin-resistant Staphylococcus aureus：MRSA）とメチシリン耐性コアグラーゼ陰性 Staphylococcus 属（MR-CNS）が重要である。MRSA による縦隔洞炎発生症例の死亡率はメチシリン感受性黄色ブドウ球菌（methicillin sensitive S. aureus：MSSA）で 19.2％，MRSA で 53.3％，3 年生存率は MSSA の 79％に対し MRSA は 26％と報告されており，MRSA による縦隔洞炎は特に予後が悪いことが示されている[5]。以上のことから術後 MRSA 感染を防ぐのが最も重要となる。現在は MRSA のアクティブサーベイランスなどを行い術前除菌も行われているほか，バンコマイシン（VCM）の予防投与がメチシリン耐性菌による SSI の抑止に有効であるか検証がなされつつある。本稿では VCM の予防投与による MRSA 感染の抑止効果について述べる。

2 バンコマイシン予防投薬の有効性と限界

　清潔手術では予防抗菌薬の標的は皮膚の表在性細菌であり，グラム陽性菌に抗菌活性の強いセファゾリン（CEZ）などの第1世代セフェム系抗菌薬が使用されることが多い。VCM が予防抗菌薬として用いられるのは ACC/AHA 2004 Guideline Update for Coronary Artery Bypass Graft Surgery が示すように，β-ラクタム系抗菌薬に対するアレルギーを有する患者の代替薬か，MRSA 感染の頻発する施設では予防抗菌薬としての使用は正当化されている[6]。さらに，MRSA の検出が多くなされている施設からの転院や，術前に MRSA が検出されている際にも，CEZ などの抗菌薬に加え VCM の予防投与を考慮することも The Society of Thoracic Surgeons (STS) Practice Guideline Series, Prophylaxis In Cardiac Surgery は示している[7]。

　Spelman らは心血管外科手術による SSI の原因微生物が 50％以上を MRSA が占めたため，予防抗菌を CEZ から術直前 VCM1g の 12 時間ごとの点滴投与とリファンピシン（RFP）600mg の予防投与に変更した。これにより SSI は 10.5％から 4.9％に減少（P < 0.001）し，縦隔洞炎など深部創感染の発生率も 4.2％から 0.6％へ減少（P < 0.001），コストの低減も図れたと報告している[8]。Finkelstein らは VCM の予防投与では SSI 発生率は CEZ 投与で 9.0％，VCM 投与で 9.5％で差はないものの，CEZ の投与群では MRSA 感染が多い傾向を報告している（3.7％ vs 1.3％）[9]。自験例においても，CEZ のみの投与では SSI 発生は 8.5％，CEZ と VCM の併用では 1.6％へ低下傾向がみられ，メチシリン耐性ブドウ球菌（MRSA, MR-CNS）による術後感染数も CEZ のみで 16.9％，VCM 併用では 4.7％へ有意に減少していた。それに対して，血流感染，肺炎，尿路感染などの遠隔部位感染の発生率は CEZ のみでは 16.9％，VCM の併用では 18.8％で有意な差は認めなかった。しかし，エンピリックな投与を含めた抗 MRSA 薬による治療は，CEZ のみでは 22.5％，VCM 併用時には 21.9％に対して行われ，両群間では有意な差は認めなかったものの，重篤な MRSA 感染は減少したため MRSA 感染症に伴う治療コストは減少していた[10]。一方，Salminen らはセフトリアキソン（CTRX）を予防抗菌薬とした場合の感染症全体の発生率は 13.4％，VCM の使用は 10.7％，創感染は CTRX では 4％，VCM では 5％であり，有意な差は認めなかったとしている[11]。

　このように，VCM の投与により β-ラクタム系抗菌薬に耐性を有する *Staphylococcus* 属による SSI は減少する報告と，減少しないとの報告があり，VCM を予防投薬として用いることの有効性についての結論はまだ出されていない。これにはバックグラウンドの MRSA 感染症流行の程度やその他の院内感染対策の遵守の程度によりその効果に差があると考えられる。さらに，VCM の過剰な使用は，VCM 耐性腸球菌の発生リスク，VCM 低感受性 MRSA の出現の可能性を伴うため，それらのリスクを考慮して導入する必要がある。今後，世界的にも問題となりつつある市中感染型 MRSA が日本で増加することも懸念され，入院歴のない症例でも MRSA 保菌のリスクが高まる可能性は考慮されるが，現状においては全症例に対し，画一的な投与は行うべきではない。

3 投与の実際

　予防抗菌薬は切開時点から術後数時間の間，標的となる微生物に対し，組織内の十分な血中濃度が必要である．したがって予防抗菌薬は皮膚切開直前1時間以内に投与する．VCMは急速に投与するとヒスタミンが遊離され，全身の発赤を生じるred man症候群の副作用を生じる．このためVCM1g当たり1時間以上を目安として緩徐に点滴投与する．投与量は通常1回1gまたは15～20mg/kgを目安にする．VCMは1時間以上かけて投与する必要があるため，CEZなどの併用を行う場合には，病棟から手術室へ出棟する時点でVCMの投与を終了し，手術室で術前にCEZを投与するといった工夫が必要である．投与期間としては，VCMとCEZなどとの併用を行う場合ではVCMは通常単回投与が行われ，術中・術後の追加投与は行わないが，STSガイドラインではVCMの12時間後の追加投与も容認している．また，β-ラクタム系抗菌薬アレルギーの代替薬としてアミノグリコシド系抗菌薬と併用する際にはVCMは術後48時間までの使用を示している．体外循環回路への追加を行っている施設もみられる．VCMを追加投与する際にはクレアチニンクリアランスに応じて用量，投与間隔の調整を行う必要がある．

【文　献】

1) Gummert JF, Barten MJ, Hans C, et al. Mediastinitis and cardiac surgery-an updated risk factor analysis in 10, 373 consecutive adult patients. Thorac Cardiovasc Surg 2002；50：87-91.
2) El Oakley R, Paul E, Wong PS, et al. Mediastinitis in patients undergoing cardiopulmonary bypass：risk analysis and midterm results. J Cardiovasc Surg（Torino）1997；38：595-600.
3) Abboud CS, Wey SB, Baltar VT. Risk factors for mediastinitis after cardiac surgery. Ann Thorac Surg 2004；77：676-83.
4) Braxton JH, Marrin CA, McGrath PD, et al. 10-year follow-up of patients with and without mediastinitis. Semin Thorac Cardiovasc Surg 2004；16：70-6.
5) Mekontso-Dessap A, Kirsch M, Brun-Buisson C. Poststernotomy mediastinitis due to *Staphylococcus aureus*：comparison of methicillin-resistant and methicillin-susceptible cases. Clin Infect Dis 2001；32：877-83.
6) Eagle KA, Guyton RA, Davidoff R, et al. American College of Cardiology；American Heart Association. ACC/AHA 2004 guideline update for coronary artery bypass graft surgery：a report of the American College of Cardiology/American Heart Association Task Force on Practice Guidelines（Committee to Update the 1999 Guidelines for Coronary Artery Bypass Graft Surgery）. Circulation 2004；110：e340-437.
7) Edwards FH, Engelman RM, Houck P, et al. Society of Thoracic Surgeons. The Society of Thoracic Surgeons Practice Guideline Series：Antibiotic prophylaxis in cardiac surgery, Part I：Duration. Ann Thorac Surg 2006；81：397-404.
8) Spelman D, Harrington G, Russo P, et al. Clinical, microbiological, and economic benefit of a change in antibiotic prophylaxis for cardiac surgery. Infect Control Hosp Epidemiol 2002；23：402-4.
9) Finkelstein R, Rabino G, Mashiah T, et al. Vancomycin versus cefazolin prophylaxis for cardiac surgery in the setting of a high prevalence of methicillin-resistant staphylococcal infections. J Thoracic Cardiovasc

Surg 2002 ; 123 : 326-32.
10) 中嶋一彦,竹末芳生,一木　薫ほか. 心血管系外科領域手術における手術時予防抗菌薬としてのバンコマイシンの有効性の検討；2008. 外科感染症学会誌 2008；5：139-43.
11) Salminen US. Ceftriaxone versus vancomycin prophylaxis in cardiovascular surgery. J Antimicrob Chemother 1999 ; 44 : 287-90.

（中嶋　一彦, 竹末　芳生）

CHAPTER 1 ● 麻酔科医編

5. 術前・術中投与の抗菌薬副作用における責任と対処
―副作用における麻酔科の責任・外科の責任―

はじめに

　アメリカ疾病予防管理センター（Centers for Disease Control and Prevention：CDC）ガイドライン，化学療法学会ガイドラインにより，手術時の抗菌薬の選択や投与方法については，一定の見解が得られており，別項で述べられているとおりである。薬剤には主作用のほか，種々の副作用があるのは周知の事実で，特にアレルギー反応，アナフィラキシーやアナフィラキシー様反応，アナフィラキシーショックでは，患者の生命を脅かすこともあり，十分な注意が必要である。抗菌薬使用時の事前の皮内試験の有効性が否定され，現在行われなくなってきた。本稿では事前皮膚テストおよび重大な合併症・重大な結果の場合の医事紛争例を考察し，抗菌薬使用時の法的責任などについて述べる。

1 症　例

1） アナフィラキシーショック

　最近，抗菌薬によると考えられるアナフィラキシーショック症例を経験したのでまず提示する。

症例：79歳，男性

　大腸癌の肺転移のため手術が予定された。数カ月前に，大腸癌の手術が実施され，術後も順調に経過した。そのとき抗菌薬〔セフメタゾール（CMZ）〕も使用されていた。麻酔は通常どおり，硬膜外麻酔＋全身麻酔で計画された（図1）。硬膜外カテーテル留置後，テストとしてリドカイン2mLを使用した。麻酔導入は，プロポフォール，ベクロニウムを使用し，ダブルルーメンチューブで気管挿管，チューブの適正位置，分離肺換気の確認後，体位を側臥位として手術準備とともに抗菌薬〔スルバクタム（SBT），アンピシリン（ABPC）の合剤〕の投与を開始した。手術開始直後より，血圧が低下したが，昇圧薬に反応しなかった。心電図モニター上，徐脈，ST上昇，完全房室ブロックを呈した（図2）。ただちに緊急コール，皮膚発疹，蕁麻疹を発見，アナフィラキシーショックと診断し，アトロピン，エピネフリン投与にて血圧の改善をみた。手術は，開胸してあったが，ただちに中止とし，閉胸した。その後は循環動態は安定しており，呼吸音，血液ガス分析に異常なく，上気道浮腫もないため，抜管できた。術後はICUにて管

図1 症例（麻酔チャート）

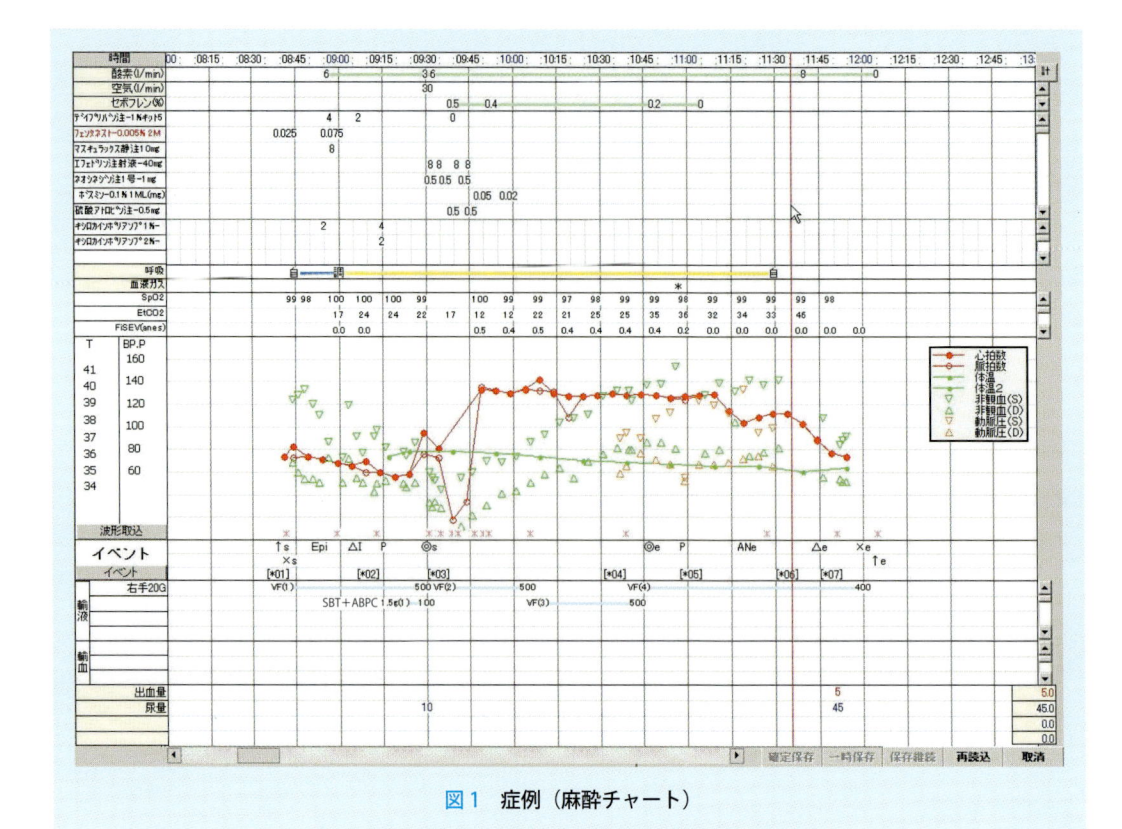

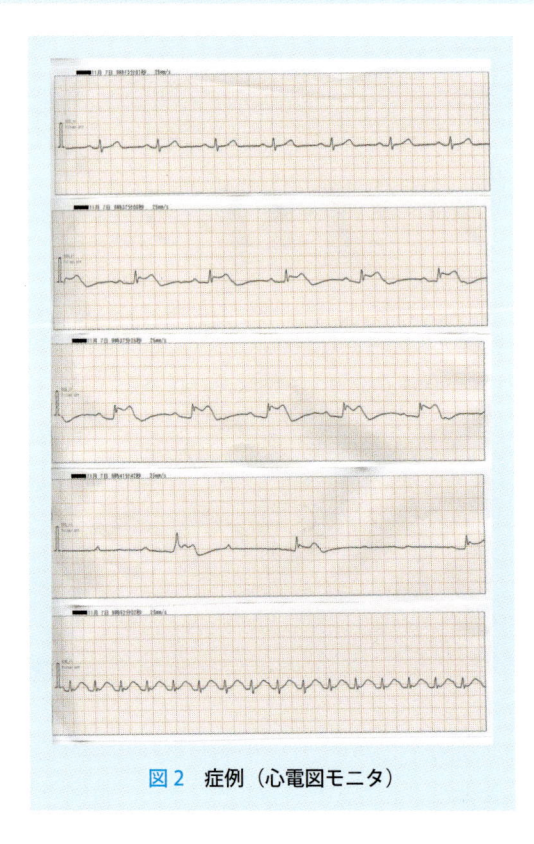

図2 症例（心電図モニタ）

表1 アナフィラキシーショック時の不整脈

Supraventricular tachycardia	153
Supraventricular tachycardia with ST elevation	8
Supraventricular tachycardia with ventricular fibrillation	4
Supraventricular tachycardia following transient sinus bradycardia	6
Sinus bradycardia in presence of beta-blockers	4
Bradycardia and asystole	2
Rapid atrial fibrillation	4
Other	5

(Fisher MM. Clinical observation on the pathophysiology and treatment of anaphylactic cardivasucular collapse. Anaesth Intesive Care 1986; 14:17-21 より引用)

理した[1]。

2）周術期の抗生物質処方について

　当院では，術前，術中の抗菌薬の使用ついては，麻酔科と外科で協議して使用薬剤の選択，投与方法が検討されている。本例は通常の抗生物質が選択されており，特にアレルギーの既往はなかった。麻酔薬と抗生物質との同時投与はせず，麻酔導入後，循環動態の安定したところで抗生物質の点滴投与を行っている（麻酔薬と多種薬剤の同時投与では，副作用発現の診断が複雑となる）。

　本症例では，抗生物質投与開始直後の昇圧薬（エフェドリンなど）に反応しない重篤なショックを呈している。麻酔中なので気道は確保されており，麻酔科医が現場にいたので，迅速な処置が行われ救命でき，後遺症もなかったが，重大な結果となった場合の外科と麻酔科の責任案分についてはどうであったか，と考えさせられる症例であった。

　表1は，Fisher の報告であるが[2]，186例の心電図変化が示されている。このうち大多数は上室性頻拍であり，ST 上昇，徐脈，完全房室ブロックを呈する症例は少ないことが示唆される。本症例は重篤なショック，冠血流減少，冠動脈スパズム，心筋虚血などが生じた。

2　発生頻度について

　2001年 Neugut らは，米国で1.21 〜 15.04％，アナフィラキシーを発症すると報告した[3]。他の報告では8.4 〜 30人／10万人程度とされ[4]，その発生頻度に関しても一定した結論を得ていない。まして，重篤なショックや死亡に至る頻度については不明と言わざるをえない。しかし，周術期には麻酔関連薬剤のみならず種々の薬剤が使用されるため，慎重な管理が必要である。アナフィラキシーを引き起こす薬物のうちペニシリンを含む β-ラクタム系抗生物質，

表 2　平成 16 年 9 月 7 日の最高裁判決の事案と要約

症　例：50 歳代男性
診　断：S 状結腸癌
既往歴：薬物アレルギーはあり
経　過：手術後軽度の縫合不全となり，抗菌薬投与を中心とした保存治療が行われた．
　　　　術後 17 日，ドレーン内液の培養結果から抗菌薬を一部変更してミノマイシンを投与することになった．
22：00　ミノマイシン開始．数分後苦しくなり家族がナースコール
22：10　看護師訪室，各薬剤の投与中止し，ドクターコール
22：15　心肺停止状態．数分後に医師が到着し，蘇生開始
22：30　喉頭浮腫が強く挿管不能のため，喉頭穿刺
22：40　気管挿管に成功，ボスミン投与
　　　　その後救急蘇生継続したが，3 時間半後，死亡確認

＜判決要約＞
①アナフィラキシーショックは，抗菌薬静脈内投与後 5 分以内に発症し，病変の進行が急速なため，投与後の経過観察を十分に行い，発症した場合には，薬剤投与をただちに中止，できるだけ早期に救急治療を行うことが重要である．
②入院時の問診で，薬物アレルギーの申告を受けているのだから，アナフィラキシーショックなど，重篤な副作用の発症する可能性を予知し，その発症に備えてあらかじめ看護師に対し，投与後の経過観察を指示・連絡する注意義務があった．
③看護師は抗菌薬開始後すぐ病室から退出したためアナフィラキシーショックの発見が遅れ，心マッサージは発症から 10 分後，気管挿管は発症から 20 分後，ボスミン投与は発症 40 分後であり，救急措置が大幅に遅れた．
「以上のように，担当医や看護師が注意義務を怠った過失があるから，死因との因果関係をさらに審理をつくさせるため，本件を高等裁判所にさし戻す．」

造影剤，静脈麻酔薬，非ステロイド性抗炎症薬（nonsteroidal anti-inflammatory drugs：NSAIDs）などが高頻度に起こすことが知られているが，周術期では，多薬剤使用のためその原因を特定することが難しくなる。Hepner らによれば，周術期のアナフィラキシーの原因としては，筋弛緩薬 69.2％，ラテックス 12.1％，抗生物質 8％，向精神薬 3.7％，コロイド 2.7％，オピオイド 1.4％，その他 2.9％としている[5]。

3　医療における法的問題

1）抗生物質によるアナフィラキシーショック・死亡事例に関する最高裁判決

表 2 は，抗生物質によるアナフィラキシーショックにより死亡した事例に関する最高裁判決の要約を示す[1]。この事例のポイントは，①既往歴で薬物アレルギーのあることが患者から申告されていた点。②抗生物質投与開始後の観察の指示。③アナフィラキシー症状発生後の対処，治療にある。①の薬物アレルギーの既往について，患者から申告されていた場合の注意義務違反，②の抗生物質投与による合併症への予知義務，観察すべき注意義務，③の症状発生後

の治療における回避義務について問われている。

2) 医療行為の特殊性と法

　医療行為は，本質的に危険を伴い，ある程度，合併症・偶発症に関しては不可避である。医療行為では程度の差はあれ，患者の身体に侵害が加えられるが，この行為の本質は刑法上正当な業務行為として合法的なものであり，民法上では，診療行為が患者の申込と医師の受諾による双方合意の下で結ばれた「委任契約に準じるもの」とみなされている。その実施に際しては，刑法211条の業務上必要な注意，民法400条の善良の管理者としての注意の制約を受けている。医療行為に伴い重大な結果ともなれば，医療での適応される可能性のある「業務上過失傷害」は，刑法209条【過失傷害】，210条【過失致死】，211条【業務上過失致死傷等】であり，民法第709条の賠償責任，第715条の不法行為，第715条，第716条の債務不履行による契約違反に問われることとなる。このほか，結果的に医師法第7条2項の免許取消，業務停止の行政処分もある。

3) 医療事故と医療過誤―注意義務について

　医療事故と医療過誤の違いは，医療過誤では医療事故のうち医療従事者側等の人的，物的なミス（過失）がある場合をいう（医師が診療するにあたって，当然払っていなければならない注意を怠った場合）。

　法律用語としての過失は，①ある事実を認識・予見することができたにもかかわらず，注意を怠って認識・予見できなかった状態，②あるいは結果の回避が可能だったにもかかわらず回避するための行為を怠ったことをいう。医事紛争は，予見義務・注意義務・回避義務の違反を問われて，紛争が発生してきている。このため，インフォームドコンセント（説明と同意）の重要性が強調されてきた。

　表2の最高裁判決については前記で触れたが，特に患者からアレルギーの既往の申告があった点と抗生物質投与開始後の観察不十分（注意義務）とアナフィラキシーショック発生後の対処の遅れ（予知，回避義務）について，医療者は学ぶべきであろう。

4 抗菌薬投与に関するアナフィラキシー対策ガイドライン（2004年版）より[6]

　それでは，ガイドラインについて再確認する。（社）日本化学療法学会臨床試験委員会皮内反応検討特別部会における検討で，従来行われてきた皮内試験は，アナフィラキシー発現の予知としての有用性に乏しいとの結論が得られ，厚生労働省に提言が行われ，抗菌薬の添付文書改訂が行われた。上記特別部会では，抗菌薬投与に関連するショック等による医療被害を最小

限とするため，予防法と実際の対応策を示すためのガイドラインが作成されている。

　これの基本的注意事項として，「抗菌薬によるショック，アナフィラキシー様症状の発生を確実に予知できる方法がないので，次の措置をとること」が示されている。
　①事前に既往歴等について十分な問診を行うこと。なお，抗生物質等によるアレルギー歴は必ず確認すること。
　②投与に際しては，必ずショック等に対する救急処置のとれる準備をしておくこと。
　③投与開始から終了後まで，患者を安静の状態に保たせ，十分な観察を行うこと。特に，**投与開始直後は注意深く観察**すること。

　次に「アナフィラキシーショックの発現予防のために行わなければならないこと」が示されている。
1) 患者の薬剤投与歴および**アレルギー歴に関する問診**を十分に行う。
2) 抗菌薬に関するアレルギー歴がある患者の場合
　（ア）抗菌薬にショックの既往歴がある患者については，以下のように判断する。
　①当該抗菌薬の投与は禁忌とする。
　②類似抗菌薬の投与は原則禁忌とするが，同じβ-ラクタム系薬剤でも系統が異なる抗菌薬の皮膚反応試験陰性を確認したうえで，慎重に投与されることが許容される。ただし，アナフィラキシー発現のリスクが大きいことを認識して対処する。
　（イ）抗菌薬にショック以外の過敏症の既往のある患者については次のように判断する。
　①当該抗菌薬の投与は原則禁忌とするが，皮膚反応試験陰性を確認したうえで，慎重に投与することが許容される。ただし，アナフィラキシー発現のリスクがあることを認識して対処する。
　②類似の抗菌薬については慎重な投与を行う。
3) アレルギー疾患（気管支喘息など）や抗菌薬以外の薬剤に対するアレルギー歴がある患者の場合，慎重な投与を行う。

　上記で，皮膚反応試験が述べられており，皮膚反応試験には，プリックテスト，皮内試験について述べられており，**皮内試験が全面的に不要であるとはなっていない**点を確認しておきたい。

　それに続く「投与時の観察」では，1) 即時型アレルギー反応を疑わせるもの，2) 投与中のみならず終了後の異常自覚の申告，3) 皮内反応時間（5分から15分で最大）や点滴や静注ではより速く反応が起こること，4) 自他覚的異常時は，速やかに注射を中止すること，が述べられている。また，これに続いて「救急時の対応」が示されている。

　以上より，抗菌薬投与時は，本ガイドラインに則った対処が必要なことを強調しておきたい。

表3 抗菌薬静脈内投与時の基本的注意事項

(重要な基本的注意)
本剤によるショック,アナフィラキシー様症状の発生を確実に予知できる方法がないので,次の措置をとる.
1. 事前に既往歴等について十分な問診を行う(なお,抗生物質等によるアレルギー歴は必ず確認する).
2. 投与に際しては,必ずショック等に対する救急処置のとれる準備をしておく.
3. 投与開始から投与終了後まで,患者を安静の状態に保たせ,十分な観察を行い,特に,投与開始直後は注意深く観察する.

〔斎藤 厚(委員長),砂川慶介,中島光好ほか.抗菌薬投与に関連するアナフィラキシー対策のガイドライン(2004年版)http://www.chemotherapy.or.jp/journal/reports/hinai_anaphylaxis_guideline.pdf より引用〕

5 術前投与・術中投与時の麻酔科の責任,外科の責任

本題の抗菌薬投与時の麻酔科の責任・外科の責任について述べる前に,抗菌薬の添付文書を確認しておこう(表3).重要な基本的注意事項の①では,「事前に既往歴等について十分な問診を行う(なお,抗生物質等によるアレルギー歴は必ず確認する)」とされ,②では,「投与に際しては,必ずショック等に対する救急処置のとれる準備をしておく」,③では,「投与開始から投与終了後まで,患者を安静の状態に保たせ,十分な観察を行い,特に,投与開始直後は注意深く観察する」とされている.この基本的注意事項を遵守していなければ,製薬会社というよりも医療者の責任と考えられる.

医療において,予期せぬ悪い結果となることはある程度不可避なことは先に述べた.しかし繰り返しになるが,そのすべてが医事紛争となるわけではない.抗菌薬投与時の重大な結果は,アナフィラキシーにより生じてくる.その投与量・方法,投与のタイミングに関与した医療スタッフに責任のあることは自明であり,その中で**投与指示を行うものに主たる責任がある**といえる.

まず,CDCガイドラインや,化学療法学会ガイドラインでの抗菌薬投与の方法について確認しておく.「手術部位感染(surgical site infection:SSI)の予防に当たっては,環境,手技等さまざまな対策が考えられるが,その中の一つとして抗菌薬の予防的投与があると,述べられている.予防抗菌薬は手術前に投与し,そのタイミングは,執刀時には十分な殺菌作用を示す血中・組織中濃度に達している必要がある.」

一般的に抗菌薬は,①手術直前,病棟で開始される場合,②麻酔導入後に開始される場合が想定される.③また長時間手術では抗菌薬の濃度が低下することから,術中に再投与される場合がある.投与時に考慮されるべきPK-PDには,time above MIC(MIC以上の濃度を保った時間の長さ),Cmax(peak)/MIC,AUC/MICがあり,いずれの抗菌薬についても(添付文書の用法用量に従い1時間で点滴投与するとして),**点滴開始15分以内にMIC90を上回ってき**

ている。

　上記①の場合を想定しよう。①の場合，抗菌薬選択と投与指示は，一般的に外科系医師が行うので，その責任は外科系医師にあるといえる。ただし，注意が必要なのは，投与開始時と手術室への移送時である。この時間帯に重篤な副作用，すなわちアナフィラキシーショックが発生した場合，「注意義務，予見義務，回避義務」が果たされるような環境整備（マニュアル化）が必要である。また，麻酔導入時に抗菌薬の点滴投与が継続されていれば，アナフィラキシー反応が抗菌薬によるものなのか，麻酔薬によるものなのか，診断が難しくなることを指摘しておく。

　次に，②の場合である。麻酔導入後に抗菌薬を投与し，重篤なアナフィラキシーショックが発生し，重大な結果となった場合，その責任は外科医のみにとどまるとは考えにくい。当然麻酔科医にも責任範囲が及ぶと考えるべきである〔たとえ抗菌薬の選択を外科医が行ったとしても，投与（許可）した麻酔科医の責任がゼロとはなりにくい〕。なぜなら抗菌薬投与開始時には，上記で示したガイドラインの基本的注意事項の①，②，③が守られているか，が問われ，「投与時の観察」の 3）皮内反応時間（5 分から 15 分で最大）や点滴や静注ではより速く反応が起こること，4）自他覚的異常時は，速やかに注射を中止すること，が述べられており，これに続く「救急時の対応」が示されているので，それに即応した治療が求められているからである。重篤な副作用の場合，外科系医師のみならず，麻酔科医にもその責任が及ぶと考えるべきである。いわんや，麻酔・手術中の抗菌薬の決定・指示を麻酔科が行っている施設では，麻酔科医の責任というべきである。

　したがって，外科と麻酔科はその使用すべき抗菌薬の選択と投与方法に関して，十分な協議を行っておくべきであり，アナフィラキシーショック発生時には，相互（およびナースやコメディカル）の協力の下，医療チームとして迅速で適切な治療を行う必要があるし，そのため，万一の準備を行っておくべきである。

6　医療安全システム構築と法

　医療そのものは不確実性のため，あらゆる状況で，医療事故は発生しうる。また，「人は必ずミスを犯す」ので，医療安全の観点から「思いがけず起こった悪い出来事」の原因究明を徹底的に行うことで，次の同様な「悪い出来事」を回避することができるとされている。この際，原因究明において，その出来事にかかわった人の責任を追及すると，真相が明確にならなくなる（責任追及されれば，当事者が事実を隠す）のは自明であるので，blame free のシステムを構築する必要があることは，海外では周知の事実である。しかしながら日本では，blame free のシステムといわれながら，これに関する法（例：「善きサマリヤ人の法」）がないので，事故にかかわった人の原因または事実に関する説明は，自白に当たり，これが，医事紛争や刑事事件として証拠採用される場合もあることは，医療安全向上の支障となっており，改善が望まれ

資料1　医療事故等の公表の基準／影響度分類別対応表

影響度分類				公表の範囲・方法	
影響度	障害の継続性	障害の程度	障害の内容	過失あり	過失なし
5	死亡		事故が死亡の原因になったもの	(1)	公表が再発防止につながる場合は (3)
4	永続的	中等度〜高度	事故により障害が一生継続するか，数年にわたるもの	(1)	〃
3(ab)	一過性	中等度〜高度	事故のため必要としない治療や処置が生じた場合 / 生命の危険や障害発生の可能性があったため，濃厚治療や処置を要した	(2)	〃
	一過性	中等度〜高度	個人情報（組織標本・検体含む）紛失	〔重大な過失の場合は(1)〕	〃
	永続的	軽度〜中等度	永続的な障害，後遺症が残ったが，有意な機能障害や美容上の問題を伴わない	(3)〔重大な過失の場合は(2)〕	〃
2	一過性	軽度	間違いが実施され患者への影響はない観察・検査・処置の必要が生じた	公表が再発防止につながる場合は (3)	〃
1	なし	—	間違いが実施される前に発見された	—	—

公表の方法
(1) 発生後，可及的速やかな公表（報道機関）
(2) 事故調査後ホームページによる公表
(3) 一定期間とりまとめ，年報や広報誌による公表

※公表に際しては，患者・家族の同意を得ること．

※国立がんセンターの公表基準を参考に作成
（がん研有明病院）

るところである．

　医事紛争は，医療行為とその結果により，医療者と患者・家族の相互不信により発生してくる．通常は民事として扱われ，めったに刑事事件となることはなかった．いったん刑事事件となれば，証拠としてすべてが警察に抑えられ，民事解決はいったん停止となる．医療事故が刑事事件となれば，民事解決は刑事が解決してからとなり，解決がますます遅れることにつながり，関係した医師は個人責任を追及されるので（当然の権利として自己弁護するので），真相究明にはつながらないし，過ちを繰り返さないということには生かされない．そして，民事〔すなわち求償（経済的な）〕は遅れることとなる．これらのことは患者・家族の希望でもないし，利益ともならない．刑事では真相究明を目的としないので，国民医療全体の便益とならない[7]．

資料2　警察への届出

1) 医療過誤によって死亡又は傷害が発生したことが明白な場合には，速やかに所轄警察署に総務課が届出を行う．
   - ①現場保全：関連の医療機器，医療器材，薬剤等は他に使用しないで保管
     使用済みの容器，アンプル，衛生材料なども全て保存
   - ②現場検証：事故発生場所の検証への立会い，事故時の状況再現行動
   - ③関係者の事情聴取：窓口担当者を決めて警察からの要請に対応する．
     業務に支障が生じないように調整する．
   - ④要請資料の提出
2) 届出を行うに当たっては，事前に患者・家族に説明を行う．

【注意】医師法により，異状死体については，24時間以内に所轄の警察署に届ける．

※当院における異状死の判定
1) 死因不明死体については体表に創傷などの異状の有無を二人の医師により検案
2) 検案結果を医師2名の氏名とともにカルテに記載
3) 体表に異状があれば総務課に報告し，警察に連絡してもらう．
   連絡は死亡確認後24時間以内であるが，できるだけ早く行う．なお，体表に異状がなくとも家族の希望があれば警察に連絡する．
4) 異状がなければ病理解剖による死因の検索を家族にすすめ，返答の結果をカルテに記載する．
5) 同意が得られれば同意書をもらい病理に連絡
   同意が得られなければ通常どおり遺体を家族に引き取ってもらうか，行政解剖を依頼

その判定には部長，または院長の承諾を得る．

（がん研有明病院）

資料3　重大事故発生時の報告ルートと対応

（がん研有明病院）

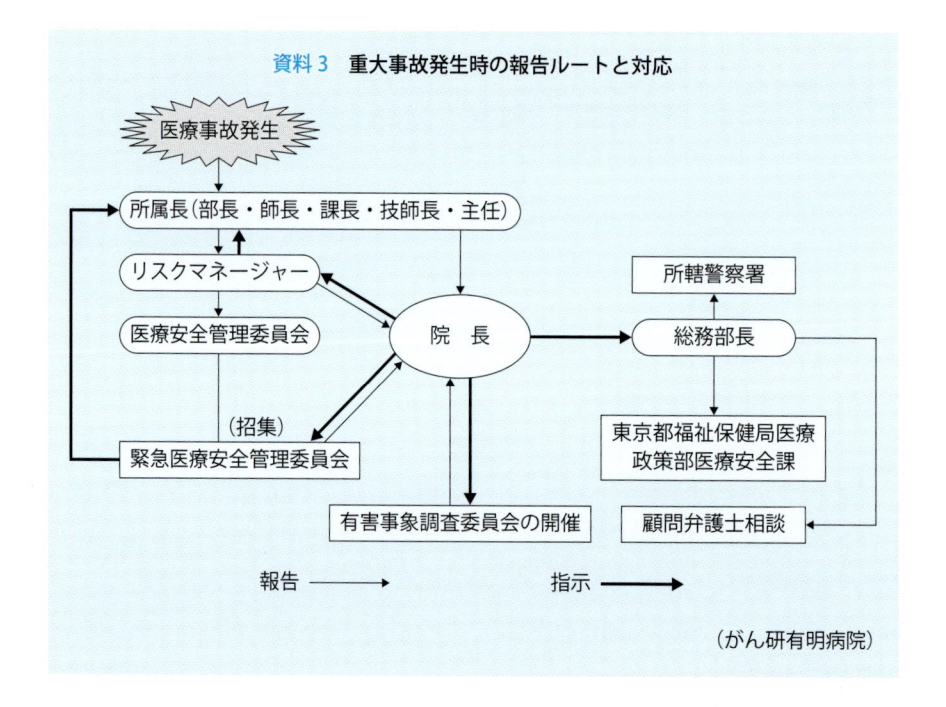

7 医療事故とリスクマネージメント

　それでは，医療事故が発生した場合，どうしたらよいのだろうか？医療者はただちに事実を正確に患者・家族に告げ，重大な結果とならないよう最善の治療や対処をするべきであろう。しかしながら不幸にして，悪い結果となった場合は，その原因を説明し謝罪すべきあろう。多くの医事紛争では，医療者の謝罪のないことや，心ない言葉，説明の不一致などが大きな問題となり，紛争を増幅させ，長期化させている。

　医療事故（アクシデント）はたびたび発生するが，重大な結果となる頻度はそれほど多くないので，発生後の対応について十分に考察されている施設，医師ばかりではない。平時よりアクシデント発生後の対応のマニュアル整備が必要で，対応のシミュレーションをしておく必要がある。

　参考として，当院での医療事故発生時の公表基準，警察への届出，フローチャートを資料1〜3に示す。

まとめ

　術前・術中投与の抗菌薬副作用における責任と対処について述べた。副作用，特に重篤なアナフィラキシーショックにおいては，責任論とは別に，ガイドラインに示されているとおり，迅速な対処が必要であることは明白であるが，重大な結果の生じる以前の普段より，施設ごとにその施設に適した抗菌薬の選択と副作用，偶発症発生時の対応を決めておく必要性を強調する。

【文　献】

1) 横田美幸. アナフィラキシー時の心機能. 光畑裕正編. アナフィラキシーショック（第1版）. 東京：克誠堂出版；2008 p.84-97.
2) Fisher MM. Clinical observation on the pathophysiology and treatment of anaphylactic cardivasucular collapse. Anaesth Intesive Care 1986；14：17-21.
3) Neugut AL, Ghatak AT, Miller RL. Anaphylaxis in the United States. Arch Intern Med 2001；161：15-21.
4) Peng MM, Jick HA. Population-based study of the incidence, case, and severity of anaphylaxis in the United Kingdom. Arch Intern Med 2004；164：317-9.
5) Henper DL, Castells MC. Anaphylaxis during the perioperative period. Anesth Analg 2003；97：1381-95.
6) 斎藤　厚（委員長），砂川慶介，中島光好ほか. 抗菌薬投与に関連するアナフィラキシー対策のガイドライン（2004年版）http://www.chemotherapy.or.jp/journal/reports/hinai_anaphylaxis_guideline.pdf
7) 横田美幸. 医事紛争解決事案からみたリスクマネージメント. ペインクリニック 2010；31：21-32.

（横田　美幸）

CHAPTER 1 ● 麻酔科医編

6. 硬膜外カテーテルの管理と合併症の対応

1 硬膜外カテーテルの穿刺および消毒法

　患者に側臥位をとらせ，前屈して背中を丸めて棘突起の間を十分に開く。穿刺を成功させるには穿刺しやすい体位をとってもらうことが非常に重要である。消毒は，0.5％グルコン酸クロルヘキシジン含有80％エタノールあるいは10％ポビドンヨードを使用する。エタノールは短時間で消毒効果が得られる長所があるので，10％ポビドンヨードを使用する前には，酒精綿で穿刺部位を拭いておくと効果的かもしれない。次に，穿刺部位を中心にして穴あきの覆布を当て，消毒していない部位が隠れるようにする。穿刺時は手袋，帽子およびマスクを着用する。麻酔科医の鼻腔内の黄色ブドウ球菌（*Staphylococcus aureus*）による硬膜外膿瘍の発生事例も報告[1]されており，マスク装着時には鼻孔をしっかりと覆う必要があると考えられる。手術時には予防的抗生物質の投与を行うことが多いが，術中に使用する抗生物質が分かっていれば，硬膜外穿刺の際に投与しておくのもよい。

　穿刺が成功してカテーテルを挿入することができたなら，カテーテルを糸で皮膚に固定する。短期間で術後の硬膜外鎮痛を終了する場合，糸による固定は必要ない。しかし，3日以上継続して硬膜外鎮痛を行う場合には，自然にカテーテルが抜けてしまうことを防ぐために必要だと考えている（図1）。手術が終了し病棟に帰室する前に，硬膜外カテーテル留置部位の確認を行う。その際に，著者は10％ポビドンヨードを使用して消毒を行っている。

2 術後回診での注意点

　硬膜外鎮痛は術後の鎮痛法として優れている点が多く，開腹および開胸手術を中心として多くの手術の術後疼痛管理に使用されている。しかし，硬膜外鎮痛を行うためには硬膜外カテーテルを留置する必要があり，これに伴う合併症が生じることもある。また，局所麻酔薬，オピオイドなど使用する薬剤による副作用がみられることもある。したがって，術後回診を行う際には，疼痛の程度を評価することに加えて，局所麻酔薬およびオピオイドによる副作用および硬膜外にカテーテルを挿入することによる合併症が生じていないかを常に観察する必要がある。回診は，少なくとも1日に1回は行う。硬膜外カテーテル留置部位の消毒は，2〜3日

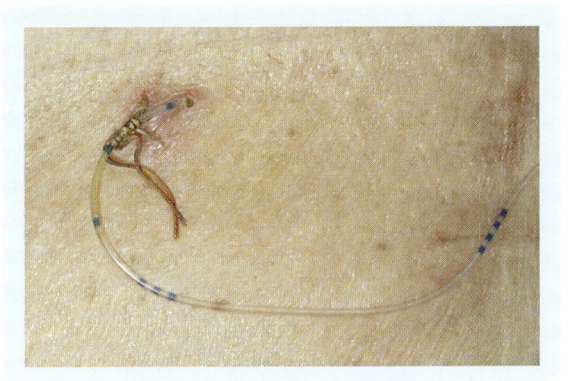

図1　硬膜外カテーテルの固定
カテーテルが細いため，糸固定を行っても抜けることがある．カテーテルに糸がよく接するように，糸をカテーテルに何回か巻くほうがよい．

に1度の割合で定期的に行い，必要があれば適宜追加で行う．発汗の多い夏季は48時間以内に，冬季は72時間以内に1度の割合で行うのがよいとの報告もある[2]．

1）痛みの評価

疼痛を評価する方法としては，視覚的評価尺度（visual analogue scale：VAS）が用いられることが多い．VASは比較的容易に痛みを評価することができるが，質問の仕方を標準化していないと，微妙な言い回しの違いで数値が変動することがある．そのため，可能であれば同一の観察者が継続して評価する．その他の評価法としてはPrince Henry疼痛尺度（PHS）や言葉による評価尺度（verbal rating scale：VRS）などがある．しかし，痛みの感じ方は個人によって異なりそれらを客観的に評価することは難しい．

2）薬による副作用

硬膜外鎮痛には局所麻酔薬とモルヒネやフェンタニルなどのオピオイドを混合した組成の薬液を作製して使用していることが多い．同じ手術であっても個人間で痛みの程度は違うので，痛いときにボタンを自ら押すことで薬液を追加することができる自己調節硬膜外鎮痛（patient controlled epidural analgesia：PCEA）を取り入れている施設も多い（表1）．これらの工夫は鎮痛効果を高めるだけではなく，薬液の使用を極力少なくして副作用を軽減するために行われている．しかし，それにもかかわらずさまざまな副作用がある．例えば，局所麻酔薬を硬膜外鎮痛に使用すると，交感神経を遮断するため低血圧を生じることがある．特に，高齢者では注意が必要である．また，術直後に下肢の運動麻痺がみられることもある．硬膜外に投与する局所麻酔薬を中止すれば数時間で解決されることが多い．その後，局所麻酔薬の量あるいは濃度

表1　PCEAの薬液組成およびポンプの設定例

薬液組成	0.75%ロピバカイン	120mL
	フェンタニル	24mL
	生理食塩液	456mL
ポンプの設定例	持続投与量	3mL/hr
	ボーラス投与量	2mL/回
	ロックアウト時間	15分

当院で行っているPCEAの薬液組成およびポンプの初期設定を示す．薬液は局所麻酔薬およびオピオイドの混合液を使用している．高齢者の場合はオピオイドの量を少なくする．人的ミスを少なくするために，ポンプの初期設定は変えない．術後回診でようすをみながら変更している．

を少なくして再開する。運動麻痺が持続するときは，脊髄硬膜外血腫，膿瘍などとの鑑別が必要である。オピオイドによる副作用では，嘔気・嘔吐および瘙痒感などが比較的多い。より危険な副作用としては，呼吸抑制がある。呼吸数が8回/min以下に低下した場合にはすぐにオピオイドの投与を中止し，必要があればナロキソンを静脈投与するべきである。また，尿閉も認められることがある。オピオイドが原因と考えられているが，局所麻酔薬のみの硬膜外投与でも生じると報告されている[3]。尿道カテーテルを抜去した後に尿が出にくい場合には考慮すべきである。

3）合併症

a．硬膜外膿瘍

　硬膜外カテーテルが挿入されているときに注意をしなくてはならない合併症として，硬膜外膿瘍がある。最近まで，硬膜外麻酔に伴う硬膜外膿瘍の発生頻度はまれであると考えられてきた。しかし，状況にもよるがおよそ1,000〜2,000回に1回程度で生じるという報告もあり[4,5]，けっしてまれな合併症ではないと考えられる。硬膜外膿瘍の初発症状としては，発熱，背部痛および神経障害がみられることが多いが，これらの症状は一般的に術後に比較的よくみられる症状である。カテーテルの留置部位を観察する際には，常に留置部位の皮膚に発赤や圧痛がないかを確認するようにし，見過ごさないように注意深く観察する必要がある。硬膜外膿瘍の病期はHeusnerの分類[6]によって4期に分けられている。第1期は背部痛の出現，第2期は神経根刺激症状の出現，第3期は筋力の低下，膀胱直腸障害，第4期は神経麻痺の出現である。第3期から第4期への病期の進行は速い。そのため第3期の症例では，椎弓切除術を行い観血的に脊髄の除圧を行ってしまう傾向にあるが，第3期でも保存的治療で完治できた症例という報告もある[3]。第4期ではただちに除圧する必要がある。そうならないためには，早期に発見し対策を講じることが重要である。

　硬膜外膿瘍が疑われる場合には，硬膜外カテーテルは抜去するべきである。なぜならば，カ

テーテル先に存在している細菌はバイオフィルムを形成し，全身的な抗生物質加療に対して抵抗性を示すことが報告されているからである[7]。抜去した後の硬膜外カテーテルの先端は培養に提出するが，適切な抗生物質が判明するまでには時間がかかる。そのため，抗生物質の全身的投与による加療を開始するときには原因菌は判明していないことが多く，原因菌を推定して抗生物質を選択しなければならない。カテーテルによる硬膜外膿瘍の原因菌としては，黄色ブドウ球菌などのブドウ球菌が多いと報告されているので，ブドウ球菌に対して感受性の高いと考えられる抗生物質を選択することになる。抗生物質の投与期間は少なくとも4～6週間は必要である。抗生物質による加療を行っても病期が進行し第4期になった場合は，躊躇せず手術しなければならない。

長期にカテーテルが留置されていると，硬膜外膿瘍を引き起こす可能性が高くなる。留置期間が3日間を超えると発生する可能性が高くなるので注意が必要である。硬膜外膿瘍を早期に発見するためには，薬液はできるだけ運動麻痺の少ない薬液を選択すること，術後の回診を行い下肢の筋力低下，背部痛などの症状がないかを見逃さないようにすることなどが重要であると考えられる。また，病棟とのコミュニケーションをとって症状がみられたらすぐに連絡できる体制づくりも必要である。

b．硬膜外血腫

硬膜外腔に硬膜外カテーテルを挿入しても，血液凝固能が正常であれば，硬膜外血腫を起こすことは比較的まれである。しかし，近年，周術期に抗凝固療法を積極的に行う症例が増加してきている。そのような症例では，硬膜外血腫の発生の可能性が高くなるので，硬膜外カテーテルを挿入するか否かをよく考慮しなくてはならなくない。術前から抗凝固療法の中止ができないような症例では，硬膜外カテーテルを挿入せずに他の鎮痛法で術後の疼痛管理を行う必要がある。

硬膜外カテーテルを挿入した症例で，術後早期から抗凝固療法を行う場合は，抜去したときに血腫を生じる危険性があるので，硬膜外カテーテルを抜去するタイミングもよく考えて行う必要がある。ヘパリンを持続で投与している場合，硬膜外カテーテルを抜去する前にヘパリンの投与を中止し，血液凝固能が正常に戻ったことを確認した後に抜去する必要がある。また，カテーテルを抜去した後12時間程度は，下肢の神経学的症状に注意が必要である。

【文　献】

1) Trautmann M, Lepper PM, Schmitz FJ. Three cases of bacterial meningitis after spinal and epidural anesthesia. Eur J Microbiol Infect Dis 2002；22：43-5.
2) 櫻木忠和．硬膜外・くも膜下穿刺時の感染予防．高崎眞弓編．感染予防と安全対策．東京：文光堂；2004. p.32-6.
3) 高崎眞弓．硬膜外鎮痛．高崎眞弓編．硬膜外鎮痛と麻酔．東京：文光堂；2009. p.332-58.
4) Grewal S, Hocking G, Wildsmith JA. Epidural abscess. Br J Anaesth 2006；96：292-302.

5) Wang LP, Hauerberg J, Schmidt JF. Incidence of spinal epidural abscess after epidural analgesia. Anesthesiology 1999；91：1928-36.
6) Heusner AP. Nontuberculous spinal epidural infection. N Engl J Med 1948；239：845-54.
7) Danese PN. Antibiofilm approaches：prevention of catheter colonization. Chem Biol 2002；9：873-80.

（安田　季道）

7. ペインクリニックにおける感染対策

はじめに

　ペインクリニシャンは，外来での診察・簡単な神経ブロックからアンギオ室や手術室での神経ブロック，電極埋め込み術など幅広い外科的処置を行うことから，手術部位感染（surgical site infection：SSI）をはじめとする医療関連感染症（healthcare associated infection：HAI）について正しい知識をもつ必要がある。アメリカ疾病予防管理センター（Centers for Disease Control and Prevention：CDC）は，これまで個々の医師や病院が経験的に行っていた感染対策をEBMに基づきCDCガイドラインとして公開している（http://www.cdc.gov/）。このガイドラインのなかからペインクリニックに関係の深い項目について述べる。

1　剃　毛

　手術部位の体毛に対する感染対策として，かみそりによる剃毛，バリカンによる除毛，そして除毛クリームによる除毛などいろいろな方法がある。しかしかみそりによる剃毛は皮膚を傷つけることでSSIの危険因子となることが分かった[1]（図1-a）。

　皮膚組織には表皮ブドウ球菌（*Staphylococcus epidermidis*）や黄色ブドウ球菌（*Staphylococcus aureus*）などの常在菌が生息している。これらの細菌は健常皮膚では増殖できないが，かみそりによる剃毛で傷つけられた皮膚表面では増殖可能であり微小潰瘍を形成する。さらに傷害された皮膚より滲出液が漏出し蛋白性の皮膜を形成して増殖した細菌を覆ってしまうことで手術時の消毒を不完全にしてしまう。

　図1-bのように，かみそり剃毛は有意にSSI発生率を上昇させる[2]。また増殖する細菌数は時間に比例することから剃毛のタイミングが早いほどSSIが増えることが分かる[2]。

　したがって体毛の除去は体毛が手術処置の邪魔にならないかぎり行わないことが原則であるが，実施する際には以下を守る。

①必要最小限の範囲で行うこと。
②かみそりは使用しないこと。
③除毛処置はできるかぎり手術処置の直前に行うこと。

剃毛方法	術創感染	剃毛時期（かみそり）	術創感染
かみそり	5.6%	執刀直前	3.1%
除毛クリーム	0.6%	執刀前24時間以内	7.1%
剃毛なし	0.6%	執刀前24時間以上	20%

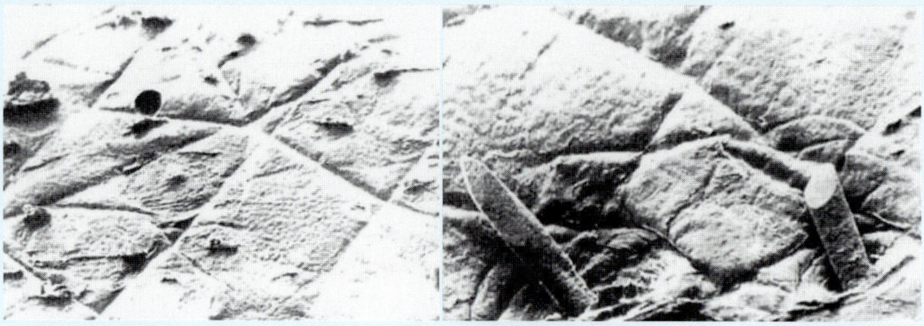

図1 剃毛と術創感染

(a)：かみそり剃毛で傷害された皮膚
　　かみそりにより皮膚表面には多くの傷がついている．
　　（Hamilton HW, Hamilton KR, Lone FJ. Preoperative hair removal. Can J Surg 1977；20：269-75 より改変引用）
(b)：手術部位感染と除毛の方法とタイミングとの関係
　　（Seropian R, Reynolds BM. Wound infections after preoperative depilatory versus razor preparation. Am J Surg 1971；121：251-4 より改変引用）

2 生体消毒薬

　術野の皮膚消毒は，皮膚表面や深部に常在する細菌数を減少させSSIを防止するために行われる．ほとんどの消毒薬は殺菌濃度より低い濃度で創傷治癒に必要な線維芽細胞や好中球などを殺してしまうことから，最近では消毒薬は原則として創面には使用せず，正常皮膚にのみ使用するという考えが主流となっている．硬膜外ブロックによる硬膜外膿瘍は一般の硬膜外膿瘍と比べて予後不良との報告もあり注意が必要である[3,4]．

　10％ポビドンヨード製剤が最も広く使用されている（表1）．ポビドンヨードの消毒作用は遊離ヨード濃度により規定される．

$$遊離ヨード \rightleftarrows ヨードイオン$$
　　　　（褐色）　　（無色）

　無色のヨードイオンには抗微生物作用はないので，ハイポアルコールにて脱色すると消毒効果はなくなる．ポビドンヨード製剤は幅広い抗菌スペクトルを有しているが（図2），有機物（汚れ）による不活性化を受けやすく，消毒効果を十分発揮するには少なくとも2分程度の接触時間を必要とする[5]．したがって，乾燥しないと消毒効果が出ないという考えは間違いであるが，接触時間を確保するために乾燥を待って処置を開始するとよい．また，乾燥が不十分の場合，皮膚切開によって体内に侵入して化学炎症を起こすこともある．ヨードは皮膚から吸収さ

表1 生体に用いられる主な消毒薬

対象	消毒薬
手術野 （粘膜）	10%ポビドンヨード製剤 0.01〜0.025%塩化ベンゼトニウム製剤 0.01〜0.025%塩化ベンザルコニウム製剤
手術野 （正常皮膚）	10%ポビドンヨード製剤 0.5%クロルヘキシジン製剤 0.5%クロルヘキシジン・アルコール製剤
創傷	10%ポビドンヨード製剤 0.05%クロルヘキシジン製剤
口腔 （創部）	7%ポビドンヨード含嗽剤（希釈使用） 0.01〜0.02%塩化ベンゼトニウム製剤 0.05〜0.2%アクリノール

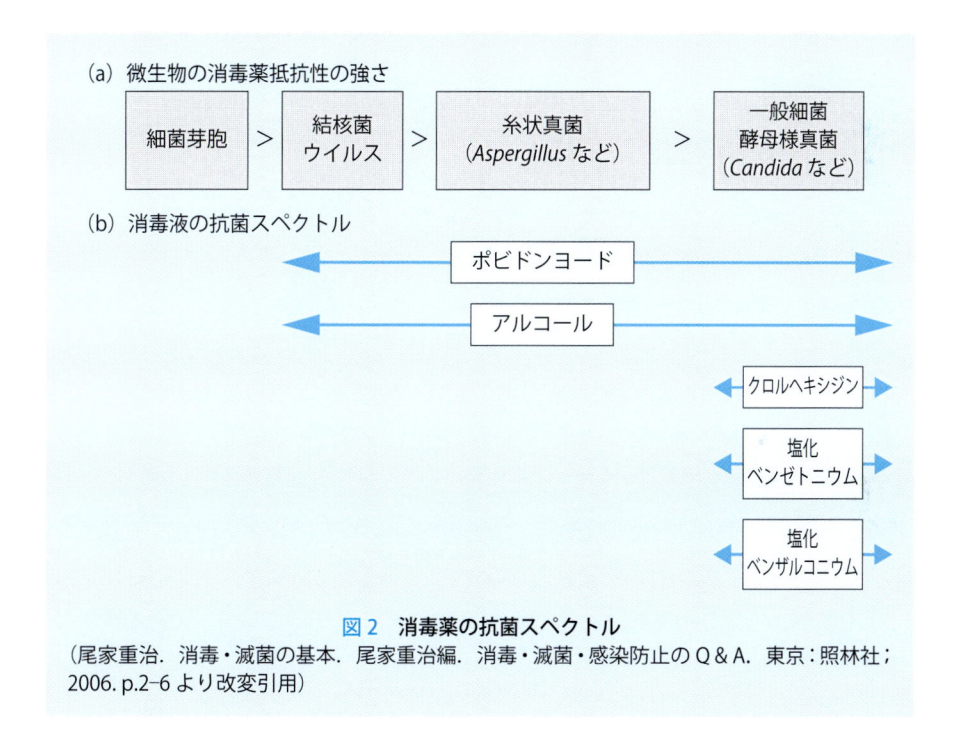

(a) 微生物の消毒薬抵抗性の強さ

細菌芽胞 ＞ 結核菌 ウイルス ＞ 糸状真菌（*Aspergillus* など）＞ 一般細菌 酵母様真菌（*Candida* など）

(b) 消毒液の抗菌スペクトル

ポビドンヨード
アルコール
クロルヘキシジン
塩化ベンゼトニウム
塩化ベンザルコニウム

図2 消毒薬の抗菌スペクトル
（尾家重治．消毒・滅菌の基本．尾家重治編．消毒・滅菌・感染防止のQ&A．東京：照林社；2006．p.2-6 より改変引用）

れるので甲状腺疾患の患者への使用は注意すべきである。

　0.5％クロルヘキシジン製剤は，抗菌スペクトルは狭いが持続的な殺菌作用を示し有機物によっても不活性化されにくいという特徴がある．殺菌作用を増し抗菌スペクトルを広げるだけでなく消毒作用発現までの時間を短縮するためのアルコール含有製剤（アルコールなしで約2分，アルコール含有で約15秒）もあるが，その場合皮膚表面に貯留して電気メスにより熱傷を起こすことがあり注意が必要である．またクロルヘキシジン製剤はアナフィラキシーショックを起こす可能性があるので粘膜面への使用は原則禁忌である．

生体に用いる消毒薬のうちで，枯草菌や破傷風菌が出す芽胞に有効な薬剤はない。これらに有効なのは，器具や環境の消毒に用いるグルタラール，フタラール，過酢酸，次亜塩素酸ナトリウムや高圧蒸気滅菌である。
　一般に同一の抗生物質を使用すると耐性菌が出現するが，実用濃度の消毒薬を長期間使っても耐性菌は出現しない。したがって消毒薬のサイクリングやミキシングは必要ない。

〈生体材料を使用する手術処置〉
　硬膜外電極などの生体材料に感染が起こると抗生物質が効果的でなく抜去を余儀なくされることがあり，感染予防が重要である。
　術前の消毒薬による入浴，シャワー浴は皮膚の微生物数を減少させるが，SSI を減少させるというエビデンスはない[6]。したがって，現在勧められる対応としては，手術前日に入浴，シャワー浴をし（場合によっては消毒薬を使用），当日の朝に手術部位をアルコール含有 0.5％クロルヘキシジン製剤で清拭することが効果的と考えられる。

3　指の消毒，手洗い

HAI 予防には手洗いが最も大切である。
①患者またはその周辺機器・環境に触れるすべての行為の前後に手洗いもしくは手指消毒を行う。
②目に見える汚染がなければ，擦式消毒用アルコール製剤による手指消毒を行う。
③目に見える汚染があるときは，流水と石けんを用いた手洗いを行う。
④手荒れ予防が重要である。
　すなわち，一処置一手洗いを習慣づけることが重要である。手袋を使用してもはずすときに汚染することが多く，手袋を脱いだ後にも手洗いをする必要がある[7]。
　また，手荒れによって傷害された皮膚は細菌増殖の場となるので保湿剤を含んだアルコール製剤を使用するとよい。
　手が高頻度に接触する病院環境として，ドアノブ，ベッド柵，テーブル，電子カルテのマウスやキーボードなどがある。これらの環境表面で細菌やウイルスは長期間生息可能なため HAI の原因となる（インフルエンザウイルスで 2 日間生息）。コンピュータのマウスやキーボードが原因でノロウイルスの集団感染が幼稚園で起こったとの報告もあり，患者だけでなくこのような場所に触った後も必ず手洗いをする必要がある[8]。また，1 日 1 回程度定期的に，ドアノブやテーブルはアルコール清拭，マウスやキーボードは 0.1％塩化ベンザルコニウム（オスバン®液など）で清拭を行うことも有効である。

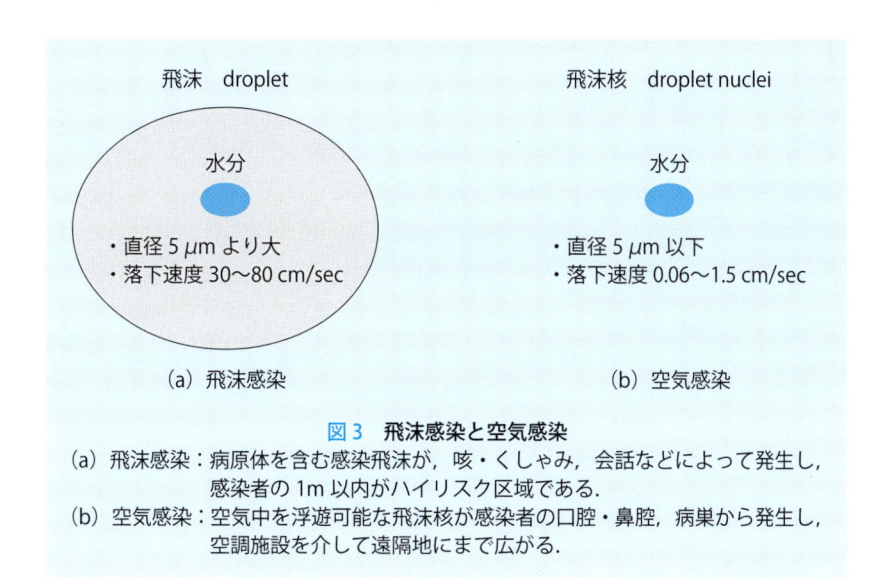

図3 飛沫感染と空気感染
(a) 飛沫感染：病原体を含む感染飛沫が，咳・くしゃみ，会話などによって発生し，感染者の 1m 以内がハイリスク区域である．
(b) 空気感染：空気中を浮遊可能な飛沫核が感染者の口腔・鼻腔，病巣から発生し，空調施設を介して遠隔地にまで広がる．

4 帯状疱疹

　水痘・帯状疱疹ウイルス（varicella-zoster virus：VZV）の感染力はたいへん強く，接触感染，飛沫感染，空気感染をする．飛沫感染は病原体を含んだ飛沫が患者の咳やくしゃみ，会話などで周囲に飛ぶことで起き，空気感染では病原体を含んだ飛沫核が空中を浮遊し広範囲に感染を起こす（図3）．水痘患者の同居家族の 71.5％に水痘が発症し，帯状疱疹患者の同居家族の 15.5％に水痘が発生したとの報告がある[9]．また，ポリメラーゼ連鎖反応（polymerase chain reaction：PCR）を使った実験では，水痘患者の病室の空気検体の 82％から，また帯状疱疹患者の病室の空気検体の 70％から，VZV の DNA が検出されたとの報告もあり，この発生源としては患者の皮膚病変からの病原体排出が重要視されている[10]．

　したがってアメリカの病院では帯状疱疹の空気感染の危険性をたいへん重視している．免疫不全の有無にかかわらず帯状疱疹患者にはすべて接触感染予防策だけでなく空気感染予防策も講じるべき，すなわち陰圧装置のある個室に隔離管理すべきとのマニュアルをつくっている施設もある．日本においては免疫不全患者の場合はよしとしても，上記の対策をすべての帯状疱疹患者にとることは不可能であろう．しかし，帯状疱疹が空気感染もする感染力のたいへん強い疾患であるとの認識をもって診療に当たらなければならない．

　現実的な対応としては患者教育を徹底し積極的な接触感染予防策をすることが大切と考える．患者には病変部を手で直接触れないよう注意し，触れた場合はアルコールなどで手洗いをし，外出時は原則マスクをさせる．医療従事者は処置のいかんにかかわらず手袋，マスク，ガウンを着用する．診察台にはディスポーザブルシーツを使用し，診察終了後には消毒用アルコールにて清拭する．また，病変部をガーゼで覆ったのみでは空気感染の防止が十分でないため，

病変部はガーゼではなく完全密閉できる素材で覆われなければならない[11]。これらの対策はすべての病変部が乾燥・痂皮化するまで続ける。また，ペインクリニックにかかわる医療従事者は水痘抗体保有の有無を確認し，免疫のある医療従事者のみが帯状疱疹患者をケアすべきである。医療従事者への水痘ワクチンの予防接種を考慮する必要もある。

　CDCガイドラインをもとに，各部局，各病院の現状に合わせて感染対策のマニュアルを作成し，ペインクリニックにかかわる医療従事者全員でこれを実践することがHAI予防に重要であると考える。

【文　献】

1) Hamilton HW, Hamilton KR, Lone FJ. Preoperative hair removal. Can J Surg 1977 ; 20 : 269-75.
2) Seropian R, Reynolds BM. Wound infections after preoperative depilatory versus razor preparation. Am J Surg 1971 ; 121 : 251-4.
3) Reihhsaus E, Waldbaur H, Seeling W. Spinal epidural abscess : a meta-analysis of 915 patients. Neurosurg Rev 2000 ; 232 : 175-204.
4) Grewal S, Hocking G, Wildsmith JAW. Epidural abscesses. Br J Anaesth 2006 ; 96 : 292-302.
5) 尾家重治. 消毒・滅菌の基本. 尾家重治編. 消毒・滅菌・感染防止のQ&A. 東京：照林社；2006. p.2-6.
6) Lynch W, Davey PG, Malek M, et al. Cost-effective analysis of the use of chlorhexidine detergent in preoperative whole body disinfection in wound infection prophylaxix. J Hosp Infect 1992 ; 21 : 179-91.
7) Tenorio AR, Badri SM, Sahgal NB, et al. Effectiveness of gloves in the prevention of hand carriage of vancomycin-resistant Enterococcus species by health care workers after patient care. Clin Infect Dis 2001 ; 32 : 826-9.
8) Ratala WA, White MS, Gergen MF, et al. Bacterial contamination of keyboards : Efficacy and functional impact of disinfectants. Infect Control Hosp Epidemiol 2006 ; 27 : 372-7.
9) Seward JF. Contagiousness of varicella in vaccinated cases : a household contact study. JAMA 2004 ; 292 : 704-8.
10) Sawyer MH, Chamberlin CJ, Wu YN, et al. Detection of varicella-zoster virus DNA in air samples from hospital rooms. J Infect Dis 1994 ; 169 : 91-4.
11) Suzuki K, Yoshikawa T, Tomitaka A, et al. Detection of aerosolized varicella-zoster virus DNA in patients with localized herpes zoster. J Infect Dos 2004 ; 189 : 1009-12.

（溝部　俊樹）

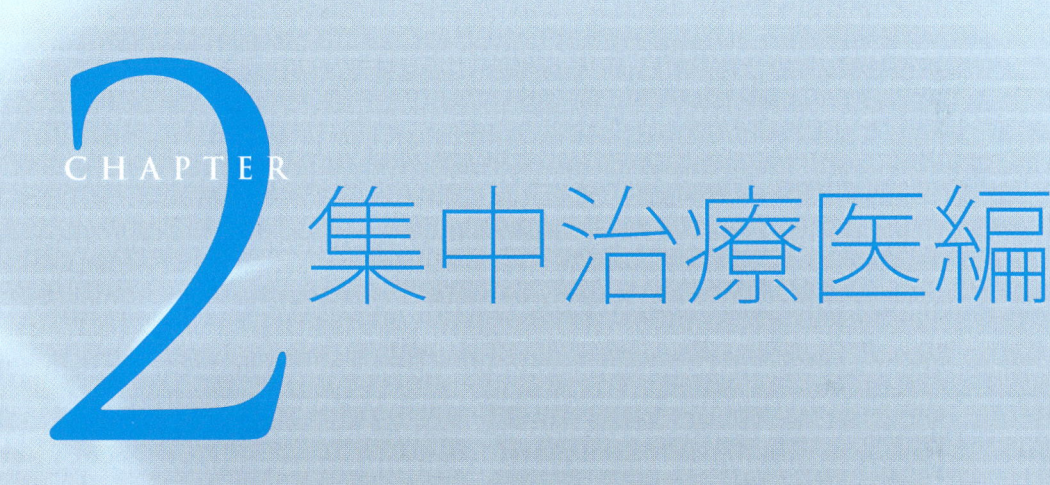

1. 人工呼吸器関連肺炎(VAP)に対する抗菌薬治療
2. Sepsisの治療
3. 細菌性腹膜炎の抗菌薬治療
4. 胆道感染の抗菌薬治療
5. 中心静脈カテーテル関連血流感染に対する抗菌薬の適正使用
6. すりガラス状陰影を見たときの診断と抗菌薬治療
7. *Clostridium difficile* 腸炎に対する診断と抗菌薬治療

CHAPTER 2 集中治療医編

CHAPTER 2 ● 集中治療医編

1. 人工呼吸器関連肺炎（VAP）に対する抗菌薬治療

はじめに

　気管挿管後人工呼吸器管理により発症する院内肺炎である人工呼吸器関連肺炎（ventilator-associated pneumonia：VAP）は集中治療領域における最も多い感染症の一つであり，VAPの合併により死亡率や入院期間，医療費のすべてが増加することが知られている。2005年にアメリカ胸部疾患学会（American Thoracic Society：ATS）およびアメリカ感染症学会（Infectious Diseases Society of America：IDSA）より，日本では2008年にVAPを含めた院内肺炎のガイドラインが発表された[1,2]。米国では医療事故防止と医療の質の向上のためにVAP予防のキャンペーン活動が展開されており，人工呼吸器バンドルの実施が推奨されている。日本でもVAPを含む医療関連感染症の防止などキャンペーン活動が展開されていることからもVAPの予防は重要な臨床的課題といえる。

1　成人院内肺炎診療ガイドライン

　2002年版日本呼吸器学会院内肺炎ガイドラインに関する検証データが論文化され，これらのデータをもとに予後と相関する因子を選択し，新しいガイドラインが2008年に改訂された。2005年にATS/IDSAから出された院内肺炎ガイドラインはわれわれに大きなインパクトを与えたが，日本と米国では医療環境も異なり，院内肺炎の内容が異なっている。日本では軽症の肺炎が多く含まれるが，米国の院内肺炎はVAPが主体であり，重症例も多く死亡率は極めて高い。日本の改訂ガイドラインでは，特に重症度もしくは肺炎の分類を国内院内肺炎症例の解析から再構築が行われた。しかし，VAPについての環境は同じであり，治療上耐性菌防止のために"de-escalation"を治療戦略の基本の一つとしている。

2　定　義

　VAPは「気管挿管による人工呼吸開始48時間以降に発症する肺炎」と定義され，気管挿管，人工呼吸器管理前には肺炎はないことが条件である。この定義からは「気管挿管関連肺炎」がより適切ともいえる。発症時期により気管挿管4日以内の早期VAPと5日以降発症の晩期

VAP に分類するが，時間的には早期 VAP 症例であっても 3 カ月以内の抗菌薬投与歴や最近の 5 日以上の入院歴がある場合には晩期 VAP として対応し，原因菌では多剤耐性菌（multidrug resistance：MDR）の存在を念頭におく。

3 疫　学

発症率は 9 〜 27％と幅がある。NNIS（National Nosocomial Infections Surveillance System）によれば，人工呼吸日数 1,000 日につき平均 8 例，日本での JANIS 院内感染対策サーベイランスによれば人工呼吸日数 1,000 日につき 12.6 例の発症と報告されている。

VAP 発症の危険因子を表 1 に示した。治療要因，宿主要因など多彩である。

4 発症機序

細菌の侵入経路はほとんどが経気道的であり，血行性あるいは bacterial translocation（BT）によるリンパ行性の侵入は極めてまれと考えられている。気管挿管患者では，気管挿管チューブの内側と外側からの侵入経路がある。

気管挿管チューブ内側からの汚染は，各医療施設での院内感染防止対策の遵守からその頻度は極めて低いと考えられる。ほとんどの VAP の原因は，口腔咽頭に存在する原因菌が気管チューブの外側からカフをすり抜けて気管内に吸引されるためと理解されている。

VAP の発症には原因菌が口腔内に定着（コロニゼーション）することが重要である。経鼻気管挿管，経鼻胃管がある場合には，副鼻腔炎が温床となる。気管チューブの外側を介して声門下カフ上の口腔内貯留物が気管へ流入し，さらに気管チューブ表面でバイオフィルムを形成し，人工呼吸によって気道末梢へ播種される。さらに，経鼻胃管などの留置により胃内容物が口腔内に逆流し同じメカニズムで気道内へ播種される。

5 原因菌の診断

VAP の主な原因菌を表 2 に示した。早期 VAP の原因菌は市中肺炎と同様であるが，晩期 VAP では緑膿菌（*Pseudomonas aeruginosa*），黄色ブドウ球菌（*Staphylococcus aureus*）そして腸内細菌（*enteric bacteria*）の頻度が高い。

検体採取法として気管挿管チューブから直接吸引された気道分泌物は病変部からの気道分泌物である根拠はないが，原因菌である可能性は高いと予想される。しかし，臨床経過や治療効果に問題ある場合には，病変部から原因菌を検出する積極的な検査が望ましい。病変部から気

表1　VAPの独立した危険因子

宿主要因	治療要因	その他の要因
血清アルブミン＜2.2g/dL	H₂遮断薬投与±制酸薬	季節：秋，冬
年齢≧60歳	筋弛緩薬，鎮静薬の持続投与	
ARDS（急性呼吸窮迫症候群）	4単位（米国）*以上の血液製剤投与	
慢性呼吸器疾患 （気管支拡張症，肺気腫，肺結核後遺症など）	頭蓋内圧モニタ	
昏睡または意識障害	人工呼吸期間＞2日	
熱傷，外傷	PEEP付加**	
臓器不全	頻回の人工呼吸器回路変更	
疾患の重症度	汚染された人工呼吸器具，ネブライザー	
大量の胃液誤嚥	再挿管	
胃内細菌定着とpH上昇	経鼻胃チューブ挿入	
上気道の細菌定着	水平仰臥位 （注：セミファーラー位に対して）	
副鼻腔炎	ICUからの退室以前の長期抗菌薬投与，抗菌薬無治療	

*　：米国1単位，400mL
**：PEEP施行患者はARDSが多く，低酸素血症，アシドーシスなどから免疫能低下を来していた可能性がある．
宿主要因，治療要因，その他とあるが，防止対策として治療要因が重要である．
(Chastre J, Fagon JY. Ventilator-associated pneumonia. Am J Respir Crit Care Med 2002；165：867-903より改変引用)

表2　VAPの原因菌

早期VAP 抗生物質の感受性良好	*Staphylococcus aureus*（MSSA） *Haemophilus influenzae* *Streptcoccus pneumoniae* など	市中MRSA？（CA-MRSA）
晩期VAP 抗生物質耐性菌	MRSA *Pseudomonas aeruginosa* *Enterobacter* など	

早期では主に市中肺炎の原因菌であり，晩期では耐性菌の占める割合が増加する．

道分泌物を採取する方法には気管支鏡を用いる方法と，盲目的に吸引チューブにより末梢気道から気道分泌物を採取する方法がある．いずれの方法でも定量培養が推奨される．気管支肺胞洗浄（bronchoalveolar lavage：BAL）あるいは外套付き試料採取ブラシ（protected-specimen brush：PSB）による細菌定量培養でそれぞれ＞$10^{4～5}$，＞10^3cfu/mLは原因菌である可能性が高い．さらにBALで細菌貪食細胞が2％以上では95％の特異性が診断閾値とされている．また，血液培養が陽性で下気道からの細菌と一致あるいは胸水の培養が陽性で下気道からの細菌と一致した場合にはVAPの原因菌と考えられる．なお，原因菌の診断アプローチと予後の

比較を試みた多施設試験では有意差が認められていない[3]。直接吸引痰での定量培養では＞10^6cfu/mL を参考とする。また，VAP 診断の生化学的マーカーの進歩として Gibot らは VAP を含めた肺炎例で免疫グロブリンのスーパーファミリーの一種である TREM-1（triggering receptor expressed on myeloid cells）が気管支肺胞洗浄液（BALF）中で特異的に上昇していることを報告している[4]。さらに，診断のみならず予後の推定，抗菌薬の中止時期にも有用とされるマーカーとして血中プロカルシトニンが注目されている[5]。

6 画像診断のピットフォール

胸部 X 線での異常陰影の出現は不可欠であるが，感染症以外にも異常陰影を呈する病態には集中治療領域では種々の原因がある。不必要な抗菌薬投与を避けるためにも鑑別診断は大切である。慎重な読影とともに病変の分布や質の評価に胸部 CT 撮影など画像診断を考慮する。剖検肺からの検討では異常陰影の気管支透亮像の存在は VAP の特異性が高いとされる。

7 治　療

1）抗菌薬の選択

VAP が疑われた場合には，より早期に予測される病原菌に対する適切な抗菌薬の投与が，予後の改善に極めて重要である。早期 VAP では耐性菌の考慮はほとんど必要性はないが，近年では市中 MRSA も念頭におく。晩期 VAP では原因菌として MDR の可能性を常に考慮しなければならない。特に *P. aeruginosa*，メチシリン耐性黄色ブドウ球菌（methicillin-resistant *Staphylococcus aureus*：MRSA）である。日本呼吸器学会のガイドラインでは図 1 に示したように生命予後予測因子と肺炎重症度規定因子から重症度分類を行い，適切な抗菌薬を推奨している（図 2）。中等症群ならびに重症群では広域抗菌薬を十分量，短期間投与の計画でまず開始する。抗菌薬の投与量は（pharmacokinetics-pharmacodynamics：PK-PD）理論より，初期には十分量の投与が必要であり，また，アミノグリコシド系薬の投与例では治療薬濃度モニタリング（therapeutic drug monitoring：TDM）を利用した投与設計を行う。重症例での抗菌薬の併用療法の臨床的効果について明らかな予後の改善は証明されていないが，緑膿菌，アシネトバクター（*Acinetobacter*），多剤耐性グラム陰性桿菌例で除菌率において併用療法の効果が優れていたことが報告され[6]，*in vitro* では薬剤耐性菌の出現を予防する。その他併用療法で期待される効果は抗菌活性の相乗効果，薬剤耐性菌の場合にカバーしうる可能性を拡大する目的が挙げられる。なお，MRSA 保有リスク（長期の抗菌薬投与，長期入院，MRSA 感染や MRSA 定着の既往など）が高く，気道分泌物のグラム染色でその可能性がある場合には，初期

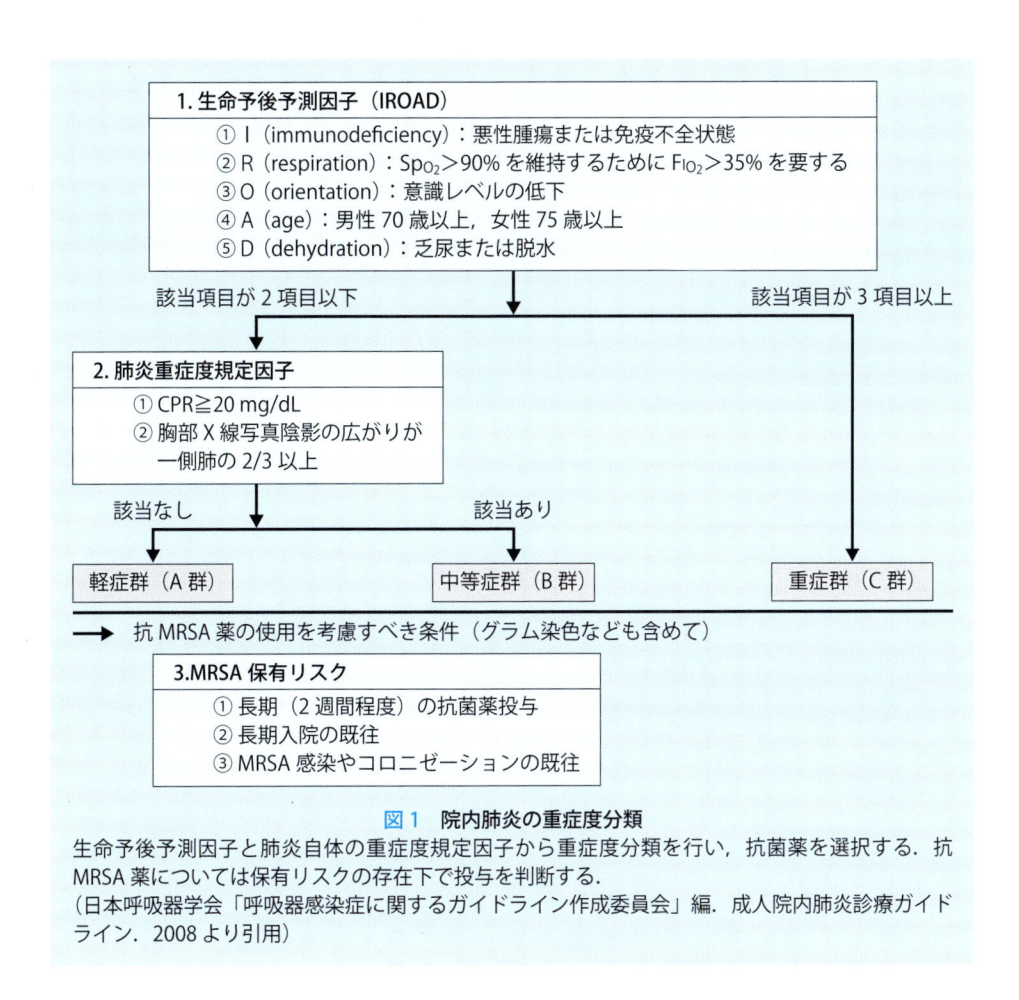

```
1. 生命予後予測因子（IROAD）
  ① I（immunodeficiency）：悪性腫瘍または免疫不全状態
  ② R（respiration）：$Sp_{O_2}>90\%$ を維持するために $F_{I_{O_2}}>35\%$ を要する
  ③ O（orientation）：意識レベルの低下
  ④ A（age）：男性 70 歳以上，女性 75 歳以上
  ⑤ D（dehydration）：乏尿または脱水
```

該当項目が 2 項目以下 ／ 該当項目が 3 項目以上

```
2. 肺炎重症度規定因子
  ① CPR≧20 mg/dL
  ② 胸部 X 線写真陰影の広がりが
    一側肺の 2/3 以上
```

該当なし → 軽症群（A 群）
該当あり → 中等症群（B 群）
　　　　　 重症群（C 群）

→ 抗 MRSA 薬の使用を考慮すべき条件（グラム染色なども含めて）

```
3. MRSA 保有リスク
  ① 長期（2 週間程度）の抗菌薬投与
  ② 長期入院の既往
  ③ MRSA 感染やコロニゼーションの既往
```

図 1　院内肺炎の重症度分類
生命予後予測因子と肺炎自体の重症度規定因子から重症度分類を行い，抗菌薬を選択する．抗 MRSA 薬については保有リスクの存在下で投与を判断する．
（日本呼吸器学会「呼吸器感染症に関するガイドライン作成委員会」編．成人院内肺炎診療ガイドライン．2008 より引用）

投与抗菌薬に抗 MRSA 薬をさらに追加する。注目される併用抗菌薬療法としてクラリスロマイシン（CAM）を加えることにより VAP 改善期間の短縮と人工呼吸器管理期間の短縮が報告された[7]。

そして臨床効果ならびに培養結果で（初期抗菌薬投与から 2～3 日後）より狭域の抗菌薬への変更（de-escalation）が，耐性菌防止のうえからも重要である。De-escalation の施行率が高いのは原因菌の診断に BAL 施行例が直接気道分泌物吸引法に比較して高かったことが知られている。VAP を含む院内肺炎症例で de-escalation による死亡率の低下が報告されている[8]。

2）抗菌薬の効果判定と投与期間

適切な抗菌薬投与が予後改善に有効であるので，抗菌薬が適切であるか否かの判断が重要となる。その一つとして抗菌薬投与後 3 日目の酸素化能（$Pa_{O_2}/F_{I_{O_2}}$），CRP 値や発熱の改善がよいとされている[9, 10]。また臨床的な評価法に臨床肺感染スコア（Clinical Pulmonary Infection Score：CPIS）がある（表 3）。CPIS 6 点以上で VAP と診断し，抗菌薬投与 3 日目の CPIS の改

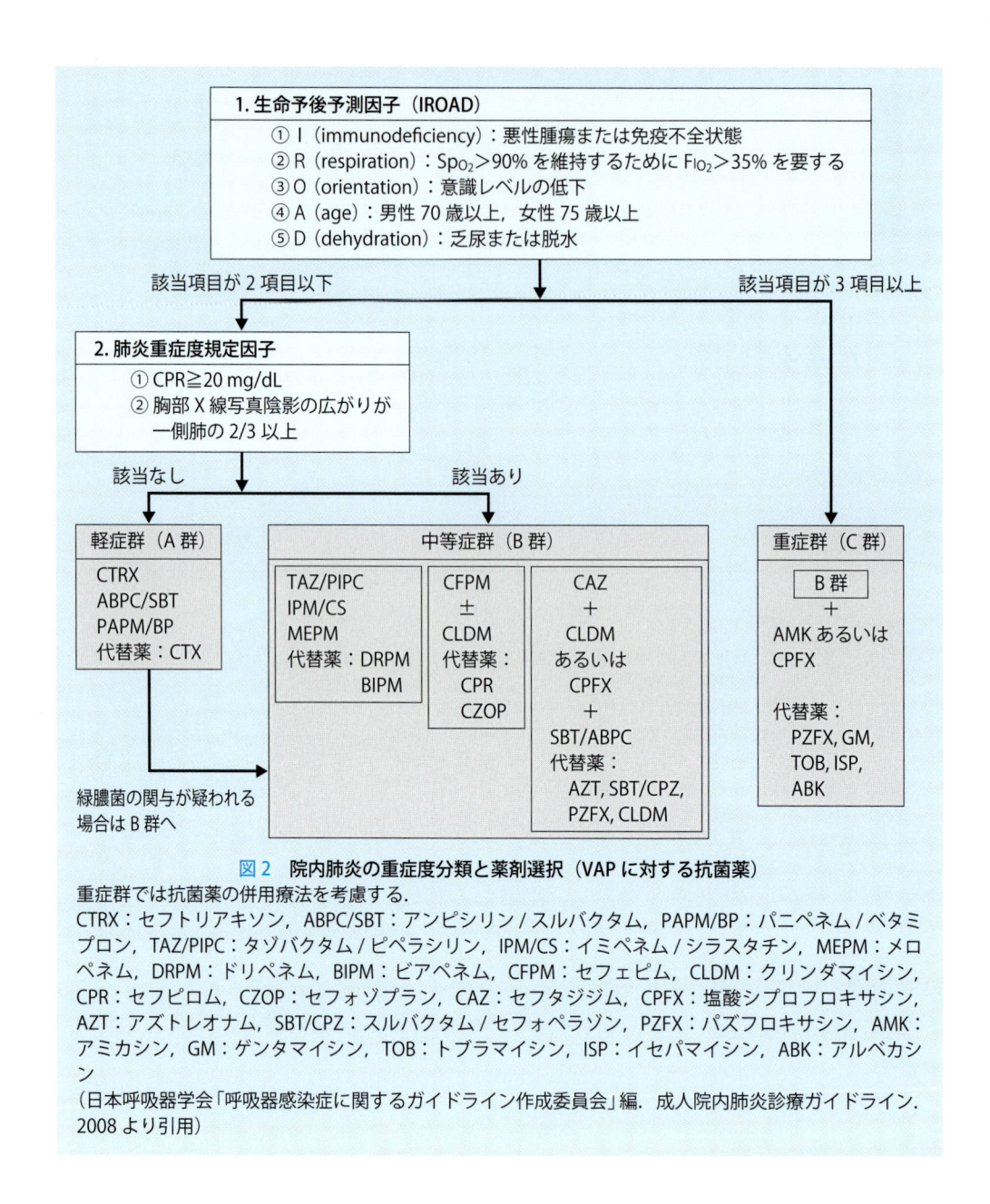

1. 生命予後予測因子（IROAD）
- ① I（immunodeficiency）：悪性腫瘍または免疫不全状態
- ② R（respiration）：$SpO_2>90\%$ を維持するために $FIO_2>35\%$ を要する
- ③ O（orientation）：意識レベルの低下
- ④ A（age）：男性 70 歳以上，女性 75 歳以上
- ⑤ D（dehydration）：乏尿または脱水

該当項目が 2 項目以下 → **2. 肺炎重症度規定因子**
- ① CPR≧20 mg/dL
- ② 胸部 X 線写真陰影の広がりが一側肺の 2/3 以上

該当項目が 3 項目以上 → 重症群（C群）

軽症群（A群）（該当なし）
- CTRX
- ABPC/SBT
- PAPM/BP
- 代替薬：CTX

緑膿菌の関与が疑われる場合は B 群へ

中等症群（B群）（該当あり）
- TAZ/PIPC, IPM/CS, MEPM 代替薬：DRPM, BIPM
- CFPM ± CLDM 代替薬：CPR, CZOP
- CAZ + CLDM あるいは CPFX + SBT/ABPC 代替薬：AZT, SBT/CPZ, PZFX, CLDM

重症群（C群）
- B 群 + AMK あるいは CPFX
- 代替薬：PZFX, GM, TOB, ISP, ABK

図2　院内肺炎の重症度分類と薬剤選択（VAP に対する抗菌薬）
重症群では抗菌薬の併用療法を考慮する.
CTRX：セフトリアキソン，ABPC/SBT：アンピシリン / スルバクタム，PAPM/BP：パニペネム / ベタミプロン，TAZ/PIPC：タゾバクタム / ピペラシリン，IPM/CS：イミペネム / シラスタチン，MEPM：メロペネム，DRPM：ドリペネム，BIPM：ビアペネム，CFPM：セフェピム，CLDM：クリンダマイシン，CPR：セフピロム，CZOP：セフォゾプラン，CAZ：セフタジジム，CPFX：塩酸シプロフロキサシン，AZT：アズトレオナム，SBT/CPZ：スルバクタム / セフォペラゾン，PZFX：パズフロキサシン，AMK：アミカシン，GM：ゲンタマイシン，TOB：トブラマイシン，ISP：イセパマイシン，ABK：アルベカシン
（日本呼吸器学会「呼吸器感染症に関するガイドライン作成委員会」編．成人院内肺炎診療ガイドライン. 2008 より引用）

善が院内生存に関連していると報告されている[11]。抗菌薬の投与期間については BAL による定量培養による晩期 VAP 診断症例で，抗菌薬の投与期間を 8 日間と 15 日間で比較検討した成績では，予後，再燃率，人工呼吸管理期間，ICU 在室日数，臓器障害数に差は認められていない。そして再燃症例では耐性菌による頻度は 8 日間投与例で少なかったことが報告されている[12]。

表3 VAPの臨床的評価法（Clinical Pulmonary Infection Score：CPIS）

BT	36.5～38.4	0
	38.5～38.9	1
	≦36 あるいは ≧39	2
WBC	4,000～11,000	0
	＜4,000 あるいは ＞11,000	1
P/F	＞240 あるいは ARDS	0
	≦240 で ARDS でない	1
CXR	異常なし	0
	びまん性	1
	限局性	2
気道分泌物	微量	0
	中等度	1
	多量	2
	膿性	＋1

5項目の評価により VAP 診断，予後推定に有用とされている．

8 ステロイド，免疫グロブリンなどの補助療法

　抗菌薬による化学療法が肺炎治療の基本であるが，VAP など院内肺炎は市中肺炎に比較して急性肺傷害／急性呼吸窮迫症候群（acute lung injury/acute respiratory distress syndrome：ALI/ARDS）や播種性血管内凝固（disseminated intravascular coagulation：DIC）などの合併症など重篤例も多く，種々の薬剤が補助療法として使用される．補助療法にはステロイド，免疫グロブリン，顆粒球コロニー刺激因子（granulocyte-colony stimulating factor：G-CSF），血液浄化法，好中球エラスターゼ阻害薬などがあるが，肺炎における EBM は少なく，適応を考慮し，慎重な投与が望まれる．なお，ショックを呈した重症市中肺炎のランダム化比較試験（randomized controlled trials：RCT）において少量ステロイド投与により呼吸状態，画像所見，循環動態の改善などが報告されている[13]．

9 抗菌薬に対する効果がない場合

　宿主，抗菌薬，病原微生物の因子を考慮しなければならない．宿主側で考慮すべき項目は合併症の存在（膿胸，肺膿瘍など），抗菌薬の感染巣への移行不良，他の感染巣の存在，局所（血流低下）あるいは全身性免疫不全の存在，である．抗菌薬では投与薬剤の時間依存性か濃度依存性か，感染病巣への移行性も考慮する．さらに TDM の積極的な活用を行う．病原微生物では耐性度の強い菌種を疑う必要がある．

10 予 防

　人工呼吸器バンドルの実施を含めて，先に述べた危険因子の回避が中心となる。人工呼吸器バンドルには，①上体の挙上（30〜45°），②鎮静薬の毎日の中断と抜管可否の評価，③消化性潰瘍の予防，④静脈性血栓塞栓症（venous thromboembolism：VTE）などの予防が含まれる[14]。基本は口腔内貯留分泌物の気管への流入の防止と，口腔内ケアに集約される。後者に対しては主として薬物療法が適応される。

1）気道ならびに人工呼吸器管理

　予防に優る戦略はない。基本はスタンダードプリコーションであり，手洗いは予防に最も有効な手段の一つである。仰臥位では誤嚥のリスクが高いので，30〜45°の半坐位が望ましい。腹部膨満を避け，腸管運動を抑制する薬剤投与を制限する。そのためには不必要な鎮静を避ける努力が必要であり，鎮静薬投与時間の短縮を検討し，早期抜管のために毎日評価を行う。また，経鼻挿管は副鼻腔炎の発症頻度が高く，原則として気管挿管は経口とする。人工呼吸器回路の管理については交換の最適頻度についていまだ一定の見解は得られていないが，1週間おきに交換してもけっしてVAPのリスクは増加しない。

　声門下部吸引の有効性は本法を施行しなかった場合にはVAP発症リスクが有意に上昇することが報告され，極めて有望である[15]。したがって，気管挿管チューブについてはカフ上吸引ポート付きの挿管チューブが望ましい。気管挿管チューブのカフ内圧は20〜30cmH$_2$Oとする。また，カフの性状についてLorenteらはカフ上吸引ポート付きでカフの厚さが超薄型7μmの気管挿管チューブは明らかに早期および晩期VAP予防に効果的であると結論している。さらに抗菌加工の一つとして，銀被覆気管チューブにより明らかにVAP発症時期を遅延させる効果が得られている[16]。

　気管切開によるVAPの予防効果については気管切開の時期も含めて一定の見解は得られていない。しかし，気管切開により口喉頭機能は維持され，気管切開チューブ交換が簡便でありバイオフィルム形成が軽減されることから，VAP予防に効果が期待される。なお，気管切開により明らかに人工呼吸管理期間とICU在室期間の短縮が得られている。

　また，気道分泌物吸引カテーテルには閉鎖式吸引カテーテルと開放式使い捨て吸引カテーテルシステムがある。VAPの発症率に有意な差は得られていないが，呼吸管理上は肺酸素化能が維持される閉鎖式吸引カテーテルが推奨される。近年，人工鼻の使用が増加しているが，人工鼻によりVAPの発症率は減少傾向にあることが示されている。ただし，目詰まりの問題があるものの，1週間までは安全に使用しうることも報告されている[17]。なお，気道分泌物の排出が著しい場合や，無気肺の出現頻度が高い症例では加温加湿装置が推奨されよう。以前は，呼気終末陽圧（positive end-expiratory pressure：PEEP）によりVAP発症率が高まるとの報告

があったが，最近では低酸素血症を伴わない患者に対する予防的 PEEP 負荷により，VAP の発症率がむしろ低下したとの報告が出ている[18]。

また，VAP 防止に関する標準化された教育・研修の実施，全国的なサーベイランスを参考にして，自施設の VAP 防止能力を客観的に評価する努力も併せて大切である。

2）薬剤を使用した VAP の予防

いわゆるストレス潰瘍予防目的に制酸薬，H_2 遮断薬が人工呼吸管理中の患者に投与されるが，胃内容 pH の VAP 予防への関与については一定していない。なお，Surviving Sepsis Campaign ガイドラインでは，消化管出血の危険を回避するため，VAP 発症率の増加を考慮しても，H_2 遮断薬などの一律予防投与を推奨している[19]。

Selective digestive tract decontamination（SDD）は VAP の発症率，死亡率の減少に効果的と報告されているが，耐性菌と副作用の問題が解決されていない[20]。また，口腔内の選択的除菌（selective oral decontamination：SOD）により晩期 VAP の発症率の低下が報告されているが，SOD と同様に耐性菌の問題が残っている。現状では口腔内洗浄ケアが費用対効果比もよいと考えられる。特に，歯垢のコントロールに対してクロルヘキシジンの有効性が報告されているが，日本では保険適用はなく，さらに禁忌である。そこで，今後歯垢を除去するために歯科医あるいは歯科衛生士とのチーム医療も期待される。口腔内環境の改善・維持が大切であり，ラクトフェリンの効果も期待される[21]。

3）体位・理学療法

意識障害のある患者を腹臥位と仰臥位をランダムに実施した結果，仰臥位と比較して1日4時間の腹臥位は肺障害スコアの悪化は有意に改善し，VAP の発症率の低下も認めたが，死亡率には差がなく，また，ICU における急性呼吸不全例の大規模 RCT でも，腹臥位は VAP の発症率を低くするが，死亡率には差はなかったとされている。このように腹臥位は VAP の予防に有効だが，生存率に対する効果は認められていない。したがって，安全性の問題などもあることから，ガイドラインでもルーチンな使用を推奨していない。

4）栄養管理

最近，早期経腸栄養の開始により VAP 発症率は高まるが，生存率は改善するとの研究結果が報告されており，投与法や流動食の工夫により VAP の発症率を低減できれば，さらなる生存率の改善が期待できる[22]。

5）VAPに先行する人工呼吸関連気管炎（VAT）について

VAPは，発症に先立って気道系への細菌の定着が生じ，VAPに進展すると考えられている。このことからVAT（ventilator-associated tracheobronchitis）に対する早期抗菌薬の治療によりVAPの発症率，人工呼吸器管理期間，そして死亡率低下が報告された[23]。VATの頻度は3〜10％といわれている。現在，VAT診断のゴールドスタンダードはなく，VATが必ずしもVAPに先行しない症例の存在，VATの治療期間，さらなる耐性菌の出現など問題点が残されているが，今後VAP予防に対する早期治療のターゲットとなる可能性がある。日本でもMatsushimaらは気管挿管患者における呼吸器感染症を臨床症状と気管内吸引痰のグラム染色により早期診断し，preemptivetherapyによってVAP発症率ならびにARDSの発症率の有意な低下を認めたと報告をしている[24]。

おわりに

VAPの診断のゴールドスタンダードがないのは問題であるが，早期診断と適切な抗菌薬の早期投与が最も重要である。培養結果により抗菌薬の中止，変更を行うこと（de-escalation）が加えて重要である。最も大切なことは予防であり，危険因子の回避が不可欠であり，人工呼吸器バンドルの実施が病院内でなされなければならない。

【文　献】

1）American Thoracic Society ; Infections Diseases Society of America. Guidelines for the management of adults with hospital-acquired, ventilator-associated, and healthcare-associated pneumonia. Am J Respir Crit Care Med 2005 ; 171 : 388-416.
2）日本呼吸器学会「呼吸器感染症に関するガイドライン作成委員会」編．成人院内肺炎診療ガイドライン．2008. p.52-9.
3）The Canadian Critical Care Trials Group. A randomized trial of diagnostic techniques for ventilator-associated pneumonia. N Engl J Med 2007 ; 355 : 2619-30.
4）Gibot S, Cravoisy A, Levy B, et al. Soluble triggering receptor expressed on myeloid cells and the diagnosis of pneumonia. N Engl J Med 2004 ; 350 : 451-8.
5）Luyt C, Guerin V, Combes A, et al. Procalcitonin kinetics as a prognostic marker of ventilator-asssociated pneumonia. Am J Respir Crit Care Med 2005 ; 171 : 48-53.
6）Heyland DK, Dodek P, Muscedere J, et al. Randomized trial of combination versus monotherapy for the emporoc treatment of suspected ventilator-associated pneumonia. Crit Care Med 2008 ; 36 : 737-44.
7）Giamarellos-Bourboulis EJ, Pechere JC, Routsi C, et al. Effect of clarithromycin in patients with sepsis and ventilator-associated pneumonia. Clin Infect Dis 2008 ; 46 : 1157-64.
8）Kollef MH, Morrow LE, Niederman MS, et al. Clinical characteristics and treatment patterns among patients with ventilator-associated pneumonia. Chest 2006 ; 129 : 1210-18.
9）Thiago L, Renato S, Emili D, et al. MDC-reactive protein correlates with bacterial load and appropriate antibiotic therapy in suspected ventilator-associated pneumonia. Crit Care Med 2008 ; 36 : 166-71.
10）Shorr AF, Cook D, Jiang X, et al. Correlates of clinical failure in ventilator-associated pneumonia : insights

from a large, randomized trial. J Crit Care 2008 ; 23 : 64-73.
11) Carlos ML, Daniel B, Michael SN, et al. Resolution of ventilator-associated pneumonia : Prospective evaluation of the clinical pulmonary infection score as an early clinical predictor of outcome. Crit Care Med 2003 ; 31 : 676-82.
12) Chastre J, Wolff M, Fagon JY, et al. Comparison of 8 vs 15 Days of antibiotic therapy for ventilator-associated pneumonia in adults. JAMA 2003 ; 290 : 2588-98.
13) Confalonieri M, Urbino R, Potena A, et al. Hydrocortisone infusion for severe community-acquired pneumonia. Am J Respir Crit Care Med 2005 ; 171 : 242-8.
14) http://www.ihi.org/IHI/Topics/CriticalCare/IntensiveCare/Changes/ImplementtheVentilatorBundle.htm
15) Dezfulian C, Shojania K, Collard HR, et al. Subglottic secretion drainage for preventing ventilator-associated pneumonia : a meta-analysis. Am J Med 2005 ; 118 : 11-8.
16) Lorente L, Lecuona M, Jimenez A, et al. Influence of an endotracheal tube with polyurethane cuff and subglottic secretion drainage on pneumonia. Am J Respir Crit Care Med 2007 ; 176 : 1079-83.
17) Kirton OC, Dehaven B, Morgan J, et al. A prospective, randomized comparison of an in-line heat moisture exchange filter and heated wire humidifiers : rates of ventilator-associated early-onset (community-acquied) or late-onset (hospital-acquired) pneumonia and incidence of endotracheal tube occlusion. Chest 1997 ; 112 : 1055-9.
18) Manzano F, Fernandez-Mondejar E, Colmenero M, et al. Positive-end expiratory pressure reduces incidence of ventilator-associated pneumonia in nonhypoxemic patients. Crit Care Med 2008 ; 36 : 2225-31.
19) Dellinger RP, Levy MM, Carlet JM, et al. Surviving sepsis campaign : international guidelines for management of severe sepsis and septic shock. Crit Care Med 2008 ; 36 : 296-327.
20) de Jonge E, Schultz MJ, Spanjaard L, et al. Effects of selective decontamination of digestive tract on mortality and acquisition of resistant bacteria in intensive care : a randomized controlled trial. Lancet 2003 ; 362 : 1011-6.
21) Singh PK, Parsek MR, Greenberg EP, et al. A component of innate immunity prevents bacterial biofilm development. Nature 2002 ; 417 : 552-5.
22) Artinian V, Krayem H, Digiovine B. Effects of early enteral feeding on the outcome of critically ill mechanically ventilated medical patients. Chest 2006 ; 129 : 960-7.
23) Nseir S, Favory R, Jozefowicz E, et al. Antimicrobial treatment for ventilator-associated tracheobronchitis : a randomized controlled multicenter study. Crit Care 2008 ; 12 : R62.
24) Matsushima A, Tasaki O, Shimizu K, et al. Preemptive antibiotic treatment based on gram staining reduced the incidence of ARDS in mechanically ventilated patients. J Trauma 2008 ; 65 : 309-15.

〔相馬　一亥〕

CHAPTER 2 ● 集中治療医編

2. Sepsis の治療

2-A 抗菌療法（de-escalation strategy）

1 重症感染症に対する抗菌療法の基本的考え

　感染症の治療戦略において，重要なポイントは，①抗菌薬と，②デブリードマン，ドレナージ，デバイス除去などの感染巣コントロール（いわゆる3D）である．抗菌薬は，原因微生物に対して感受性のある薬剤を，適切なタイミング，適切な投与量で，感染巣への移行や宿主条件をも加味して投与しなければならない．特に，"重症な"感染病態の治療に際しては初期抗菌療法に重要な役割がある．

　初期抗菌療法を行ううえで考えるべき2つのポイントがある．第1に，初期抗菌療法，とりわけ原因微生物同定・感受性結果判明までの経験的治療（empiric therapy）の適切性は患者の生命予後を左右する重要な因子であり，経験的治療の失敗を回避する必要がある．経験的治療の"適切性"とは，後に判明する原因微生物に対し薬剤感受性試験で感受性（susceptibility）をもつことと定義される[1]．第2に，経験的治療は基本的に原因微生物判明の後に最適治療（definitive therapy）へ変更すべきものである．治療変更はより狭域へ向かうべきであり（de-escalation：狭域化），その目的は過剰な抗菌薬使用の回避と，それに伴う耐性菌選択防止，コスト削減にある．

　この考え方を取り入れた抗菌治療戦略を de-escalation strategy と称し[2]，近年まとめられた重症感染病態を対象とした複数のガイドライン，Surviving Sepsis Campaign ガイドライン（SSCG）[3]，アメリカ胸部疾患学会／アメリカ感染症学会（ATS/IDSA）成人院内・人工呼吸器関連・医療施設関連肺炎ガイドライン（ATS-G）[4]，日本における成人院内肺炎診療ガイドライン（JRS-G）[5]，などでこの考え方が推奨されている．つまり，感染原因微生物が同定される前の経験的治療としては，推定原因微生物をもれなくカバーする目的で広域あるいは多剤の薬剤の使用も許容するが，原因微生物・感受性結果が得られたらできるだけ狭域・単剤の薬剤による最適治療に変更し，場合によっては中止する（図1）．なお，de-escalation strategy は，"重篤であるが適切な介入により救命が見込める感染症"において有効な手段であることもまた銘記すべきである．救急・集中治療領域では上記のような重症感染病態の患者群を取り扱うこと

図1 de-escalation と escalation

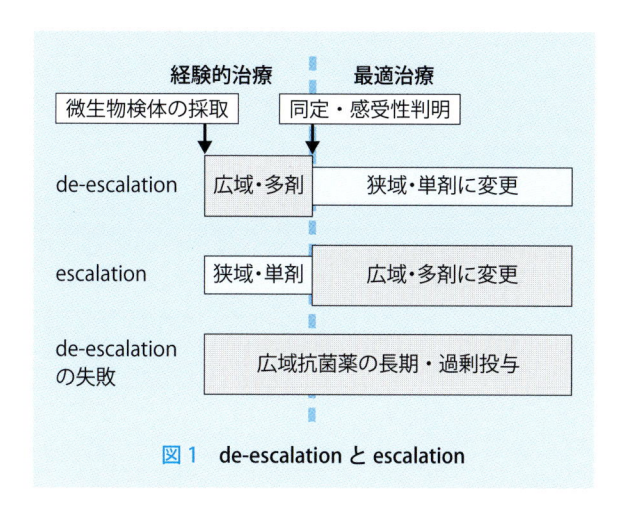

が多いため，de-escalation strategy を正しく認識し活用することが重要である．

2 抗菌療法と予後

例として SSCG[3] で記述されている初期抗菌療法に関連した要点を表1にまとめた．①経験的治療は予想されるすべての病原体に活性があり推定感染巣へ移行性のあるものを単剤あるいは併用で使用し，② 1 時間以内に投与開始すること，③ 適切に de-escalation することがその骨子である．

ATS-G[4] では，

①臨床的に肺炎の併発を疑ったら，適切に微生物学的検体を採取するとともに，経験的抗菌薬の投与を開始する．

②多剤耐性菌の危険因子を有する症例や 5 日間以上入院の続いている症例では，多剤耐性菌による院内肺炎の危険性が高いと考え de-escalation strategy を取り入れる．

③治療開始 48 〜 72 時間後，患者臨床症状（痰性状，肺の酸素化，循環動態，臓器不全，発熱などの炎症反応）の改善程度と，微生物学的データを併せて，治療内容を再検討する．

④肺炎の臨床症状の改善があり，同定された原因微生物がより狭域の薬剤に対して感受性を有するならば，de-escalation を考慮する．

と記載がある．

経験的治療の適切性が生命予後に関連するという知見は，人工呼吸器関連肺炎（ventilator-associated pneumonia：VAP）や血流感染症（bloodstream infection：BSI）を中心に 1997 年ころより相次いで報告された．ランドマーク的研究として Ibrahim らによる BSI を対象とした研究がある[6]．これら 30 あまりの文献をまとめた近年のメタ解析によれば，VAP において経験的治療が適切であった場合，生命予後改善のオッズ比は，患者危険因子を調整しない場合で

表1 SSCGでの初期抗菌療法の推奨の要点

- 抗菌薬開始前に迅速に細菌培養検査をする（1C）
  - 血液培養 2 セット以上は必須
  - 中心静脈ラインが 48 時間以上入っていれば 1 セットはラインから
- 画像診断を積極的に行う（1C）
- 診断から 1 時間を目標にできるだけ早く抗菌薬を開始する：severe sepsis（1D），septic shock（1B）
- 想定原因菌をカバーするものを 1 種類以上含む（1C）
- 想定フォーカスへよい移行性のあるものを使用する（1B）
- 有効性，毒性，細菌耐性化，コストを考慮し日々投与について再検討する（1C）
- 緑膿菌感染の疑いあるいは確定，好中球減少症では多剤併用を考慮する（2D）

1：強い推奨，2：弱い推奨
A～D：エビデンスの質を表し，A が最も高い．
(Dellinger RP, Levy MM, Carlet JM, et al. Surviving sepsis campaign : international guidelines for management of severe sepsis and septic shock：2008. Crit Care Med 2008；36：296-327 より引用)

2.34［1.51～3.63］（95％信頼区間），危険因子を調整すると 3.03［1.12～8.19］，となる[7]。一方，BSI においてもほぼ同様の知見が得られており，非調整オッズ比 2.33［1.96～3.76］，調整オッズ比 2.28［1.43～3.65］であった[7]。したがって，少なくともこれらの病態において経験的治療の適切性を追求することは生命予後を改善するために重要であると結論できる。なお，経験的治療が不適切であれば，後に適切な抗菌薬に変更したとしてもその予後は改善しないとされる[6]。

3 具体的な経験的治療の使用法：タイミング，量，抗菌薬選択

1）タイミング

抗菌療法開始の time window を厳格に設定することは実は難しい。前述のメタ解析においても，各々の研究で経験的治療開始の適切なリミットは一定していないが，おおむね発症後 24 時間以内（あるいは 48 時間以内）とする文献が多い。ただし，留意すべきは患者重症度と予測死亡率が高ければ高いほど，早期の投与が望ましいことである。2008 年 Kumar らは，sepsis の最重症型である septic shock 患者において，低血圧の発生から抗菌薬投与開始までの"時間"と予後の関係を 2,154 名のコホートを対象に調査した[8]。その結果，治療が開始されないと死亡率は 1 時間に約 8％ずつ増加した。この結果は，septic shock という超重症病態ではとりわけ時間を意識した経験的治療を開始する必要性を示唆している。

2）抗菌薬の選択

経験的抗菌治療の適切性を高めるためには，適切な抗菌薬を選択する必要がある。「原因微

生物に対して感受性のある薬剤を，適切なタイミングで，適切な投与量で，感染巣への移行や宿主条件をも加味して」投与する[3]。感受性のある薬剤を"外さない"ための最も安易な手段としては，広域・多剤の抗菌薬を限りなく多く選択することである。実際にVAPの診断法と抗菌療法に関する予測解析で，経験的治療に3剤の抗菌薬を使用した場合に最も死亡率が低下する可能性が推察される[9]。実際のプラクティスとして米国では，VAPの経験的治療として平均1.9剤の薬剤が使用され，とりわけバンコマイシン（VCM）の併用率は50％を超えていたとの報告がある[10]。

しかし，一方で分別のある選択，すなわち可及的に経験的抗菌薬を絞り込む作業も重要である。長期間の医療介入を必要とする重症患者などでは，抗菌薬の使用により薬剤耐性菌や真菌保菌の危険性が高くなる[11,12]。そして，いったん薬剤耐性菌（MRSA，薬剤耐性緑膿菌，基質拡張型β-ラクタマーゼ産生菌，真菌など）を保菌してしまうとその後の感染リスクが高まり，耐性菌感染症では経験的治療の適切性が損なわれやすく，このことが患者の予後悪化につながる危険性がある[10,13,14]。可及的に少数・狭域の経験的抗菌薬の選択を行うことが，個々の患者の将来にとって，あるいは個々の施設にとって重要なことも考慮すべきである。

抗菌薬の絞り込みを行うためには，①感染臓器の推定，②原因微生物の推定（とりわけ菌種と，耐性菌感染リスクの評価），③重症度の評価，を行う。

a．感染臓器と原因微生物の推定

感染臓器の推定には，問診，身体所見，デバイスの存在と排液・分泌物の性状や量（の変化）などが重要である。感染臓器を類推することは，①原因微生物の絞り込み，②適切な微生物学的検体の採取と原因微生物の同定，につながる。感染臓器がある程度絞り込めれば，これに加えて，推定感染臓器からの検体のグラム染色所見を評価することで，原因微生物（および炎症の程度と有無）をある程度類推できる（表2）[15,16]。

b．耐性菌感染リスク

感染臓器と原因微生物を絞り込めたら，これに，①感染の場：院内か市中か，②個々の患者における微生物の保菌定着状況，③個々の患者での抗菌薬使用歴・状況（特に広域抗菌薬），④免疫不全の有無，などを考慮して薬剤耐性菌の可能性について評価する。さらに，個々の地域，施設，病棟における各種微生物に対する薬剤感受性データ（ローカルファクター）を考えて抗菌薬選択に結びつける。

c．患者重症度リスク

患者重症度には，①患者の背景・基礎疾患（とりわけ免疫不全の有無），②急性臓器障害の重篤度，の2つがある。APACHE IIスコアや，SOFAスコアなど客観的評価可能な予後予測・重症度評価スコアを算出することはICU患者ではとりわけ重要である。好中球減少症など著しい免疫不全などの基礎疾患のある場合，あるいは急性多臓器不全やseptic shockに陥ってい

表2 主な感染臓器別の頻度の高い原因菌

	市中	院内
肺	肺炎球菌：*Streptococcus pneumoniae*，インフルエンザ桿菌：*Haemophilus Influenzae*，非定型病原体（クラミジア：*Chlamydophila*，マイコプラズマ：*Mycoplasma*，レジオネラ：*Legionella*）	グラム陰性桿菌群（緑膿菌などブドウ糖非発酵系を含む），黄色ブドウ球菌：*Staphylococcus aureus*（特にMRSA）
腹腔内，胆道	腸内細菌科（大腸菌，クレブシエラ：*Klebsiella*，エンテロバクター：*Enterobacter*，プロテウス：*Proteus*），バクテロイデス・フラジリス：*Bacteroides fragilis* など消化管内の嫌気性菌群	グラム陰性桿菌群（緑膿菌などブドウ糖非発酵系を含む），バクテロイデス・フラジリスなど消化管内の嫌気性菌群，カンジダ：*Candida*
皮膚・軟部組織	化膿性連鎖球菌，クロストリジウム属：*Clostridium*，黄色ブドウ球菌	（手術創）黄色ブドウ球菌（特にMRSA）
尿路	腸内細菌科（大腸菌，クレブシエラ，エンテロバクター，プロテウス）	グラム陰性桿菌群（緑膿菌：*Pseudomonas aeruginosa* などブドウ糖非発酵系を含む），腸球菌：*Enterococcus*
髄膜	肺炎球菌，インフルエンザ桿菌，髄膜炎菌，リステリア	肺炎球菌，コアグラーゼ陰性ブドウ球菌，黄色ブドウ球菌（特にMRSA）
血管カテーテル	コアグラーゼ陰性ブドウ球菌，黄色ブドウ球菌（MSSA，MRSA）	
心内膜	連鎖球菌（緑色連鎖球菌が最も多い），腸球菌，コアグラーゼ陰性ブドウ球菌，黄色ブドウ球菌（MSSA，MRSA）	

MRSA：メチシリン耐性黄色ブドウ球菌，MSSA：メチシリン感受性黄色ブドウ球菌

る場合などでは，初期治療失敗の許容度が低いと認識する。また，逆に重症度や予測予後が良好な場合は，必ずしもde-escalation strategyをとる必要がないこともある（原因微生物同定・感受性判明を待って最適治療から開始する）。

3）投与量をどうすればよいか

抗菌療法の投与量決定においても，感染臓器，原因微生物，患者重症度の因子を考慮する。原則として最大限の効果が発揮されるよう，十分量を投与するが，移行性の悪い臓器の感染症や，患者状態（例えば好中球減少症など）を加味して過少投与にならないような配慮が必要である。菌種別の具体的投与量に関しては他書を参照されたい[17]。ICUでよく問題となる腎機能障害患者の場合，初回（初日）の投与量（ローディング量）は減量する必要はなく[18]，むしろ過少投与で十分な有効血中濃度に達しないことを危惧すべきである。腎障害患者では，腎機能に応じて維持投与量を投与間隔の延長により調節する。血中濃度測定が可能な薬剤に関しては，治療開始翌日以降に測定を行い調整する。なお，各種抗菌薬の腎機能別維持投与量[17]は成書を参照されたい。

4 狭域化：de-escalation

　一般的には採取検体の培養検査により48～72時間後に原因微生物の有無，名称と薬剤感受性が同定される。この時期に臨床的に臓器所見，重症度など臨床所見の改善があれば，感受性結果をもとに当初使用されていた経験的抗菌薬をより狭域・単剤の最適治療に変更したり，あるいは菌同定がなければ早期に治療を中止することができる（de-escalation）[19]。理想的には，経験的治療を処方した時点で，次の最適治療はどのような薬剤に具体的に変更（de-escalation）するのかを考えておくべきである。

　しかし，そもそも原因微生物の同定・感受性検査が行われなければ，最適治療への移行あるいは中止は困難である。経験的治療の開始前あるいは変更前には，①推定感染巣からの膿性検体の微生物検査と，②最低2セットの血液培養を最低限不可欠な診療行為として行うべきである。検体は汚染がなく品質の高いものを適切な手法で採取する。

　一方で，残念ながら日本の臨床現場にはまだまだde-escalation strategyが普及していない[20]。中途半端なde-escalation strategy，つまりde-escalationを"伴わない"広域・多剤の経験的抗菌薬の頻用は，結果的に抗菌薬の過剰投与につながる危険性がある（図1）。適切にde-escalationする努力を怠ってはならない。

　抗菌薬の効果判定は，局所臓器所見・機能障害の改善，膿や排液の量と性状，グラム染色や定量培養などを用いた微生物学的所見の改善，全身の急性臓器障害の改善，あるいは炎症反応の収束などを総合的に評価する[3～5]。しかしC反応性蛋白（C-reactive protein：CRP）などの炎症反応"のみ"を主要な治療効果指標とし，この陰転化"のみ"を治療終了の指標にするという行為が日本では依然としてはびこっている。CRPの反応性は，抗菌薬の有効性を反映する一指標ではあるが[21]，単独の絶対的指標ではない。これのみに頼った効果判定を行うと合理的なde-escalation strategyが遂行できないおそれがある。また，微生物検査システムを外注化している医療施設，院内にグラム染色の設備を有さない施設では，原因微生物の推定や同定が遅れることに注意が必要である。個々の医療従事者への教育・啓発も重要である。個々の現場においてde-escalation strategyの適用について十分に理解を広げ，コンセンサスを得ておく必要がある。

5 de-escalation strategyの重要性

　抗菌療法は，諸刃の刃である。抗菌薬の使用に際しては，病原菌を死滅させ感染症を治療すると同時に，常在菌巣の破壊と薬剤耐性病原菌の選択により，結果として薬剤耐性菌による定着・感染症を促したり，過剰な医療コストを生む。われわれ臨床家は目の前の患者の治療と同時に，抗菌療法が未来の患者へ及ぼす社会的影響までを考慮すべきである。De-escalation strategyは重症感染症患者の治療予後を改善させるとともに，過剰な抗菌薬投与を防止することで，抗菌療法の光と影のバランスをとる重要な戦略である[22]。特に広域・多剤の経験的抗菌薬を使用することは比較的たやすいが，de-escalationすることは決して容易でないので，不十分なde-escalation strategyが結果として抗菌薬の過剰投与につながる危険性にも注意しながら，最適な感染症の診断治療に日々邁進することが重要である。

【文　献】

1) Kollef MH. The importance of appropriate initial antibiotic therapy for hospital-acquired infections. Am J Med 2003；115：582-4.
2) Niederman MS. De-escalation therapy in ventilator-associated pneumonia. Curr Opin Crit Care 2006；12：452-7.
3) Dellinger RP, Levy MM, Carlet JM, et al. Surviving sepsis campaign：international guidelines for management of severe sepsis and septic shock：2008. Crit Care Med 2008；36：296-327.
4) American Thoracic Society；Infectious Diseases Society of America. Guidelines for the management of adults with hospital-acquired, ventilator-associated, and healthcare-associated pneumonia. Am J Respir Crit Care Med 2005；171：388-416.
5) 日本呼吸器学会「呼吸器感染症に関するガイドライン作成委員会」編．成人院内肺炎診療ガイドライン：日本呼吸器学会「呼吸器感染症に関するガイドライン」．東京：日本呼吸器学会；2008.
6) Ibrahim EH, Sherman G, Ward S, et al. The influence of inadequate antimicrobial treatment of bloodstream infections on patient outcomes in the ICU setting. Chest 2000；118：146-55.
7) Kuti EL, Patel AA, Coleman CI. Impact of inappropriate antibiotic therapy on mortality in patients with ventilator-associated pneumonia and blood stream infection：A meta-analysisJournal of Critical Care 2008；23：91-100.
8) Kumar A, Roberts D, Wood KE, et al. Duration of hypotension before initiation of effective antimicrobial therapy is the critical determinant of survival in human septic shock. Crit Care Med 2006；34：1589-96.
9) Ost DE, Hall CS, Joseph G, et al. Decision analysis of antibiotic and diagnostic strategies in ventilator-associated pneumonia. Am J Respir Crit Care Med 2003；168：1060-7.
10) Kollef MH, Morrow LE, Niederman MS, et al. Clinical characteristics and treatment patterns among patients with ventilator-associated pneumonia. Chest 2006；129：1210-8.
11) Nseir S, Di Pompeo C, Soubrier S, et al. First-generation fluoroquinolone use and subsequent emergence of multipledrug-resistant bacteria in the intensive care unit. Crit Care Med 2005；33：283-9.
12) Patterson JE. Antibiotic utilization：is there an effect on antimicrobial resistance? Chest 2001；119（2 Suppl)：426S-30S.
13) Tumbarello M, Sanguinetti M, Montuori E, et al. Predictors of mortality in patients with bloodstream infections caused by extended-spectrum-beta-lactamase-producing Enterobacteriaceae：importance of inadequate initial antimicrobial treatment. Antimicrob Agents Chemother 2007；51：1987-94.
14) Parkins MD, Sabuda DM, Elsayed S, et al. Adequacy of empirical antifungal therapy and effect on outcome among patients with invasive Candida species infections. J Antimicrob Chemother 2007；60：613-8.
15) Richards MJ, Edwards JR, Culver DH, et al. Nosocomial infections incombined medical-surgical intensive care units in the United States. Infect Control Hosp Epidemiol 2000；21：510-5.
16) Alberti C, Brun-Buisson C, Burchardi H. Epidemiology of sepsis and infection in ICU patients from an international multicentre cohort study. Intensive Care Med 2002；28：108-21.
17) Gilbert DN, Moellering RC, Eliopoulos GM, et al. 日本語版サンフォード感染症治療ガイド 2009（第39版）．

東京：ライフサイエンス出版；2009.
18) Trotman RL, Williamson JC, Shoemaker DM, et al. Antibiotic dosing in critically ill adult patients receiving continuous renal replacement therapy. Clin Infect Dis 2005；41：1159-66.
19) Micek ST, Ward S, Fraser VJ, et al. A randomized controlled trial of anantibiotic discontinuation policy for clinically suspected ventilator-associated pneumonia. Chest 2004；125：1791-9.
20) 志馬伸朗．重症感染症に対する抗菌療法：de-escalation は行われているか？日本外科感染症学会雑誌 2006；3：495-98.
21) Lisboa T, Seligman R, Diaz E, et al. C-reactive protein correlates with bacterial load and appropriate antibiotic therapy in suspected ventilator-associated pneumonia. Crit Care Med 2008；36：166-71.
22) Kollef MH. Providing appropriate antimicrobial therapy in the intensive care unit：surveillance vs. de-escalation. Crit Care Med 2006；34：903-5.

（志馬　伸朗）

2-B その他の治療（抗菌薬治療以外）

はじめに

　Sepsis は，さまざまな背景病態を有する重症疾患であり集中治療室（ICU）における死亡原因の多くを占める。Sepsis の疾患概念が 1992 年に American College of Chest Physicians（ACCP）/Society of Critical Care Medicine（SCCM）consensus conference を経て発表[1]されて以来，欧米を中心に sepsis の疫学調査が盛んに行われるようになった。そして，近年では疾患プロセスに対する診療要素群をいわゆる"bundle（束）"として診療を行うことによって救命率向上を目指す精力的な取り組みがなされてきた。そのなかで代表的なものが，欧米を中心とする 11 学会が集まって企画された Surviving Sepsis Campaign（SSC）[2,3]である。そして SSC ガイドラインは，2004 年に初版が[2]，2008 年 1 月に改訂版（参加学会数は 15 に増加）が[3]，いずれも"Critical Care Medicine"および"Intensive Care Medicine"の各誌に同時発表され世界各国の集中治療医（intensivist）に広く認識された。そこで本稿では，抗菌薬治療以外の sepsis の治療を SSC ガイドラインの内容をもとに概説し，われわれ集中治療医が日本でいかに sepsis 治療を行うべきかにつきまとめる。

1　SSC ガイドライン 2008 と severe sepsis bundle

　SSC は 2001 年に，5 年間で severe sepsis の救命率を 25％向上させることを目指して企画された。その後，集中治療領域で欧米を中心に熱狂的に受け入れられたうえで，改定された SSC ガイドライン 2008 では，さまざまな診断や治療法を GRADE システムに基づき「推奨度」と「エビデンスの質」の両方で評価し，推奨度に強弱を設け（表1）[3]，より実臨床に即した推奨方法を採用している（本稿でも適宜，同ガイドラインの推奨度を GRADE システムに則って括弧内に紹介しながら論を進める）。その改訂版ガイドラインを用いた治療効果を評価する報告も発表されている[4]。このなかで，sepsis は，早期にいわゆる「蘇生」治療を行うべき疾患であり，迅速な集中治療管理への移行を要する疾患であるとあらためてとらえられている。その「蘇生」と「集中治療管理」に関し，具体的に SSC ガイドラインから評価の高かった項目を抜粋して設定されたものが，おのおの"sepsis resuscitation bundle"と"sepsis management bundle"であり，併せて"severe sepsis bundle"と称される（表2）[4]。ここにみられるように，sepsis の治療としては，抗菌薬投与による感染症治療のみでは不十分であり，循環補助療法や各種支持療法などを駆使した集中治療管理が不可欠であることが分かる。"Sepsis resuscitation bundle"では，1 時間以内に推定原因菌を広くカバーできる広域抗菌薬の投与開始（initial appropriate therapy：IAT）（1B）を推奨している（表2）。そして，耐性菌対策の面からの strategy として de-escalation 療法が重要としており（2D），さらに pharmacokinet-

表1　SSC ガイドライン 2008 において導入された GRADE システム

推奨の強さ	1. 強く推奨　　We recommend　　＞ 70％が賛同 2. 弱く推奨　　We suggest　　　＜ 70％が賛同
エビデンスレベル	A. ランダム化比較試験（randomized-controlled trial：RCT） B. 質の低い RCT もしくは質の高い観察研究 C. 良好に実施された観察研究 D. 症例シリーズもしくは専門家の意見

GRADE：Grading of Recommendations Assessment, Development and Evaluation

表2　severe sepsis bundles

＜sepsis resuscitation bundle（初期蘇生：最初の6時間）＞
1. 血清乳酸値を測定
2. 抗菌薬の投与開始前に適切な血液培養検体採取を実施
3. 広域抗菌薬を ED 受診3時間以内に，非 ED の ICU 受診1時間以内に投与
4. 低血圧 and/or 血清乳酸値＞ 4mmol/L（36mg/dL）である場合，
    a．Crystalloid（もしくは colloid equivalent）を初回最低限 20mL/kg 投与
    b．初期急速輸液に反応しない低血圧に対し，平均動脈圧（MAP）＞ 65mmHg を維持するよう昇圧薬投与
5. 急速輸液にかかわらず低血圧持続（septic shock）and/or 血清乳酸値＞ 4mmol/L（36mg/dL）の場合，
    a．中心静脈圧（CVP）＞ 8mmHg に到達させる
    b．中心静脈酸素飽和度（ScvO$_2$）＞ 70％，もしくは混合静脈血酸素飽和度（SvO$_2$）＞ 65％，に到達させる

＜sepsis management bundle（早期集中治療管理：最初の24時間）＞
1. 標準的健康保険診療基準に従い septic shock に対して低用量ステロイドを投与する
2. 標準的健康保険診療基準に従い遺伝子組換え型ヒト活性化プロテイン C を投与する
3. 血糖値＞正常下限かつ＜ 150mg/dL（8.3mmol/L）に維持する
4. 吸気プラトー圧＜ 30cmH$_2$O（機械式人工呼吸管理下）を保つ

ED：emergency department, ICU：intensive care unit

ics-pharmacodynamics（PK-PD）を念頭においた投与レジメンの有用性にまで言及している。言うまでもなく，sepsis の治療の根幹をなすものは，その背景にある感染症に対する可及的早期の，有効な治療の達成である（infection source control）。この点では，適切な抗菌薬投与が不可欠であるが，詳細な抗菌薬治療に関しては他稿に譲ることとし，まずは数多くある SSC ガイドライン 2008 の項目のなかから"severe sepsis bundle（表2）"[4] で推奨される，抗菌薬投与以外の主な治療法を中心に解説し，さらには日本を中心に最近注目されているものについても言及する。

2　SSC ガイドライン 2008 で推奨される主な治療法

Severe sepsis/septic shock は，medical emergency であり，早期診断早期治療が極めて重要

である．Septic shock に対する対応は，他種の shock に対するものと同様，迅速な静脈路確保に始まり，shock が遷延する場合には，気管挿管，人工呼吸管理の積極的な施行により二次性脳障害を防ぐ．そして，適切な抗菌薬を可及的早期に投与し，以下に述べる適切な感染巣制御を一連の流れで滞りなく行う．

1）感染巣同定と制御

抗菌薬療法以外の感染巣制御を目的とした，局所のドレナージ，外科的処置が不可欠である．まずは，その適応を決定するために迅速に各種培養検査や画像検査（1C）を行い，sepsis の原因を診断することが肝要である．それに引き続いて制御が必要な感染源であるか否かを判断し，適切な処置を選択する．制御方法としては，感染局所ドレナージ（1C），感染壊死組織のデブリードマン（1C），感染源となりうるカテーテル類の抜去（1C），創傷・組織欠損などあらゆる感染源となりうる局所の根治的修復などが挙げられる．

2）early goal-directed therapy（EGDT）による初期蘇生

Early goal-directed therapy（EGDT）[5] は，severe sepsis/septic shock への対応として，2001年に Rivers らが提唱した循環管理法である．その特徴として，治療開始6時間以内の早期循環安定化を目指していることと，その指標として組織酸素代謝失調（dysoxia）の改善を重要視していることなどが挙げられる．Sepsis resuscitation bundle（表2）にも取り上げられているように，EGDT は SSC ガイドライン改訂版でもなおその中核に存在する．一方で，酸素の絶対的供給量に主に起因する $ScvO_2$ および SvO_2 のみを循環改善の目標としていることには問題があり，次に述べる血中乳酸値なども指標とすべきであろう．

3）血清乳酸値測定

血中乳酸値は，組織レベルの低酸素（dysoxia）を評価するための今や国際的に推奨される指標である．血清乳酸値上昇＞4mmol/L（＞36mg/dL）あるいは低血圧の患者では，ただちに治療を開始し，ICU 入室を待つことで治療が遅れてはならない（1D）．そして，EGDT では，$ScvO_2$，SvO_2 のみを dysoxia 改善のパラメータとして用いているが，$ScvO_2$，SvO_2 のみではとらえることのできない細胞レベルでの酸素利用障害に起因する dysoxia の診断にも血中乳酸値は有用であるとされる[6]．そこで "Don't take vitals, take a lactate" という印象的なタイトルの論文[7] も発表され，その著者である Bakker らは，early lactate directed therapy in the intensive care unit[7] と称したランダム化比較試験（randomized controlled trials：RCT）を展開している．

4）inotropic therapy

　輸液蘇生および適切な昇圧薬投与にもかかわらず dysoxia が遷延する場合には，ドブタミン投与などの inotropic therapy も考慮されるべきである．一方で，ドブタミンは血管拡張作用も有するため，血圧が低下する場合もある．したがって，あくまでも dysoxia 改善を企図して EGDT で推奨される昇圧薬を併用しながら，心拍出量を増加させる（1B）よう管理する．

5）アジュバント療法

a．低用量ステロイド

　Severe sepsis/septic shock のような重大な侵襲が生体に加わった場合，一般的に相対的副腎不全に陥ることが多く，血中コルチゾール値および，ACTH 刺激に対する反応は低下する[8]．このような患者，すなわち，視床下部，下垂体，副腎皮質系（HPA axis）の機能不全状態（critical illness-related corticosteroid insufficiency：CIRCI）[9] で，十分な輸液療法や血管収縮薬の投与にもかかわらず低血圧が持続するような septic shock には，ヒドロコルチゾン静注を検討すべきとされる（2C）．具体的には，ヒドロコルチゾン 200mg/day を 4 分割静脈内投与，もしくは，100mg 1 回投与後に，10mg/hr で持続投与する．そして，いずれの方法でも 1 週間以上投与を目安とし，その間に病態改善に応じて徐々に減量することが推奨されている．また，ミネラルコルチコイド活性のないステロイドを静注している場合には，フルドロコルチゾン（50μg/day，経口投与）の併用を考慮する（2C）．

　ここで注目すべき点としては，Annane らが提唱し，初版 SSC ガイドラインでは低用量ステロイド療法の適応決定において推奨されたた ACTH 刺激試験[8] は，改訂版では，推奨が取り消されていることである（2B）．前記のような "refractory" septic shock 症例には ACTH 刺激試験を行うことなく，ステロイドを投与する．

b．リコンビナント活性化プロテイン C（rhAPC）

　Severe sepsis では，凝固線溶系の異常により凝固亢進状態にある．リコンビナント活性化プロテイン C（rhAPC）は，抗凝固作用さらには遺伝子発現制御を介した炎症反応抑制作用を有する[10] が，sepsis では，肝臓でのプロテイン C 産生は減少し，かつ血管内皮細胞に結合したトロンボモジュリンの作用がブロックされることからプロテイン C の活性化自体も妨げられる．そこで活性化プロテイン C 投与は，severe sepsis に対する治療において唯一有意に生存率改善が得られたとして，アメリカ食品医薬品局（Food and Drug Administration：FDA）により認可された薬剤である（日本未承認）．しかしながら，薬価は非常に高く，しかも APACHE Ⅱ score[11] ≧ 25 もしくは多臓器不全患者などの重症例に対してのみ効果が得られた（2B）とされる．これは，PROWESS trial[12] によって，同薬剤が軽症例に対して有効性が乏しかったとの結果を受けてのものであり，その後の ADDRESS trial[13]，ENHANCE trial[14] でも同様の

現象が確認された。そして，PROWESS-SHOCK study[15]の28日死亡率の減少というprimary endpointに到達しなかったとの結果を受けて，ついに2011年10月25日，同薬剤（Xigris®）の撤収がEli Lilly社より公表された（https://investor.lilly.com/releasedetail.cfm?ReleaseID=617602）。

6）強化インスリン療法（IIT）

Sepsis患者をはじめとする重症患者は，インスリン抵抗性に伴う高血糖をしばしば生じる。そこでSSCガイドライン2008では，sepsis患者に対しインスリンを用いて（1B）血糖値を150mg/dL未満に制御する（2C）ことを推奨している。2004年の初版でも，ICU入室患者を対象とした単施設研究結果[16]に基づき150mg/dL未満での厳密な管理を推奨していたが，その後の多施設研究による追試（VISEP trial）[17]では逆に，強化インスリン療法（intensive insulin therapy：IIT）による低血糖発症頻度上昇の有害性が指摘されるようになった。そしてさらに最近の大規模研究（NICE-SUGAR trial）[18]では，目標血糖値144〜180mg/dLとしたマイルド血糖管理群に比し，IITによる90日死亡率上昇が報告された。いまだ議論が出尽してはいないが，現状では，血糖値140〜180mg/dLを目標とする安全な管理を行うのが妥当といえる[19]。

7）急性呼吸窮迫症候群（ARDS）に対する肺保護戦略（lung protective ventilation strategy）

Sepsisによっても発症する急性肺傷害（acute lung injury：ALI）／急性呼吸窮迫症候群（acute respiratory distress syndrome：ARDS）に対する呼吸管理法で，肺の過膨張による正常肺の損傷を避け肺を保護する目的で行われる。具体的には，①低1回換気量〔lower tidal volume ventilation（＜6mL/kg）〕（1B），②吸気プラトー圧を測定し上限は≦30 cmH$_2$Oを目標とする（1C），③吸気プラトー圧の制限を優先し，そのためには高炭酸ガス血症を容認する（permissive hypercapnea）（1C），④呼吸終末陽圧（positive end-expiratory pressure：PEEP）は呼気終末の肺胞虚脱を防ぐ値に設定する（1C）。これらはARDSネットワークによって実施された大規模臨床試験[20]や，その他の臨床試験の結果から得られたエビデンスに基づいて推奨されている[21]。さらに，SSCガイドライン2008で新たに追加推奨されたものとして，人工呼吸管理期間やICU管理期間短縮目的での輸液の制限がある（1C）。

以上，SSCガイドライン2008で推奨される抗菌薬投与以外の主な治療法を解説したが，それらの治療法のほとんどは，欧米での研究結果をもとに効果判定されており，環境因子・遺伝的因子の異なる日本ですべてを盲目的に取り入れるのは問題があると言わざるをえない。そこで，SSCガイドライン2008では推奨されていないが日本のみで認可・導入されているものも

含め，今後有望であると思われる治療を下記にいくつか取り上げる。

3 日本独自のsepsis治療法

1）播種性血管内凝固症候群（DIC）対策

　凝固線溶系異常は，sepsisの病態生理を考察するうえで不可欠な要素であり，この是正は，sepsis治療の鍵となりうる。そこで，日本救急医学会はDIC特別委員会を結成して，多大な臨床データ集積を経て急性期播種性血管内凝固症候群（disseminated intravascular coagulation：DIC）診断基準の策定に至った。その後同委員会から，sepsisにおけるDIC対策の重要性が継続的に報告されている[22, 23]。以下にそのうちのいくつかを挙げる。

a．ヘパリンによる抗凝固療法

　深在静脈血栓症（deep venous thrombosis：DVT）予防目的で，禁忌でなければ，低用量未分画ヘパリン（UFH）もしくは低分子ヘパリン（LMWH）の使用は強く推奨されている（1A）。投与量は，活性化凝固時間（activated coagulation time：ACT）や活性化部分トロンボプラスチン時間（APTT）を指標に，出血性合併症などの個々の病態を考慮して調節するが，LMWHは，抗Xa活性でしか正確に効果をモニタリングできず，かつ半減期も約3時間と長いことから第一選択とはならない。

b．リコンビナントトロンボモジュリン（rTM）

　2008年には，DICを適応疾患としたリコンビナントトロンボモジュリン（rTM，リコモジュリン®）が，日本で世界に先駆けて臨床応用された。rTMのN末端レクチン様ドメインに，alarmin（図1）の代表的因子の一つであるHMGB1が結合し，炎症作用が中和されることが証明されている[24]。またrTMは，本来は血栓形成を促進するトロンビンと結合することにより，前述したプロテインCを活性化し抗凝固・抗炎症作用を発現するとされる[24]。最近日本では，rTMの第三相試験のretrospective subanalysisが行われ，septic DICに対する同薬剤の有用性が示唆されている[25]。

c．AT Ⅲ製剤

　日本でDICに対し認可されているAT Ⅲ製剤は，SSCガイドライン2008では逆に投与を行わないことが推奨されている（1B）。これは，2001年に施行された大規模RCTであるKyberSept trial[26]で転帰改善が得られないばかりか，出血性合併症の増加が認められたからである[26]。しかし，KyberSept trialでのAT Ⅲ製剤投与量（30,000単位×4日間）が日本での用法（3,000単位×3～5日間）よりはるかに多く，かつ血液凝固線溶系に作用する薬剤は，

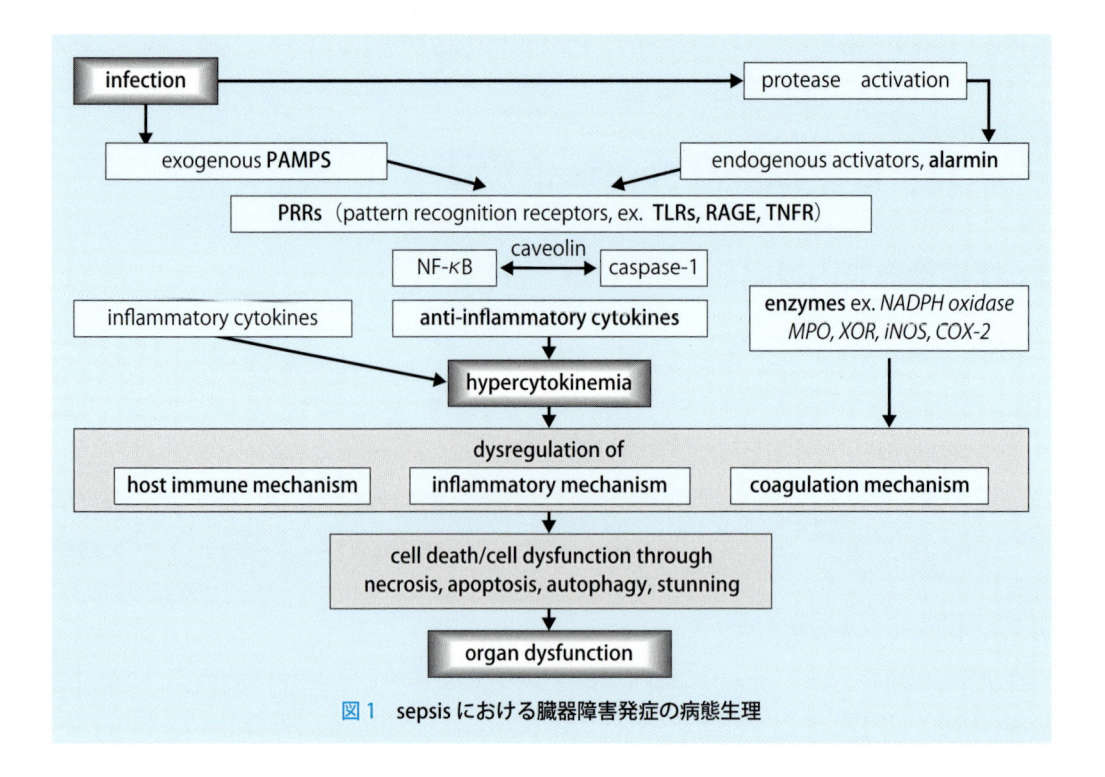

図1 sepsisにおける臓器障害発症の病態生理

感受性に個体差および人種差が大きいとされているため，現時点で治療効果がないと結論を下すのは早計である。現在，この septic DIC に対する AT III 製剤投与に関しては，日本救急医学会 DIC 特別委員会が主導する多施設前向き研究が進行中であり，その結果が期待される。

d．プロテアーゼ・インヒビター

Septic DIC ひいては septic MOF 対策としてのプロテアーゼ・インヒビターには，①ナファモスタット（0.06〜0.2mg/kg/hr），②ガベキセート（20〜39mg/kg/day），③ウリナスタチン（30万 U/day），④シベレスタット〔0.2mg/kg 持続投与（14日以内）〕が主に挙げられる。いずれも臨床ないしは基礎研究で，一定の炎症性サイトカイン血中濃度抑制作用が報告されているが，SSC ガイドライン 2008 で取り上げられるには至っていない。また③と④は，保険適用上 DIC 治療薬という位置づけではない。③は，急性循環不全，すなわちあらゆるショックに対して用いることができる。④に関しては，DIC ではなく，原因のいかんを問わず ALI/ARDS に対して，主に日本で多用されている。

2）nutrition therapy

初版の SSC ガイドラインでは，IIT 以外は nutrition therapy についてほとんど何も触れられていなかったが，改訂版 SSC ガイドラインでは nutrition therapy のみならず selective digestive decontamination（SDD）まで検討だけはなされた。しかしながら，いずれも積極的な推

奨には至らなかった。一方，動物実験レベルでは経腸栄養による免疫賦活作用はあらゆる細胞で確立され，特に呼吸器の IgA レベル上昇，ウイルス感染や細菌感染への抵抗力増強効果などが報告されている[27, 28]。また，日本集中治療医学会の事業として現在進行中の日本版 "Sepsis Registry" の中間報告によると，先述の EGDT 達成と，この経腸栄養の施行のみが現時点で予後改善効果が認められている[29]。

また，投与する栄養剤の処方せんにもさまざまな考慮がなされている。例えば，アルギニン，ω-3 系脂肪酸，RNA を含むもの（インパクト®）や，ω-3 系に加え ω-6 系脂肪酸，エイコサペンタエン酸（EPA），γ-リノレン酸（GLA）や腸細胞の栄養源であるグルタミンをも配合し免疫調節を目的としたもの（オキシーパ®）など，それら経腸栄養剤の開発は近年盛んである。一般的に，経腸栄養を行うことは，免疫賦活作用以外にも，侵襲時の腸管粘膜萎縮防止，腸管血流の維持，正常腸内細菌叢の維持効果があり，それらも相まっての bacterial translocation 防止効果も期待される。一方で，免疫栄養のよい適応は，広範囲熱傷や大血管手術，食道癌手術などの大侵襲の待機手術を受ける患者であるとされ，severe sepsis/septic shock の超急性期に投与してもどれほどの臨床効果があるかについてはまだ結論は出ていない。しかしながら，重症症例に対しての早期経腸栄養をはじめとする "critical care nutrition" は，今後の前向きな検討に値する治療法であることは確かである。Society of Critical Care Medicine と American Society for Parenteral and Enteral Nutrition（ASPEN）は，2009 年に重症症例の栄養管理に関するエビデンスに基づく「急性期栄養ガイドライン」を発表している[30, 31]。

3）humoral mediator 対策

Sepsis の背景病態は，高サイトカイン血症（hypercytokinemia）であり[32]，重症化すればするほどその血中濃度も上昇するとされる "cytokine theory of diseases"[33] が提唱されている。したがって，cytokine modulation は，sepsis の重症化を防ぎ，有効な治療につながることは自明の理である。前述のコルチコステロイドと rhAPC 投与は，mediator-targeted therapy としても広く認知されている。以下に，hypercytokinemia に対して有用であると考えられる治療法をいくつか挙げる。図 1，2 に示すように，あらゆる sepsis の病態生理は hypercytokinemia に帰着するため，抗サイトカイン療法を行うことはそれぞれの病態にも少なからず治療効果を及ぼすものと考えられる。

a．腎補助療法（renal replacement）

SSC ガイドライン 2008 では，severe sepsis に対して持続的腎補助療法と間欠的腎補助療法の効果は同等（2B）とされており，循環動態が不安定な septic shock では，体液管理が容易として持続的腎補助療法を推奨している（2D）。一方，腎不全に起因する尿毒症症状改善効果は，持続的と間欠的腎補助療法とで大差ない。しかし，sepsis の背景病態である hypercytokinemia に対しては，ガイドラインでは取り上げられてはいないものの，polymethylmeth-

図2 hypercytokinemia を中心とする sepsis 関連病態，診断，そして治療法

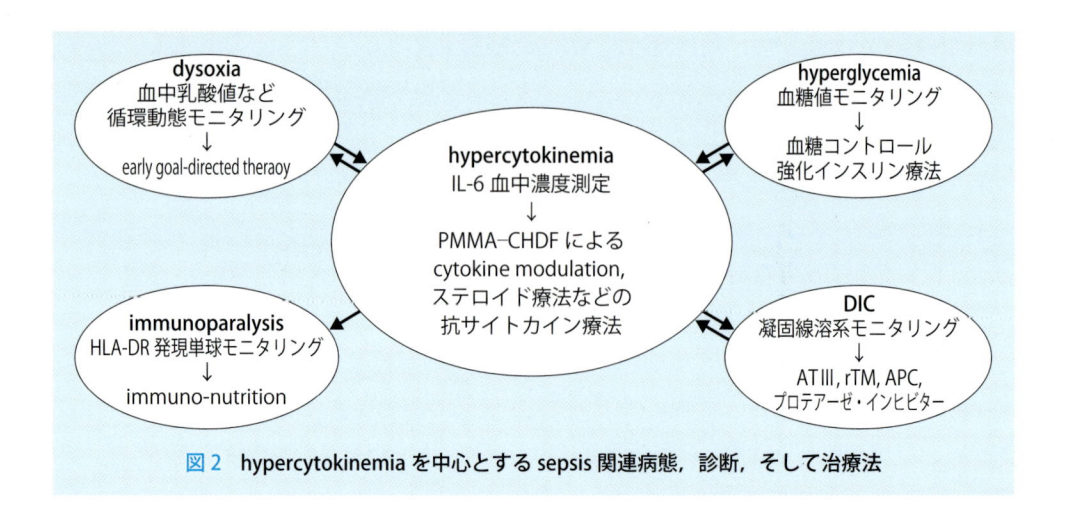

acrylate（PMMA）などのサイトカイン吸着特性を有し生体適合性の高い膜を用いた持続的腎代替療法（continuous renal replacement therapy：CRRT）が，循環動態安定化に伴う dysoxia 改善の観点からも効果的であることをわれわれは報告している[34]。また，humoral mediator 除去を企図して急性血液浄化法を行う際には，濾過流量や透析液流量を増加させることによって septic shock の治療効果がより向上することが期待された。そこで，Honore らを中心に IVOIRE（hIgh VOlume in Intensive Care）study[35]が展開され，continuous hemofiltration（CHF）における濾過流量を 35mL/kg/hr から 70mL/kg/hr に増加させることによる 28 日生存率の改善効果が検討された（ClinicalTrials. gov Identifier：NCT00241228）。しかし，両群の生存率に有意差は認められなかった。

b．エンドトキシン中和療法

Septic shock の治療法の一つとして，ポリミキシン B 固定化カラムを用いた直接血液灌流による急性血液浄化法がエンドトキシン中和療法（direct hemoperfusion with polymixin B-immobilized fiber column：PMX-DHP）である。ショックの原因となるエンドトキシンやアナンダマイド吸着除去により循環動態が安定化するとされる。その作用機序からエンドトキシン血症による hyperdynamic state の septic shock 症例に日本では広く用いられ，最近海外でも報告が認められるようになってきた[36]。しかしながら，日本では保険適用の制限や filter life の問題もあり，24 時間持続的に施行することが不可能であるためその有効性に関する限界も指摘される。

ここで当施設にて集中治療を行った refractory septic shock/MOF〔multiple organ failure：多臓器（脳・心・肺・腎）不全〕症例（45 歳，男性）を提示する（図3）。図3のごとく，本症例に対しては人工呼吸器はもとより，PMMA-CHDF，経皮的心肺補助装置（percutaneous cardiopulmonary support system：PCPS），さらには大動脈内バルーンパンピング（intraaortic

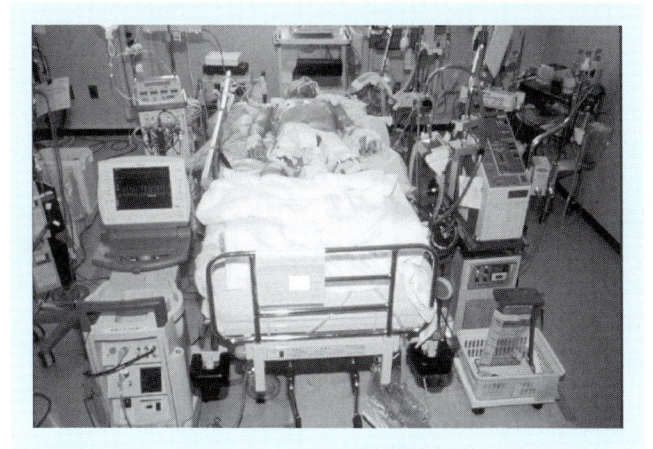

図3 refractory septic shock/MOF の救命例（45歳, 男性）

balloon pumping：IABP）まで駆使した強力な循環補助療法が行われている．急激な経過で第 1 ICU 病日に心肺停止を来し，これらの集中治療を要したわけであるが，その後の迅速な初期蘇生と早期集中治療管理により救命し，第 25 ICU 病日，無事転院となった．このような非心原性心肺停止症例にも，PCPS などの強力な人工臓器補助療法が有効に適用されたよい例である．

まとめ

Sepsis の病態生理解明は日々着実に進歩しているが，いまだ十分には理解されていない．図1 は，sepsis における臓器障害発症の病態生理を最新の知見をもとにシェーマで示したものである．やはり，sepsis の背景病態の主座は hypercytokinemia であり，その制御がその救命率を左右すると考えられる．そして，septic MOF は，sepsis により機能不全を来した各細胞障害の総和であるとの観点から，ネクローシス，アポトーシスなどといった細胞死[37]防止を視野に入れた集中治療を行うべきである．これまで述べてきた「抗菌薬治療以外の sepsis 治療」はすべてこの概念に基づくものである（図2）．

一方，sepsis など重症病態における生体反応についても遺伝的背景の人種間格差が存在し[38,39]，主に Caucasian septic patients のデータをもとに検討された SSC ガイドライン 2008 が，そのまま無批判に日本で適用されるべきはない．前述のように，日本でも "Sepsis Registry" データベース[29]の構築が進んでおり，現在それらのデータをもとにした，日本版敗血症治療ガイドラインの策定が試みられている．言うまでもなく，現在の EBM が未来永劫金科玉条のものとは限らず，日本で実際に有用かつ up-to-date な sepsis 治療を見極めることが重要である．そして，一部本稿で紹介したような日本独自の治療法も加えた "sepsis bundle" が，国際的な評価のうえで新たなエビデンスとして臨床応用されることを期待したい．

2. Sepsis の治療　85

【文　献】

1) American College of Chest Physicians/Society of Critical Care Medicine Consensus Conference：definitions for sepsis and organ failure and guidelines for the use of innovative therapies in sepsis. Crit Care Med 1992；20：864-74.
2) Dellinger RP, Carlet JM, Masur H, et al. Surviving Sepsis Campaign guidelines for management of severe sepsis and septic shock. Crit Care Med 2004；32：858-73.
3) Dellinger RP, Levy MM, Carlet JM, et al. Surviving Sepsis Campaign：International guidelines for management of severe sepsis and septic shock：2008. Intensive Care Med 2008；34：783-5.
4) Levy MM, Dellinger RP, Townsend SR, et al. The Surviving Sepsis Campaign：results of an international guideline-based performance improvement program targeting severe sepsis. Crit Care Med 2010；38：367-74.
5) Rivers E, Nguyen B, Havstad S, et al. Early goal-directed therapy in the treatment of severe sepsis and septic shock. N Engl J Med 2001；345：1368-77.
6) Antonelli M, Levy M, Andrews PJ, et al. Hemodynamic monitoring in shock and implications for management. International Consensus Conference, Paris, France, 27-28 April 2006. Intensive Care Med 2007；33：575-90.
7) Bakker J, Jansen TC. Don't take vitals, take a lactate. Intensive Care Med 2007；33：1863-5.
8) Annane D, Sebille V, Troche G, et al. A 3-level prognostic classification in septic shock based on cortisol levels and cortisol response to corticotropin. JAMA 2000；283：1038-45.
9) Marik PE. Critical illness-related corticosteroid insufficiency. Chest 2009；135：181-93.
10) Schouten M, Wiersinga WJ, Levi M, et al. Inflammation, endothelium, and coagulation in sepsis. J Leukoc Biol 2008；83：536-45.
11) Knaus WA, Draper EA, Wagner DP, et al. APACHE II：a severity of disease classification system. Crit Care Med 1985；13：818-29.
12) Vincent JL, Angus DC, Artigas A, et al. Effects of drotrecogin alfa（activated）on organ dysfunction in the PROWESS trial. Crit Care Med 2003；31：834-40.
13) Abraham E, Laterre PF, Garg R, et al. Drotrecogin alfa（activated）for adults with severe sepsis and a low risk of death. N Engl J Med 2005；353：1332-41.
14) Vincent JL, Bernard GR, Beale R, et al. Drotrecogin alfa（activated）treatment in severe sepsis from the global open-label trial ENHANCE：further evidence for survival and safety and implications for early treatment. Crit Care Med 2005；33：2266-77.
15) Ranieri VM, Thompson BT, et al. Unblinding plan of PROWESS-SHOCK trial. Intensive Care Med 2011；37：1384-5.
16) van den Berghe G, Wouters P, Weekers F, et al. Intensive insulin therapy in the critically ill patients. N Engl J Med 2001；345：1359-67.
17) Brunkhorst FM, Engel C, Bloos F, et al. Intensive insulin therapy and pentastarch resuscitation in severe sepsis. N Engl J Med 2008；358：125-39.
18) Finfer S, Chittock DR, Su SY, et al. Intensive versus conventional glucose control in critically ill patients. N Engl J Med 2009；360：1283-97.
19) Hirasawa H, Oda S, Nakamura M. Blood glucose control in patients with severe sepsis and septic shock. World J Gastroenterol 2009；15：4132-6.
20) Ventilation with lower tidal volumes as compared with traditional tidal volumes for acute lung injury and the acute respiratory distress syndrome. The Acute Respiratory Distress Syndrome Network. N Engl J Med 2000；342：1301-8.
21) Brower RG, Ware LB, Berthiaume Y, et al. Treatment of ARDS. Chest 2001；120：1347-67.
22) Gando S, Saitoh D, Ogura H, et al. Natural history of disseminated intravascular coagulation diagnosed based on the newly established diagnostic criteria for critically ill patients：results of a multicenter,

prospective survey. Crit Care Med 2008 ; 36 : 145-50.
23) Iba T, Gando S, Murata A, et al. Predicting the severity of systemic inflammatory response syndrome (SIRS)-associated coagulopathy with hemostatic molecular markers and vascular endothelial injury markers. J Trauma 2007 ; 63 : 1093-8.
24) Abeyama K, Stern DM, Ito Y, et al. The N-terminal domain of thrombomodulin sequesters high-mobility group-B1 protein, a novel antiinflammatory mechanism. J Clin Invest 2005 ; 115 : 1267-74.
25) Aikawa N, Shimazaki S, Yamamoto Y, et al. Thrombomodulin alfa in the treatment of infectious patients complicated by disseminated intravascular coagulation : subanalysis from the phase 3 trial. Shock 2011 ; 35 : 349-54.
26) Warren BL, Eid A, Singer P, et al. Caring for the critically ill patient. High-dose antithrombin III in severe sepsis : a randomized controlled trial. JAMA 2001 ; 286 : 1869-78.
27) Johnson CD, Kudsk KA, Fukatsu K, et al. Route of nutrition influences generation of antibody-forming cells and initial defense to an active viral infection in the upper respiratory tract. Ann Surg 2003 ; 237 : 565-73.
28) Kudsk KA, Li J, Renegar KB. Loss of upper respiratory tract immunity with parenteral feeding. Ann Surg 1996 ; 223 : 629-35 ; discussion 35-8.
29) 松田直之, 織田成人, 相引眞幸ほか. Sepsis registry における敗血症治療の再評価. 日集中医誌 2010 ; 17（Suppl）: 210.
30) Martindale RG, McClave SA, Vanek VW, et al. Guidelines for the provision and assessment of nutrition support therapy in the adult critically ill patient : Society of Critical Care Medicine and American Society for Parenteral and Enteral Nutrition : Executive Summary. Crit Care Med 2009 ; 37 : 1757-61.
31) McClave SA, Martindale RG, Vanek VW, et al. Guidelines for the Provision and Assessment of Nutrition Support Therapy in the Adult Critically Ill Patient : Society of Critical Care Medicine (SCCM) and American Society for Parenteral and Enteral Nutrition (ASPEN). JPEN J Parenter Enteral Nutr 2009 ; 33 : 277-316.
32) Oda S, Hirasawa H, Shiga H, et al. Sequential measurement of IL-6 blood levels in patients with systemic inflammatory response syndrome (SIRS)/sepsis. Cytokine 2005 ; 29 : 169-75.
33) Tracey KJ. Physiology and immunology of the cholinergic antiinflammatory pathway. J Clin Invest 2007 ; 117 : 289-96.
34) Hirasawa H, Oda S, Matsuda K. Continuous hemodiafiltration with cytokine-adsorbing hemofilter in the treatment of severe sepsis and septic shock. Contrib Nephrol 2007 ; 156 : 365-70.
35) Honore PM, Joannes-Boyau O, Merson L, et al. The big bang of hemofiltration : the beginning of a new era in the third millennium for extra-corporeal blood purification! Int J Artif Organs 2006 ; 29 : 649-59.
36) Cruz DN, Perazella MA, Bellomo R, et al. Effectiveness of polymyxin B-immobilized fiber column in sepsis : a systematic review. Crit Care 2007 ; 11 : R47.
37) Hotchkiss RS, Strasser A, McDunn JE, et al. Cell death. N Engl J Med 2009 ; 361 : 1570-83.
38) Watanabe E, Buchman TG, Hirasawa H, et al. Association between lymphotoxin-alpha (tumor necrosis factor-beta) intron polymorphism and predisposition to severe sepsis is modified by gender and age. Crit Care Med 2010 ; 38 : 181-93.
39) Watanabe E, Hirasawa H, Oda S, et al. Extremely high interleukin-6 blood levels and outcome in the critically ill are associated with tumor necrosis factor-and interleukin-1-related gene polymorphisms. Crit Care Med 2005 ; 33 : 89-97 ; discussion 242-3.

（渡邉　栄三，織田　成人）

CHAPTER 2 ● 集中治療医編

3. 細菌性腹膜炎の抗菌薬治療

1　細菌性腹膜炎の分類

細菌性腹膜炎は，一次性から三次性まで3種類に分類される。

1）一次性腹膜炎（primary peritonitis）

消化管穿孔を認めない腹膜炎で，外因性細菌が原因となる。以前はしばしば認められた若年女性における肺炎球菌性腹膜炎は，最近では，まれとなり，成人の肝硬変腹水患者において比較的高率に認められる程度である。肝臓移植の手術適応を決定する場合には，この病態の除外診断が重要なポイントになっている。次に，カテーテルを装着した腹膜透析患者における報告が多く認められる[1]。

2）二次性腹膜炎（secondary peritonitis）

消化管穿孔例，縫合不全例，膵壊死部感染などにおいて発症する通常認められる腹膜炎の総称である。二次性腹膜炎は，大腸癌穿孔などの市中感染（community acquired）と術後縫合不全などの院内感染（nosocomial or hospital-acquired）に大別される。二次性腹膜炎では，術後感染が持続する場合，宿主防御機構により，通常感染は限局化して膿瘍を形成するため，経皮的または外科的ドレナージで治療可能である。なお，消化管穿孔性腹膜炎などの市中感染としての二次性腹膜炎でのルーチンの術中腹水培養は，培養を実施したとしても結果が判明するころには治療の運命は決していることが多いため，実施のコンセンサスが得られていない。市中感染治療失敗例での腹水からの検出菌は使用された抗菌薬に感受性であることが多く，宿主の防御能や手術操作など薬剤以外の因子が重要とされている。

3）三次性腹膜炎（tertiary peritonitis）

ICUなどのcritically ill患者に発症し，一次性・二次性腹膜炎に対する手術などの外科的処置や数種類の抗菌薬使用後に起こる腹膜炎で，ドレナージすべき感染巣がないことが特徴であ

る[2]。免疫能が障害された critically ill 患者では，感染巣の限局化は困難であり，汎発性腹膜炎の状態が持続する。三次性腹膜炎は臨床的には，sepsis の像を呈するが，弱毒菌が原因となるため腹部所見も比較的軽度で，前述したようにドレナージすべき明らかな感染巣は不明であり，occult sepsis とも呼ばれることがある。三次性腹膜炎の発症機序として，腸管から腹腔内への bacterial translocation も考えられており，選択的腸管内除菌，プロバイオティクス，プレバイオティクス，シンバイオティクス，経腸栄養（enteral nutrition）による腸管粘膜バリア保護なども三次性腹膜炎の発症予防対策として有用とされている。

2 細菌性腹膜炎の原因菌

　肝硬変腹水患者における一次性腹膜炎は，大腸菌や黄色ブドウ球菌による単独感染が主体である。連続携行式腹膜灌流（continuous ambulatory peritoneal dialysis：CAPD）患者における一次性腹膜炎の原因菌としては，グラム陽性菌に次いで，真菌が高率に認められる。

　二次性腹膜炎の市中腹腔内感染では，大腸菌などのグラム陰性菌と *Bacteroides fragilis* group などに代表される嫌気性菌の多菌種による複数菌感染（混合感染）が特徴的である。二次性腹膜炎の院内腹腔内感染では，耐性菌の関与も考慮する必要があるが，嫌気性菌に関しては市中腹腔内感染と比較すると臨床的意義は低下すると考えられている。*B. fragilis* group のなかには，*B. fragilis* 以外の嫌気性菌が含まれ，*B. thetaiotaomicron*，*B. vulgatus* などに代表される non-*fragilis* の分離率は，最近増加傾向を示している。non-*fragilis Bacteroides* 属は，セファマイシン系薬のセフメタゾール（CMZ）に 20〜50％耐性を示し，クリンダマイシン（CLDM）には 20〜60％耐性を示す[3]ため，CMZ や CLDM は嫌気性菌感染症治療薬としての地位が低下している。したがって，日本においては，現在のところ嫌気性菌にも有効な抗菌薬は，カルバペネム系薬，β-ラクタマーゼ阻害薬配合薬である。欧米では，注射用メトロニダゾールが抗嫌気性菌薬として使用されているが，2011 年現在，日本では使用できないという問題点がある。

　三次性腹膜炎は，カンジタ（*Candida*）属，コアグラーゼ陰性ブドウ球菌（*Staphylococcus epidermidis* など），腸球菌などの弱毒菌が高率に分離される。

3 二次性腹膜炎に対する経験的治療（表1）

　下部消化管穿孔性腹膜炎に対する経験的治療では，グラム陰性菌と嫌気性菌の両方に抗菌活性を示す抗菌薬を選択する[4, 5]。

　危険因子を有さない中等症腹膜炎症例では，有害事象の頻度が低く，医療経済的に安価で，狭域スペクトラムの抗菌薬を選択する。中等症腹膜炎症例でも，術中腹水などからエンテロコッ

表1　二次性腹膜炎に対する経験的治療において推奨される抗菌薬

症例	治療レジメン
中等症腹膜炎	ABPC/SBT　3.0g × 3/day（保険適用用量逸脱） CMZ　1g × 3/day FMOX　1g × 3/day（比較的薬価が高いのが問題点）
重症腹膜炎 高リスク患者の腹膜炎症例	【単剤】 IPM/CS　0.5g × 3〜4/day（保険適用用法逸脱） MEPM　0.5g × 3〜4/day DRPM　0.5g × 3〜4/day（保険適用用法逸脱） TAZ/PIPC　4.5g × 3〜4/day（保険適用外） 【併用療法】 CPFX　300mg × 2/day ＋ CLDM　0.6g × 2〜4/day AZT　1g × 3/day ＋ CLDM　0.6g × 2〜4/day

カス（*Enterococcus*）属（腸球菌など）や *Candida* 属は高率に分離されるが，これらの微生物を最初からカバーする抗菌薬を選択する必要はない．

　重症腹膜炎，高リスク患者の腹膜炎症例では，広域スペクトラムの抗菌薬が選択され，単剤では，カルバペネム系薬やβ-ラクタマーゼ阻害薬配合薬がよい適応となる．シプロフロキサシン（CPFX）やパズフロキサシン（PZFX）などの注射用キノロン薬やアズトレオナム（AZT）などのモノバクタム系薬は嫌気性菌に活性を示さないため，注射用メトロニダゾールが存在しないこともあって耐性菌の問題はあるが，現状では CLDM やミノサイクリン（MINO）との併用を考慮する．

4　耐性菌感染症症例における標的治療

　表2に，代表的な耐性菌に対する抗菌薬の選択を示した[4, 5]．三次性腹膜炎においては，適正に抗菌薬を使用しても，宿主防御能低下のために，臨床効果が得られないことも多い．

5　抗菌薬の投与法

　抗菌薬・抗真菌薬の PK-PD（pharmacokinetics-pharmacodynamics）理論の臨床応用により，有効性を高める，有害事象を少なくするないしは防止する，薬剤耐性菌・耐性真菌の発現を抑制する，医療経済性に優れた投与法を行う，などのメリットがある[6〜8]．

　最小発育阻止濃度以上の濃度を維持する時間（% time above MIC：% T ＞ MIC）が，効果と相関するとされる時間依存型抗菌薬である β-ラクタム系薬は，% T ＞ MIC を大きくする目的で1日3〜4回の頻回投与を行う．濃度依存型抗菌薬であるキノロン系薬は，最高血中濃

表2 耐性菌感染症症例における標的治療

耐性菌	治療レジメン
MRSA	VCM　1g × 2/day　60分以上かけて点滴静注 TEIC　初日400mg × 2/day，2日目400mg × 2/day，3日目以降400mg × 1/day　30〜60分以上かけて点滴静注 ABK　200mg × 1/day　30分以上かけて点滴静注 LZD　600mg × 2/day　点滴静注
腸球菌	ABPC/SBT　1.5〜3.0g × 3/day（保険適用用量逸脱） TAZ/PIPC　4.5g × 3〜4/day
緑膿菌	IPM/CS　0.5g × 3〜4/day（保険適用用法逸脱） MEPM　0.5g × 3〜4/day DRPM　0.5g × 3〜4/day（保険適用用法逸脱） BIPM　0.3g × 3〜4/day（保険適用用法・用量逸脱） TAZ/PIPC　4.5g × 3〜4/day CPFX　300mg × 2/day（重症・難治例では AMK 400〜600mg × 1/day や TOB 180mg/day などアミノ配糖体系薬を併用）（保険適用用法・用量逸脱）
真菌 （主に Candida 属）	F-FLCZ　初日800mg × 1/day，2日目800mg × 2/day，3日目以降400mg × 1/day MCFG　100〜150mg/day リポソーマル・AMPH-B（アムビゾーム®）2.5〜5.0mg/kg/day × 1/day（重症例，sepsis，septic shock 例では第一選択薬としても考慮）

VCM：バンコマイシン，TEIC：テイコプラニン，ABK：アルベカシン，LZD：リネゾイド，TAZ/PIPC：タゾバクタム／ピペラシン，BIPM：ビアペネム，AMK：アミカシン，TOB：トブラシン，F-FLCZ：ホスフルコナゾール

度あるいは吸収曲線下面積（area under the curve：AUC）が重要であり，1日1回投与が推奨される。濃度依存型抗菌薬であるアミノグリコシド系薬は，最高血中濃度が重要であり，1日1回投与が推奨され，これにより有害事象も軽減できる。このようなPK-PDパラメータは，動物モデルによって検討された結果から，効果を予測するターゲット値（目標値）が示されている。このターゲット値を達成できるように抗菌薬・抗真菌薬の投与量・投与方法を選択することで，有効性が期待できると考えられる[6〜8]（表3）。

1）増殖抑制作用（static effect）

　微生物の増殖抑制作用が得られる値（つまり，治療後の菌数が治療開始時と同じ数値を示すパラメータの値）。宿主免疫能がある程度保たれている患者においては，増殖抑制作用が得られるターゲット値を達成すると，有効性が期待できると考えられる。

2）最大殺菌作用（maximum bactericidal effect）

　最大の殺菌（真菌）作用が得られる値（つまり，それ以上値が高くても菌数の減少に差が認められない値）。易感染宿主で，患者自らの生体防御能で原因菌（真菌）を排除できない患者

表3 PK-PDパラメータのターゲット値

抗菌薬・抗真菌薬	PK-PD パラメータ	ターゲット値
ペニシリン系薬	%T＞MIC	≧30%（増殖抑制作用），≧50%（最大殺菌作用）
セフェム系薬	%T＞MIC	≧40%（増殖抑制作用），≧60～70%（最大殺菌作用）
モノバクタム系	%T＞MIC	不詳
カルバペネム系薬	%T＞MIC	≧20～30%（増殖抑制作用），≧35～50%（最大殺菌作用）
キノロン系薬	AUC/MIC	≧30（肺炎球菌），≧125（ブドウ球菌，グラム陰性菌）
トリアゾール系	AUC/MIC	≧25
キャンディン系（MCFG）		
ポリエン系（AMPH-B, リポソーマル・AMPH-B）	Cmax/MIC	≧4
フルシトシン	%T＞MIC	≧25

においては，最大殺菌作用が得られるターゲット値を達成すると，有効性が期待できると考えられる。

6 抗菌薬の中止時期に関する見解

体温（＜37.5℃），末梢白血球数（＜10,500/μL），顆粒球数（＜70%）などの炎症所見の改善をもって抗菌薬を中止するのが原則であるが，治療期間延長により耐性菌の出現頻度が高くなるため，市中腹腔内感染症では5～7日以内にとどめるよう努力する。適切な抗菌薬を5～7日間投与しても炎症所見が改善されない場合には，抗菌薬の変更，抗菌薬の投与延長だけでは感染症のコントロールは不能であり，ドレナージや他の原因検索が必須となる。しかしながら，後腹膜の壊死性感染創などのように感染源のコントロールが不能である場合には，長期間の抗菌薬投与は避けられないため妥当と判断しなければならないケースも存在する。外傷性，12時間以内の医原性腸管穿孔，24時間以内の胃・十二指腸穿孔などの症例では，腹腔汚染のみで感染症が成立していないため，抗菌薬の投与は予防の範疇にとどめ，1日以上の抗菌薬投与は必要ない。

7 成人および小児における複雑性腹腔内感染症の診断および管理—SISおよびIDSAによるガイドライン[5]—

2010年に発表された複雑性腹腔内感染症の診断および管理に関する外科感染症学会

表4 勧告の強さ（推奨度）およびエビデンスの質

評価	エビデンスの種類
＜勧告の強さ（推奨度）＞	
グレードA	使用勧告を支持する良質なエビデンス
グレードB	使用勧告を支持する中程度のエビデンス
グレードC	勧告を支持する不良なエビデンス
＜エビデンスの質＞	
レベルⅠ	少なくとも1件の適切にデザインされた無作為化比較対照臨床試験から得られるエビデンス
レベルⅡ	少なくとも1件のよくデザインされた非無作為化臨床試験；コホートまたは症例対照解析試験（2施設以上が望ましい）；多重（複式）時系列；もしくは非対照実験の劇的な結果から得られるエビデンス
レベルⅢ	臨床経験，記述的研究または専門家委員会の報告に基づく権威者の意見から得られるエビデンス

（Surgical Infection Society：SIS）とアメリカ感染症学会（Infectious Diseases Society of America：IDSA）の合同ガイドライン[5]では，表4に示したエビデンスレベルに従って記載されている。以下に，腹腔内感染症の治療にあたって臨床的に重要と思われる内容について示す。

〈抗菌薬療法開始のタイミング〉
※以下のNo．（ ）内は，ガイドラインNo

8. 抗菌薬療法は，患者が腹腔内感染症と診断されたとき，あるいは腹腔内感染症の可能性が高いと考えられたときに開始すべきである。敗血症性ショックを呈する患者に対しては，可能なかぎり早く抗菌薬を投与すべきである（A-Ⅲ）。
9. 敗血症性ショックが認められない患者に対しては，抗菌薬療法は救急治療部で開始されるべきである（B-Ⅲ）。
10. 感染源制御処置の期間中は十分な抗菌薬濃度が維持されるべきであり，処置の開始直前に抗菌薬の追加投与を必要とするかもしれない（A-Ⅰ）（表5）。

〈推奨される抗菌薬レジメン〉
　表6〜8に詳述する抗菌薬および抗菌薬の組み合わせは，市中感染性および医療関連腹腔内感染症の経験的治療に適していると考えられる。

〈成人における軽度〜中等度の市中感染〉

28. 市中感染性腹腔内感染症の経験的治療に用いられる抗菌薬は，腸内グラム陰性好気性菌，腸内通性菌および腸内グラム陽性連鎖球菌に活性でなければならない（A-Ⅰ）。
29. 遠位小腸，虫垂および結腸由来感染について，また閉塞あるいは麻痺性イレウスがある状

表5 腹腔内感染症の感染源制御（source control）の失敗を予測する臨床的要因

- 初期介入の遅延（24時間を超える）
- 疾患の高い重症度（APACHE Ⅱスコアが15以上）
- 高齢
- 併存疾患および臓器機能不全の程度
- 低アルブミン濃度
- 栄養不良状態
- 腹膜病変の程度またはびまん性腹膜炎
- 十分なデブリードマンまたはドレナージ管理ができないこと
- 悪性腫瘍の存在

APACHE：acute physiology and chronic health evaluation

表6 胆道外複雑性腹腔内感染症の初期経験的治療に使用できる薬剤およびレジメン

レジメン	小児患者における市中感染	成人における市中感染	
		重症度が軽度〜中等度：穿孔性または膿瘍虫垂炎ならびにその他の重症度が軽度〜中等度の感染症	高リスクまたは重症度が高い：重度の生理学的機能異常，高齢または免疫不全状態
単剤	エルタペネム[*2]，MEPM・IPM/CS，チカルシリン・クラブラン酸[*2]，TAZ/PIPC	セフォキシチン[*2]，エルタペネム[*2]，MFLX，チゲサイクリン[*2]，チカルシリン・クラブラン酸	IPM/CS，MEPM，DRPM，TAZ/PIPC
併用	CTRX，CTX，CFPMまたはCAZ，それぞれメトロニダゾールとの併用 GMまたはTOB，それぞれABPC併用または非併用下でメトロニダゾールまたはCLDMとの併用	CEZ，CXM，CTRX，CTX，CPFXまたはLVFX，それぞれメトロニダゾールとの併用[*]	CFPM，CAZ，CPFXまたはLVFX，それぞれメトロニダゾールとの併用[*]

[*]：フルオロキノロン系に対する大腸菌の耐性増加のため，地域集団の感受性プロファイル，また，可能な場合には，分離株感受性を再検討すること．
[*2]：日本未承認

態でのさらに近位の胃腸管の穿孔について，偏性嫌気性菌を対象範囲に入れなければならない（A-I）．

30. 軽度〜中等度の市中感染を有する成人では，チカルシリン-クラブラン酸（日本未承認），セフォキシチン（日本未承認），エルタペネム（日本未承認），モキシフロキサシン（MFLX），チゲサイクリン（日本未承認）の単剤療法あるいはセファゾリン（CEZ），セフロキシム（CXM）（注射薬日本未発売），セフトリアキソン（CTRX），セフォタキシム（CTX），レボフロキサシン（LVFX），CPFXとメトロニダゾールとの併用療法は，かなりの抗緑膿菌活性を有するレジメンよりも望ましい（A-I）．

31. アンピシリン／スルバクタム（ABPC/SBT）に対する市中感染性大腸菌の耐性率が高いため，

表7 医療関連複雑性腹腔内感染症に対する経験的抗菌薬療法のための勧告

地域の施設での医療関連感染でみられる微生物	レジメン				
	カルバペネム*	TAZ/PIPC	CAZまたはCFPM, それぞれメトロニダゾールとの併用	アミノグリコシド	VCM
20％未満耐性緑膿菌, ESBL-産生腸内細菌科, アシネトバクター属またはその他のMDR GNB	推奨される	推奨される	推奨される	推奨されない	推奨されない
ESBL-産生腸内細菌科	推奨される	推奨される	推奨されない	推奨される	推奨されない
セフタジジムに対する耐性が20％を超える緑膿菌	推奨される	推奨される	推奨されない	推奨される	推奨されない
MRSA	推奨されない	推奨されない	推奨されない	推奨されない	推奨される

ESBL：基質特異性拡張型β-ラクタマーゼ，GNB：グラム陰性桿菌，MDR：多剤耐性，MRSA：メチシリン耐性黄色ブドウ球菌
「推奨される」は，他の医療関連感染からこれらの分離株に遭遇する施設で，培養および感受性データが得られる前に，記載した薬剤または薬剤クラスが経験的使用に推奨されることを意味する．これらは部署または病院に特異的である．
＊：IPM/CS，MEPMまたはDRPM

この薬剤の使用は推奨されない（B-II）．

32. *B. fragilis* 群ではセフォテタン（日本未承認）やCLDMに対する耐性が蔓延しているため，これらの薬剤の使用は推奨されない（B-II）．

33. 低毒性で同等以上の効果を有する薬剤が利用できるため，市中感染性腹腔内感染症を有する成人におけるアミノグリコシド系抗菌薬のルーチンでの使用は推奨されない（B-II）．

34. 市中感染性腹腔内感染症患者では，経験的にEnterococci属を対象とする必要はない（A-I）．

35. 市中感染性腹腔内感染症を有する成人および小児患者では，*Candida*属に対する経験的抗真菌療法は推奨されない（B-II）．

36. 重症度が高い市中感染や医療関連感染に適切であるとして挙げられる薬剤の投与は，毒性発現のリスクが高まり，より多くの耐性菌が発生しやすくなる可能性があるので，これらの薬剤は軽度〜中等度の市中感染患者には推奨されない（B-II）．

37. 急性憩室炎や種々の形態の虫垂炎を含む軽度〜中等度の腹腔内感染症を有し，感染源制御処置が施行されない患者については，初期経口療法とともに軽度〜中等度の感染症の治療に挙げたレジメンが推奨される（B-III）．

表8 成人における胆道感染の初期経験的治療に使用できる薬剤およびレジメン

感染	レジメン
重症度が軽度～中等度の市中感染性急性胆囊炎	CEZ, CXM または CTRX
重度の生理学的機能異常の市中感染性急性胆囊炎，高齢または免疫不全状態	IPM/CS, MEPN, DRPM, TAZ/PIPC, CPFX, LVFX または CFPM，それぞれメトロニダゾールとの併用*
重症度を問わない胆管消化管吻合術後の急性胆管炎	IPM/CS, MEPM, DRPM, TAZ/PIPC, CPFX, LVFX または CFPM，それぞれメトロニダゾールとの併用*
重症度を問わない医療関連胆道感染	IPM/CS, MEPM, DRPM, TAZ/PIPC, CPFX, LVFX または CFPM，それぞれメトロニダゾールとの併用，各レジメンにVCMを追加*

*：フルオロキノロン系に対する大腸菌の耐性増加のため，地域集団の感受性プロファイル，また，可能な場合には，分離株感受性を再検討すること．

〈成人における高リスク市中感染〉

38. APACHE Ⅱスコアが15点を超える，または別表に記載したその他の変数によって規定されるような重症度が高い市中感染性腹腔内感染症を有する患者に対しては，メトロニダゾールと併用したメロペネム（MEPM），イミペネム・シラスタチン（IPM/CS），ドリペネム（DRPM），タゾバクタム／ピペラシリン（TAZ/PIPC），CPFXまたはLVFX，あるいはメトロニダゾールと併用したセフタジジム（CAZ）またはセフェピム（CFPM）を含むグラム陰性菌に対して広域の抗菌スペクトル活性を示す抗菌薬レジメンの経験的使用が推奨される（A-I）．

39. キノロン系薬耐性大腸菌が一部の地域で蔓延しつつあり，院内の調査で90％を超える大腸菌がキノロン系薬剤に対して感受性があることが判明しない限り，キノロン系薬剤を使用すべきではない（A-Ⅱ）．

40. AZTとメトロニダゾールの併用は1つの代替案であるが，グラム陽性球菌に有効な薬剤を追加することが推奨される（B-Ⅲ）．

41. 成人患者に対するアミノグリコシド系薬またはグラム陰性の通性好気性菌に対して有効な他の二次選択薬のルーチン投与は，患者がそのような療法の対象となる耐性菌を保有する可能性があるとのエビデンスがない場合には推奨されない（A-I）．

42. 腸球菌に有効な薬剤の経験的使用が推奨される（B-Ⅱ）．

43. メチシリン耐性黄色ブドウ球菌（MRSA）または酵母による感染のエビデンスがない場合には，これらの微生物に有効な薬剤の使用は推奨されない（B-Ⅲ）．

44. これらの高リスク患者では，培養で分離された主要な病原菌に対する活性を確実にするため，培養および感受性報告に応じて抗菌薬レジメンを調整すべきである（A-Ⅲ）．

〈成人における医療関連感染〉

45. 医療関連腹腔内感染症の経験的抗菌薬療法は，地域の微生物学的な結果に基づき決定され

るべきである（A-Ⅱ）。

46. 可能性のある病原菌を経験的に治療対象範囲に含めるためには，グラム陰性好気性菌やグラム陰性通性菌に対する広いスペクトル活性を有する薬剤を含む多剤併用レジメンが必要とされるかもしれない。これらの薬剤には，MEPM，IPM/CS，ドリペネム（DRPM），TAZ/PIPCあるいはメトロニダゾールと併用したCAZまたはCFPMが含まれる。アミノグリコシド系やコリスチン（CL）が必要とされるかもしれない（B-Ⅲ）。

47. 投与する薬剤の数とスペクトルを減らすため，培養および感受性の報告が利用できるようになった時点で広域スペクトル抗菌薬療法の調整を行うべきである（B-Ⅲ）。

〈抗真菌療法〉

48. 腹腔内培養物からCandida属の増殖が認められた場合には，重度の市中または医療関連感染患者に対する抗真菌療法が推奨される（B-Ⅱ）。

49. カンジダ・アルビカンス（Candida albicans）が分離される場合には，フルコナゾール（FLCZ）は適切な選択薬である（B-Ⅱ）。

50. フルコナゾール耐性Candida属に対しては，エキノキャンディン〔カスポファンギン（CPFG），ミカファンギン（MCFG），アニデュラファンギン〕による治療が適切である（B-Ⅲ）。

51. 重症の患者に対しては，トリアゾールの代わりにエキノキャンディンによる初期治療が推奨される（B-Ⅲ）。

52. 毒性のため，アムホテリシンB（AMPH-B）は初期治療として推奨されない（B-Ⅱ）。

53. 新生児では，経験的抗真菌療法はCandida属が疑われたときに開始されるべきである。C. albicansが分離された場合は，FLCZが適切な選択薬である（B-Ⅱ）。

〈抗腸球菌療法〉

54. 腸球菌に対する抗菌薬療法は，医療関連感染患者から腸球菌が回収された場合に施されるべきである（B-Ⅲ）。

55. 経験的抗腸球菌療法は，医療関連腹腔内感染症患者，特に，術後感染のある患者，以前にセファロスポリン系またはEnterococcus属に対して選択されたその他の抗菌薬投与を受けた患者，免疫不全患者ならびに弁膜性心疾患または人工弁を有する患者に対して推奨される（B-Ⅱ）。

56. 初期の経験的抗腸球菌療法は，エンテロコッカス・フェカーリス（Enterococcus faecalis）を標的とすべきである。個々の分離株の感受性試験に基づいて，E. faecalisに対して使用される可能性がある抗生物質は，アンピシリン（ABPC），TAZ/PIPCおよびバンコマイシン（VAC）などである（B-Ⅲ）。

57. バンコマイシン耐性E. faecalisに対する経験的療法は，肝胆道系を原発巣とする腹腔内感染症による肝移植者あるいはバンコマイシン耐性E. faecalisの保菌が分かっている患者など，この細菌による感染症のリスクが極めて高い患者を除き，推奨されない（B-Ⅲ）。

3. 細菌性腹膜炎の抗菌薬治療 97

〈抗 MRSA 療法〉

58. MRSA に対する経験的抗菌薬療法は，MRSA 保菌が分かっている，または以前の治療不成功や顕著な抗菌薬への曝露のため MRSA に感染しているリスクが高い医療関連腹腔内感染症患者に対して行われるべきである（B-II）。

59. MRSA に起因することが疑われる，あるいはそれが証明されている腹腔内感染症の治療には VCM が推奨される（A-III）。

〈小児感染〉

64. 複雑性虫垂炎またはその他の急性腹腔内感染症の疑いが低い，発熱と腹痛を伴うすべての小児に対して，広域スペクトルを有する薬剤のルーチン使用は適応されない（B-III）。

65. 複雑性腹腔内感染症を有する小児患者のための特異的抗菌薬療法は，感染源（市中または医療関連），疾患の重症度および特定の年齢群の小児における抗菌薬の安全性の検討に基づいて選択すべきである（A-II）。

66. 複雑性腹腔内感染症を有する小児患者に対して容認できる広域スペクトル抗菌薬によるレジメンは，アミノグリコシド系抗菌薬をベースにしたレジメン，カルバペネム〔イペネム・シラスタチン（IPM/CS），メロペネム（MEPM）またはエルタペネム〕，β-ラクタマーゼ阻害薬配合 β-ラクタム（TAZ/PIPC またはチカルシリン-クラブラン酸）あるいは新世代セファロスポリン（CTX，CTRX，CAZ または CFPM）とメトロニダゾールの併用などである（B-II）。

67. β-ラクタム系抗菌薬に対して重度の反応を示す小児の場合，CPFX とメトロニダゾールの併用またはアミノグリコシド系抗菌薬をベースにしたレジメンが推奨される（B-III）。

68. 新生児の壊死性腸炎は，輸液療法，静注広域スペクトル抗菌薬（場合によっては抗真菌薬を含む）および腸管減圧により管理される。腸穿孔の所見がある場合には，開腹術または経皮的ドレナージでの緊急または救急の外科的治療を実施すべきである。術中にグラム染色および培養を行うべきである（B-III）。

69. この病態を有する新生児で有用と思われる広域スペクトル抗菌薬は，ABPC，ゲンタマイシン（GM）およびメトロニダゾール，ABPC，CTX およびメトロニダゾールあるいは MEPM である。MRSA やアンピシリン耐性腸球菌の感染が疑われる場合，ABPC に代わり VCM を使用できる。手術時に得られた標本のグラム染色または培養で真菌感染に一致する所見が得られた場合には，FLCZ または AMPH-B を使用すべきである（B-II）。

〈薬物動態学的留意事項〉

70. 複雑性腹腔内感染症患者の経験的療法では，最大の効果と最小の毒性を確実にし，抗菌薬に対する耐性を減らすため，至適用量の抗菌薬を投与する必要がある（B-II）。

71. 腹腔内感染症に対してアミノグリコシド系抗菌薬投与を受けている患者では，除脂肪体重および推定細胞外液量に従ってアミノグリコシド系抗菌薬の個別化した 1 日量を投与することが望ましい（B-III）。

【文　献】

1) Rotstein OD, Meakin JL. Diagnostic and therapeutic challenges of intraabdominal infections. World J Surg 1990；14：159-66.
2) Nathens AB, Rotstein OD, Marshall JC. Tertiary peritonitis：Clinical features of a complex nosocomial infection. World J Surg 1998；22：158-63.
3) 三鴨廣繁，田中香お里，渡邉邦友．抗菌薬を選択する上で知っておきたい嫌気性菌感染症と嫌気性菌の耐性化．感染症 2007；37：41-8.
4) Mazuski JE, Sawyer RG, Nathens AB, et al. The surgical Infection Society Guidelines on antimicrobial therapy for intra-abdominal infections. An executive summary. Surg Infect 2002；3：161-73.
5) Solomkin JS, Mazuski JE, Bradley JS, et al. Diagnosis and management of complicated intra-abdominal infection in adults and children：Guidelines by the Surgical Infection Society and the Infectious Diseases Society of America. Clin Infect Dis 2010；50：133-64.
6) 三鴨廣繁，山岸由佳．重症感染症治療において臨床現場で役立つ究極のエンピリック治療ハンドブック．東京：ユニオンエース；2009. p.1-118.
7) 三鴨廣繁．PK-PD を基本とする抗菌薬適正使用．山口惠三，舘田一博編．New 専門医を目指すケース・メソッド・アプローチ Case method approach for subspeciality training 11，感染症 Infectious diseases. 東京：日本医事新報社；2009. p.543-56.
8) 三鴨廣繁．抗菌薬の有効性を高める使い方～PK-PD を含めて～．渡辺彰編．最新抗菌薬療法マニュアル．東京：新興医学出版社；2009. p.26-33.

（三鴨　廣繁，山岸　由佳）

CHAPTER 2 ● 集中治療医編

4. 胆道感染の抗菌薬治療

はじめに

　胆道感染には胆管炎，胆囊炎と肝膿瘍がある．特に急性胆管炎は急激に重症化し，ショックに陥り，死亡する場合があり，迅速な対応が必要である．本稿では胆管炎と胆囊炎を中心に述べる．これらは，2005年に「科学的根拠に基づく急性胆管炎・胆囊炎の診療ガイドライン」[1]が発刊されて以来，多くの医師がこれに基づいて診療を行っているので，本稿もこれに準じて記述する．

1　胆道炎の分類と病態

　通常，胆道感染はうっ滞した胆汁に感染が生じて発症する病態である．

1) 急性胆囊炎

　急性胆囊炎の主たる原因は，①胆囊結石などによる胆囊管の閉塞，②上行感染などによる細菌感染，③胆汁酸などの化学的刺激，④胆囊の収縮異常，⑤胆囊動脈の血行障害などが挙げられ，単独で生じるものから複雑に混在するものまであると考えられる．しかし，90％以上は胆囊結石を伴う胆囊炎で，①の機序が考えられる．時に無石胆囊炎もみられるが，急性胆囊炎は適切な治療が行われないと，胆囊周囲炎，胆囊周囲膿瘍，壊死性胆囊炎，腹膜炎，横隔膜下膿瘍などへとしばしば進展する．

2) 急性胆管炎

　結石嵌頓や癌などによる胆道の閉塞により胆汁がうっ滞し，その胆汁が経胆管的，経門脈的に感染を起こす．急性化膿性胆管炎は，容易にseptic DICから多臓器不全（multiple organ failure：MOF）などの重篤な病態へと進展するため，細心の注意が必要である．

表1 急性胆管炎における細菌培養陽性率

	bacteria	positive rate % bile
frequent（＞5%）	Escherichia coli Klebsiella Enterobacter	31〜44 8.5〜20 5〜9.1
regular-unusual（＜5%）	Proteus Salmonella typhi Salmonella paratyphi Citrobacter Psudomonas Streptococcus spp.	1〜4.8 0.8〜2.6 0.8〜2.3 1.6〜4.5 0.5〜7 2〜10
anearobes	Clostridium Streptococcus faecalis Bacteroides	3〜12.7 2.6〜10 0.5〜8

（高田忠敬編．科学的根拠に基づく急性胆管炎・胆嚢炎の診療ガイドライン．東京：医学図書出版；2005より引用）

2 胆道炎の起炎菌

本来，正常胆汁は無菌と考えられる。急性炎症を伴わない症候性胆石症の細菌培養陽性率は13％から23.9％に上昇し，急性胆嚢炎では29％から54％とさらに増加する。胆汁より分離される細菌の種類はグラム陰性桿菌である大腸菌（Escherichia coli），クレブシエラ（Klebsiella）属，エンテロバクター（Enterobacter）属，シトロバクター（Citrobacter）属，緑膿菌（Pseudomonas aeruginosa）や，グラム陽性球菌である腸球菌（Enterococcus）属，ストレプトコッカス（Streptococcus）属などの腸内細菌である。

急性胆管炎の起炎菌の由来も多くは同様に腸内細菌である。しかし，抗菌薬の治療が行われた術後症例では，腸球菌やシュードモナス（Pseudomonas）属の耐性菌，メチシリン耐性黄色ブドウ球菌（methicillin-resistant Staphylococcus aureus：MRSA），カンジダ（Candida）などが増加してくる[2]。実際に同定される起炎菌の頻度を表1に示す。

3 胆道炎の診断

1）基本治療方針

診断の際，（右）上腹部痛，発熱などの炎症所見，黄疸，血液検査での胆道酵素上昇をみて急性胆道炎を疑い，フローチャート（図1）にそって診療を進める。両疾患の診断基準を表2，

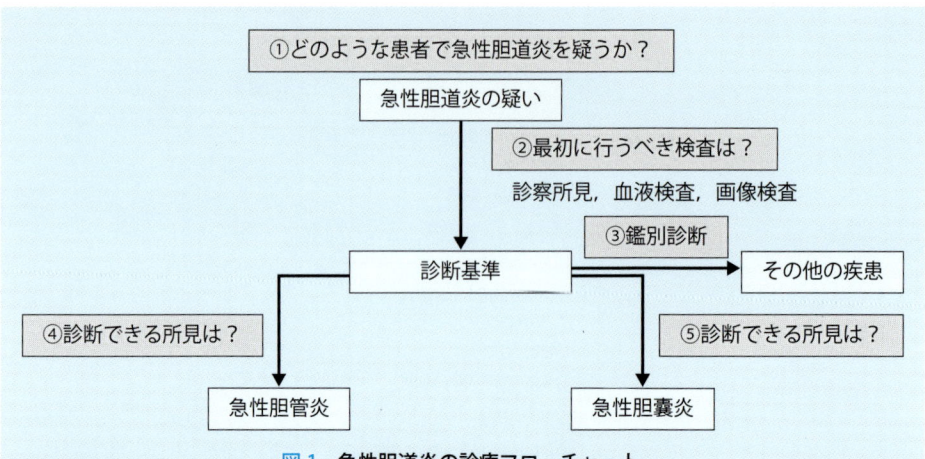

図1 急性胆道炎の診療フローチャート

急性胆嚢炎には総胆管結石が合併することは比較的よくみられる．急性胆嚢炎に急性胆管炎が併存する症例はまれであるが存在し，診断と治療には注意が必要である．
(高田忠敬編．科学的根拠に基づく急性胆管炎・胆嚢炎の診療ガイドライン．東京：医学図書出版；2005 より引用)

表2 急性胆嚢炎の診断基準

A. 右季肋部痛（心窩部痛），圧痛，筋性防御，Murphy sign
B. 発熱，白血球数または CRP の上昇
C. 急性胆嚢炎の特徴的画像検査所見*

疑診：A のいずれかならびに B のいずれかを認めるもの
確診：上記疑診に加え，C を確認したもの

ただし，急性肝炎や他の急性腹症，慢性胆嚢炎が除外できるものとする．
*：急性胆嚢炎の特徴的画像検査所見
超音波検査：sonographic Marphy sign（超音波プローブによる胆嚢圧迫による疼痛），胆嚢壁肥厚（> 4mm），胆嚢腫大（長軸径> 8cm，短軸径> 4cm），嵌頓した胆嚢結石，デブリエコー，胆嚢周囲液体貯留，胆嚢壁 sonolucent layer，不整な多層構造を呈する低エコー帯，ドプラーシグナル
CT：胆嚢壁肥厚，胆嚢周囲液体貯留，胆嚢腫大，胆嚢周囲細胞組織内の線状高吸収域
MRI：胆嚢結石，pericholecystic high signal，胆嚢腫大，胆嚢壁肥厚，が急性胆嚢炎の特徴的所見である．
胆道シンチグラフィ（technetium hepatobiliary iminodiacetic acid scan：HIDA scan）：急性胆嚢炎の診断に有用な検査の一つであるが，日本ではあまり用いられていない．
(高田忠敬編．科学的根拠に基づく急性胆管炎・胆嚢炎の診療ガイドライン．東京：医学図書出版；2005 より引用)

3 に示す．特に，急性胆管炎の疑いがある場合には診断基準や重症度判定基準を用いて迅速な診断および重症度判定を行い，治療をしなければならない．

2) 重症度判定

a. 急性胆嚢炎

重症急性胆嚢炎とは胆嚢壁の高度炎症性変化（壊死性胆嚢炎，胆嚢穿孔）や，重篤な局所合

表 3　急性胆管炎の診断基準

A. 1. 発熱
　 2. 腹痛（右季肋部または上腹部）
　 3. 黄疸

B. 4. ALP，γ-GT の上昇
　 5. 白血球数，CRP の上昇
　 6. 画像所見（胆管拡張，狭窄，結石）

疑診：A のいずれか＋ B の 2 項目を満たすもの
確診：① A のすべてを満たすもの（Charcot3 徴）
　　　② A のいずれか＋ B のすべてを満たすもの

ただし，急性肝炎や他の急性腹症が除外できることとする.
※悪寒・戦慄を伴う場合もある.
(高田忠敬編. 科学的根拠に基づく急性胆管炎・胆嚢炎の診療ガイドライン. 東京：医学図書出版；2005 より引用)

表 4　急性胆嚢炎の重症度判定基準

重症急性胆嚢炎	急性胆嚢炎のうち，以下のいずれかを伴う場合は「重症」である. 1. 黄疸* 2. 重篤な局所合併症：胆汁性腹膜炎，胆嚢周囲膿瘍，肝膿瘍 3. 胆嚢捻転症，気腫性胆嚢炎，壊疽性胆嚢炎，化膿性胆嚢炎
中等症急性胆嚢炎	急性胆嚢炎のうち，以下のいずれかを伴う場合は「中等症」である. 1. 高度の炎症反応（白血球数＞ 14,000/mm^3 または CRP ＞ 10mg/dL） 2. 胆嚢周囲液体貯留 3. 胆嚢の高度炎症性変化：胆嚢壁不整像，高度の胆嚢壁肥厚
軽症急性胆嚢炎	急性胆嚢炎のうち，「中等症」「重症」の基準を満たさないものを「軽症」とする.

*：胆嚢炎そのものによって上昇する黄疸は特にビリルビン＞ 5mg/dL では重症化の可能性が高い（胆汁感染率が高い）.
(高田忠敬編. 科学的根拠に基づく急性胆管炎・胆嚢炎の診療ガイドライン. 東京：医学図書出版；2005 より引用)

併症（胆嚢周囲膿瘍，肝膿瘍，重症胆管炎，胆汁性腹膜炎，胆嚢捻転など）を伴うものと考えられる。重症度判定基準を表 4 に示す。

b．急性胆管炎

　急性胆管炎の重症度判定基準を表 5 に示す。急性胆管炎のうち，ショック，菌血症，意識障害，急性腎不全，のいずれかを伴う場合は「重症」と判定される。中等症や軽症の場合でも急激に悪化する症例があるため，重症度判定は繰り返し行う必要がある。

表5 急性胆管炎の重症度判定基準

重症急性胆管炎	急性胆管炎のうち，以下のいずれかを伴う場合は「重症」である． 1. ショック 2. 菌血症 3. 意識障害 4. 急性腎不全
中等症急性胆管炎	急性胆管炎のうち，以下のいずれかを伴う場合は「中等症」とする． 1. 黄疸（ビリルビン＞ 2.0mg/dL） 2. 低アルブミン血症（アルブミン＜ 3.0g/dL） 3. 腎機能障害（クレアチニン＞ 1.5mg/dL，尿素窒素＞ 20mg/dL） 4. 血小板減少*（＜ 12万/mm^3） 5. 39℃以上の高熱
軽症急性胆管炎	急性胆管炎のうち，「重症」，「中等症」の基準を満たさないものを「軽症」とする．

*：肝硬変などの基礎疾患でも血小板減少を来すことがあり注意を要する．
付記：重症例では急性呼吸不全の合併を考慮する必要がある．
（高田忠敬編．科学的根拠に基づく急性胆管炎・胆囊炎の診療ガイドライン．東京：医学図書出版；2005より引用）

4 胆道炎の治療

治療の主体はドレナージなどの外科的処置と化学療法である。

1）診療指針

a．急性胆囊炎

　診療指針を表6に示す。急性胆囊炎に対する胆囊摘出術の絶対的適応は壊疽性胆囊炎，気腫性胆囊炎，胆囊穿孔，胆囊捻転であるが，それ以外は相対的手術適応となり，まず第1に内科的治療（薬物療法）が施行される。しかし薬物療法により50％の症例は軽快するが，多くは胆囊結石症を合併するため完全に治癒することはなく，胆囊摘出術が必要となる。切除時期としては，来院後ただちに行う緊急手術，数日間の薬物療法で炎症を軽減させてから行う早期手術，数週間の薬物療法により炎症を完全に消退させてから行う待機手術に分けられる。最近は，手術難易度，治療期間，医療費などの面から，緊急手術が推奨されている。

b．急性胆管炎

　診療指針を表7に示す。急性胆管炎では，原則として，胆道ドレナージ術の施行を前提とした初期治療（全身状態の改善，感染治療）を行うが，その際急変時に備え，呼吸循環のモニタリング下に，全身状態の管理を心掛ける。
　急性胆管炎はすぐに重篤化することを念頭に，感染巣の除去と細菌の血中移行を防ぐため胆

表6　急性胆嚢炎の診療指針

1. 急性胆嚢炎では，原則として胆嚢摘出術（腹腔鏡下の胆嚢析出術が多く行われている）を前提とした初期治療（全身状態の改善）を行う．
2. 黄疸例や，全身状態の不良な症例では，一時的な胆嚢ドレナージも考慮する．
3. 重篤な局所合併症（胆汁性腹膜炎，胆嚢周囲膿瘍，肝膿瘍）を伴った症例，あるいは，胆嚢捻転症，気腫性胆嚢炎，壊疽性胆嚢炎，化膿性胆嚢炎では，全身状態の管理を十分にしつつ緊急手術を行う．
4. 中等症では初期治療とともに迅速に手術（腹腔鏡下胆嚢摘出術が望ましい）や胆嚢ドレナージの適応を検討する．
5. 軽症でも初期治療に反応しない例では手術（腹腔鏡下胆嚢摘出術が望ましい）や胆嚢ドレナージの適応を検討する．

急性期に胆嚢摘出術を行わなかった症例でも胆嚢結石合併例では，再発防止のために炎症消退後に胆嚢摘出術を行うことが望ましい．

注：「無石胆嚢炎」「併存疾患がある場合」「急性胆管炎を合併した場合」「高齢者」「小児」では重症化しやすい，あるいは病態が特殊であるため，軽症であっても慎重に対応する必要がある．
（高田忠敬編．科学的根拠に基づく急性胆管炎・胆嚢炎の診療ガイドライン．東京：医学図書出版；2005より引用）

表7　急性胆管炎の診療指針

急性胆管炎を疑った場合には診断基準を用いて診断し，さらに重症度判定を行い，重症度に応じた治療を行う．頻回に再評価を行う．
急性胆管炎では，原則として，胆道ドレナージ術の施行を前提とした初期治療（全身状態の改善，感染治療）を行うが，その際，急変時に備え，呼吸循環のモニタリング下に，全身状態の管理を心掛けることが大切である．

1. 重症例（ショック，菌血症，意識障害，急性腎不全，血小板減少のいずれかを認める場合）：適切な臓器サポート（十分な輸液，抗菌薬投与，DICに準じた治療など）や呼吸循環管理（気管挿管，人工呼吸管理，昇圧薬の使用など）とともに緊急に胆道ドレナージを行う．
2. 中等症例：初期治療とともに速やかに胆道ドレナージを行う．
3. 軽症例：緊急胆道ドレナージを必要としないことが多い．しかし，総胆管結石が存在する場合や初期治療（24時間以内）に反応しない場合には胆道ドレナージを行う．

注：「併存疾患がある場合」「急性膵炎が併存する場合」「原疾患が悪性疾患である場合」「高齢者」「小児」では，軽症，中等症であっても重症化しやすいため，慎重に対応する必要がある．
DIC：播種性血管内凝固症候群
（高田忠敬編．科学的根拠に基づく急性胆管炎・胆嚢炎の診療ガイドライン．東京：医学図書出版；2005より引用）

道の減圧処置を行わなければならない。すなわち重症胆管炎に対しては抗菌化学療法だけでなく，輸液，強心薬，昇圧薬，ステロイド投与によるショック対策のうえに，経皮経肝胆道ドレナージ（percutaneous transhepatic biliary drainage：PTBD）や内視鏡的逆行性胆道ドレナージ（endoscopic retrograde biliary drainage：ERBD）などによる胆道内圧の減圧を速やかに図るべきである。また肝，腎，心などの重要臓器の庇護，播種性血管内凝固（disseminated intravascular coagulation：DIC）などの予防対策も行っておかなければならない[3]。

5 実際の抗菌薬の選択法

1）治療薬の選択

　胆道感染に対する推奨される抗菌薬の選択例を**表8**に記す。ただし，原因菌が同定されない初期治療における選択例であり，血液培養や胆汁培養で原因菌や感受性が同定された場合は，それに応じてスペクトルが狭く，胆汁移行が良好な抗菌薬に変更すべきである。想定される原因菌に対する抗菌力，抗菌薬の胆道移行性，胆囊，胆管炎の重症度，その患者の過去の抗菌薬投与歴，自分の施設での過去の原因菌検出状況を考慮して選択する。

a．急性胆囊炎
① 軽症例

　腹痛が比較的経度で，発熱などの炎症所見に乏しく，画像上の変化もわずかであり，胆石疝痛発作と区別がつかないような場合は，経口抗菌薬（セフェム系，ニューキノロン系）が適応となる。

② 中等症例，③ 重症例

　以下の急性胆管炎の中等症例，重症例に準ずる。

b．急性胆管炎
① 軽症例

　腹痛が比較的軽度で，発熱などの炎症所見や血液検査所見が乏しいような場合は，胆囊炎と同じく経口抗菌薬や第1世代セフェム系薬，広域ペニシリン系薬の単剤投与が適応となる。

② 中等症例，重症化の危険因子や併存疾患が存在しない例，原疾患が良性の場合

　大腸菌などの腸内細菌の単一菌感染が原因であることが多く，第二世代セフェム系薬の投与を行う。

③ 重症例，重症化の危険因子や併存疾患が存在する例，原疾患が悪性の場合

　複合菌・耐性菌感染の可能性が高く，第3世代セフェム系薬もしくはモノバクタム系薬が第一選択として推奨される。第一選択薬が無効な場合は第2選択薬としてニューキノロン系薬，カルバペネム系薬が，グラム陰性桿菌が検出された場合はモノバクタム系薬が選択される。しかしカルバペネム系薬以外の抗菌薬は単独では嫌気性菌に対する抗菌力はほとんど期待できず，クリンダマイシンを併用すべきである。最重症例（生命に危険が迫っていると考えられる場合）は，カルバペネム系薬をfull-doseで投与する。

表8　胆道感染における抗菌薬の選択例

軽症例	・経口ニューキノロン系薬 　　LVFX（クラビット®） 　　CPFX（シプロキサン®） ・経口セフェム系薬 　　CTM-HE（パンスポリンT®） 　　CFPN-PI（フロモックス®） ・第1世代セフェム系薬 　　CEZ（セファメジン®） ・広域ペニシリン系薬 　　ABPC（ビクシリン®） 　　PIPC（ペントシリン®）
中等症，重症例	＜中等症第一選択薬＞ ・第2世代セフェム系薬 　　CMZ（セフメタゾン®） 　　FOMX（フルマリン®） 　　CTM（パンスポリン®） ＜重症第一選択薬＞ ・第3，第4世代セフェム系薬 　　SBT/CPZ（スルペラゾン®） 　　CTRX（ロセフィン®） 　　CAZ（モダシン®） 　　CZOP（ファーストシン®） 　　CPR（ブロアクト®） ＜グラム陰性菌が検出された場合＞ ・モノバクタム系薬 　　AZT（アザクタム®） ＜重症第二選択薬＞ ・ニューキノロン系薬 　　CPFX（シプロキサン®） 　　PZFX（パシル®） ・嫌気性菌が検出あるいは共存が予想される場合 　　上記のうち1剤＋ CLDM（ダラシン-S®） ・カルバペネム系薬 　　MEPM（メロペン®） 　　IPM/CS（チエナム®） 　　PAPM/BP（カルベニン®）

LVFX：レボフロキサシン，CPFX：シプロフロキサシン，CTM-HE：セフォチアムヘキセチル，CFPN-PI：セフカペンピボキシル，CEZ：セファゾリン，ABPC：アンピシリン，PIPC：ピペラシリン，CMZ：セフメタゾール，FOMX：フロモキセフ，CTM：セフォチアム，SBT/CPZ：セフォペラゾン/スルバクタム，CTRX：セフトリアキソン，CAZ：セフタジジム，CZOP：セフォゾプラン，CPR：セフピロム，AZT：アズトレオナム，CPFZ：シプロキサシン，PZFX：パズフロキサシン，CLDM：クリンダマイシン，MEPM：メロペネム，IPM/CS：イミペネム/シラスタチン，PAPM/BP：パニペネム/ベタミプロン
（軽症例：高田忠敬編．科学的根拠に基づく急性胆管炎・胆嚢炎の診療ガイドライン．東京：医学図書出版；2005より引用）

2）投与時期

　急性胆嚢炎，急性胆管炎と診断されたら，全例抗菌薬投与の対象である．したがって，投与時期は診断がつき次第，抗菌薬を投与しなければならない．

3）投与期間

　原則的に3日間使用しても炎症症状が軽減しない場合は抗菌薬を変更すべきである．閉塞性黄疸の際は抗菌薬が効きにくいので，ドレナージ術を行わなければならない．

　投与中止時期は一定の基準はない．一般には，胆管炎の症状がなくなるまで，解熱および白血球の正常化の24〜48時間後まで，解熱の48時間後まで，などとされている．

　耐性菌の出現，菌交代現象を考慮して，漫然と長期間投与することは避け，定期的に抗菌薬の効果を判定しなければならない．ドレナージ後も胆汁中細菌の陰性化がみられなくても炎症症状が消退すれば抗菌薬は中止してよい．

【文　献】

1) 高田忠敬編．科学的根拠に基づく急性胆管炎・胆嚢炎の診療ガイドライン．東京：医学図書出版；2005．
2) 渡會伸治，藤井義郎，増成秀樹ほか．胆嚢炎，胆管炎に対する化学療法—反省症例も含めて—．化学療法の領域 2001；17：1916-24．
3) 嶋田　紘，中河原儀三．急性閉塞性化膿性胆管炎（重症胆管炎）の病態と治療．救急医学 1989；13：435-44．

（渡會　伸治）

5. 中心静脈カテーテル関連血流感染に対する抗菌薬の適正使用

はじめに

　カテーテル関連血流感染症（catheter-related bloodstream infection：CRBSI）と抗菌薬の関連は，他の感染症とは異なった考え方が必要である。すなわち，CRBSI は単純に抗菌薬で治療が可能な病態ではない，ということを認識して管理しなければならない。また，日本では，CRBSI は発生してもカテーテルを抜去すればよい，必要であれば入れ換えればよい，という安易な考え方で管理している施設も多い。CRBSI は，とにかく発生させないことが重要で，輸液ラインやカテーテル挿入部の管理内容などに関する具体的な予防対策を徹底して行う必要がある。予防対策を徹底的に行わず，CRBSI が発生すればカテーテルを抜去すればよい，抗菌薬も投与すればよい，という安易な考え方で管理すれば，病態をさらに重篤化・複雑化させてしまうことになる。

1 カテーテル感染予防対策としての抗菌薬

1）予防的抗菌薬投与

　通常，人体に対して侵襲的治療が行われる場合には予防的抗菌薬投与が行われるが，中心静脈カテーテル（central venous catheter：CVC）挿入時には予防的抗菌薬投与は不要である[1]。皮下トンネルを作成する長期留置用カテーテル〔Hickman（ヒックマン）catheter，Broviac（ブロビアック）catheter，totally implantable subcutaneous infusion port（ポート）〕挿入時には予防的抗菌薬投与が一般的に行われている。

2）抗菌薬コーティングカテーテル

　諸外国では抗菌薬でコーティングされた CVC が用いられ，その有効性が報告されている。一つはスルファジアジン銀とクロルヘキシジングルコネートでコーティングした ARROWg$^+$ard BLUE®で，コーティングされていない CVC に比較して有意に CRBSI は発生頻度を低下させたことが報告されている[2]。しかし，3 週間以上使用症例においては，この効果が証明できなかったという報告もある[3]。これは，時間の経過とともに抗菌活性が低下することが原因であると

されている[4]。CVCの内腔にコーティングが行われていないことも原因とされている（最近の製品は内腔にもコーティングが行われている）。これに対し，抗菌薬であるミノサイクリン（MINO）とrifampinがCVCに包埋されたカテーテル（Cook Spectrum® central venous catheter）は，CVCの内面と外表面がコーティングされている。Cook Spectrum®はARROWg⁺ard BLUE®に比較してCRBSI発生頻度を有意に低下させたことが報告されている[5]が，このCVCを長期間使用した場合のMINOとrifampinに対する耐性が出現する危険性があることがいわれている。

　しかし，日本ではこのどちらの抗菌薬コーティングカテーテルも使用することができない。かつてARROWg⁺ard BLUE®は日本でも使用されていたが，クロルヘキシジンによると思われるアナフィラキシーショックが出現したということで現在は使用することができない[6]（この問題は日本だけに限定されている）。短期間の有効性はエビデンスレベルの高い検討で証明されており，今後，日本においても導入が検討されるべきであろう。理論的にはCRBSIの原因微生物の侵入経路としての「血液を介する経路」を予防することができると考えられるので，特に，重症症例や感染を有する症例に対して有効であるはずである。

3）抗菌薬／抗凝固薬フラッシュ

　抗菌薬と抗凝固薬を用いてCVC内腔を満たすという方法がCRBSI予防対策として施行されている[7]。長期留置用CVCでよく行われている方法であるが，短期用CVCでも行われ，バンコマイシン（VCM），シプロフロキサシン（CPFX）とヘパリンの組み合わせが有効であることが報告されている[8]。しかし，アメリカ疾病予防管理センター（Centers for Disease Control and Prevention：CDC）はバンコマイシン耐性腸球菌（vancomycin-resistant *Enterococci*：VRE）発生の危険性を考慮してその使用を推奨していない[9]。日本におけるガイドラインではこの方法については言及していないし，安易に実施することにより管理自体が疎かになる危険がある。これらの溶液でフラッシュするという操作自体，CVCを汚染する危険性も高まる。少なくとも，日本においてもきちんとした検討がなされるまでは，現在の日本のCVC管理レベルでは実施すべきでないと著者は考えている。

2　カテーテル感染の治療としての抗菌薬

　CRBSIを抗菌薬で治療することによってCVCを抜去することなく継続使用しようとする試みは，特殊な状況以外では無効である。それは，病原微生物自体が形成するCVC表面のバイオフィルム層に埋没してしまっている[10]，あるいは，CVC表面に形成されるフィブリン鞘に病原微生物が埋没してしまっている[11]ために，抗菌薬が微生物に到達できないことが最大の要因である。したがって，通常はCRBSIに対する治療は，CVCを抜去することが第一選択と

なるのである。特に短期留置用 CVC の感染に対する抗菌薬の使用は無駄であるばかりでなく，逆にその後の経過を複雑にする可能性があることは，基本的考え方として認識しておく必要がある。

1) 抗菌薬ロック（antibiotic lock therapy）

　長期留置を目的として使用される Broviac/Hickman catheter やポートに対しては，抗菌薬で治療することにより CVC を抜去せずに継続使用しようとする試みがなされている。これは，これらのカテーテル自体，抜去するに際しても切開などの処置が必要であるばかりでなく，使用目的が年余にわたる管理および life line としての意義を有しているため，安易な考え方で抜去すべきではないからである。Olson ら[12]は小児癌症例に留置された 20 本の Broviac catheter に対して抗菌薬による治療を行い，18 本で逆血培養により検出された細菌が消失し，継続使用できたことを報告している。Messing ら[13]も HPN 症例に留置された Broviac catheter を抗菌薬でロックすることにより，抜去することなく治療することができたと報告している。一方，Lewis ら[14]は抗菌薬だけのロックでは CRBSI の治療としては不十分であり，バイオフィルムを溶解する血栓溶解薬（ストレプトキナーゼ）を併用することが重要であると述べている。また，Mermel らは 14 の報告をまとめ，Hickman/Broviac catheter において，514 回の CRBSI に対して抗菌薬ロックを行うことにより 342 回，カテーテルを抜去せずに継続使用することができたことを報告している[15]。しかし，病原微生物の種類によっては，再発することもあることが報告されている[16]。しかしながら，これらの検討対象は長期留置用の特殊な CVC であり，ICU 領域において用いられる短期用の CVC に対して本法を使用しながら経過観察を行うことは，病態の本質を見誤る可能性がある。CRBSI が疑われてほかに感染源が考えられない場合には，抗菌薬ロックによる治療を考えるよりも，CVC を抜去すべきである。

2) 抗菌薬の全身投与による CRBSI に対する治療

　抗菌薬による CRBSI の治療は，CVC を抜去せずに CRBSI を治療して継続使用しようとする場合と，CRBSI の続発症や併発症に対する治療として行う場合に分けられる。

　CVC を抜去せずに CRBSI を治療しようとする試みは，多くの場合，それを意図するのではなく，CRBSI と診断することはできていないが，CRBSI の可能性があると考えた症例に対して行われる。しかし，この試みは，先に述べたように病態を複雑なものとする危険性があることに注意するべきである。現在欧米で行われているのは[17]，いわゆる low-risk CRBSI（合併症のない CRBSI で，低毒性の微生物が原因で深在性の感染を伴っていないもので，コアグラーゼ陰性ブドウ球菌〔(coagulase-negative *Staphylococci*：CNS）が原因であることが多い〕に対して，CVC を抜去せずに抗菌薬の全身投与を行うという治療方法である[18]。80％程度は抗菌薬の全身投与に反応するため，CVC を抜去せずに治療できる可能性があることが報告されてい

る[19]。しかし，この試みが可能なのは，CRBSIの原因菌の検索が徹底して定量的，あるいは半定量的方法で実施されているからであり，この考え方をそのまま日本に導入するには問題があると考えられる。

　抗菌薬の全身投与が必要な場合は，CRBSIに続発あるいは併発した感染症に対してである。欧米でも合併症を伴うCRBSIに対しては，CVCを抜去し，かつ，抗菌薬を投与するという治療方法が標準的に実施されている。その治療期間は，CNSが関連したCRBSIに対しては5～10日で，合併症のない黄色ブドウ球菌（*Staphylococcus aureus*）に関連したCRBSIでは10～14日，とされている。しかし，深在性の感染症（心内膜炎や敗血症性血栓症）を有するCRBSIでは抗菌薬による治療を4～6週間継続する必要があることが報告されている[20]。

　重症症例におけるCRBSIに対しては，結局，日本でもCVC抜去と同時に抗菌薬を投与する方法が実施されている。欧米での合併症を有するCRBSIに対する治療方針と合致していることになるが，原因菌の検索と同定をもっと徹底的に行うべきであろう。また，特に真菌，*Candida albicans* など，が原因菌である場合には，深在性真菌症や播種性真菌症に至る可能性があるので，抗真菌薬を用いた徹底的な治療を行う必要があることも銘記しておくべきである。

【文　献】

1) Van de Wetering MD, van Woensel JB. Prophylactic antibiotics for preventing early central venous catheter Gram positive infections in oncology patients. Cochrane Database Syst Rev 2007；CD003295.
2) Maki DG, Stolz SM, Wheeler S, et al. Prevention of central venous catheter-related blood-stream infection by use of an antiseptic-impregnated catheter：a randomized, controlled trial. Ann Intern Med 1997；127：257-66.
3) Pemberton LB, Ross V, Cuddy P, et al. No difference in catheter sepsis between standard and antiseptic central venous catheters：a prospective randomized trial. Arch Surg 1996；131：986-9.
4) Bach A, Schmidt H, Bottiger B, et al. Retention of antibacterial activity and bacterial colonization of antiseptic-bonded central venous catheters. J Antimicrob Chemother 1996；37：315-22.
5) Darouiche RO, Raad II, Heard SO, et al. A comparison of two antimicrobial-impregnated central venous catheters. N Engl J Med 1999；340：1-8.
6) Oda T, Hamasaki J, Kanda N, et al. Anaphylactic shock induced by an antiseptic-central venous catheter. Anesthesiology 1997；87：1242-4.
7) Schwartz C, Henrickson KJ, Roghmann K, et al. Prevention of bacteremia attributed to luminal colonization of tunneled central venous catheters with vancomycin-susceptible organisms. J Clin Oncol 1990；8：591-7.
8) Henrickson KJ, Axtell RA, Hoover SM, et al. Prevention of central venous catheter-relation infections and thrombotic events in immunocompromised children by the use of vancomycin/ciprofloxacin/heparin flush solution：a randomized, multicenter, double-blind trial. J Clin Oncol 2000；18：1269-78.
9) Spafford PS, Sinkin RA, Cox D, et al. Recommendations for preventing the spread of vancomycin resistance：recommendations of the Hospital Infection Control Practices Advisory Commettee（HICPAC）. Morb Mortal Wkly Rep 1994；44：1-13.
10) Kristinsson KG. Adherence of staphylococci to intravascular catheters. J Med Microbiol 1989；28：249-57.

11) Vaudaux P, Pittet D, Haberli A, et al. Host factors selectively increase staphylococcal adherence on inserted catheters：a role for fibronectin and fibrinogen or fibrin. J Infect Dis 1989；160：865-75.
12) Olson TA, Fischer GW, Lupo MC, et al. Antimicrobial therapy of Broviac catheter infections in pediatric hematology oncology patients. JPS 1987；22：839-42.
13) Messing B, Peitra-Cohen S, Debure A, et al. Antibiotic-lock technique：a new approach to optimal therapy for catheter-related sepsis in home-parenteral nutrition patients. JPEN 1988；12：185-9.
14) Lewis JA, LaFrance R, Bower RH. Treatment of an infected silicone right atrial catheter with combined fibrinolytic and antibiotic therapy：case report and review of the literature. JPEN 1989；13：92-8.
15) Mermel LA, Farr BM, Sherertz RJ, et al. Guidelines for the management of intravascular catheter-related infections. J Intraven Nurs 2001；24：180-205.
16) Raad I, Davis S, Khan A, et al. Impact of central venous catheter removal on the recurrence of catheter-related coagulase-negative staphylococcal bacteremia. Infect Control Hosp Epidemiol 1992；13：215-21.
17) Raad II, Hanna HA. Intravascular catheter-related infections. Arch Intern Med 2002；162：871-8.
18) Fidalgo S, Vasquez F, Mendoza MC, et al. Bacteremia due to Staphylococcus epidermidis, microbaiologic, epidemiologic, clinical, and prognostic features. Rev Infect Dis 1990；12：520-8.
19) Raad I, Davis S, Khan A, et al. Catheter removal effects recurrence of catheter-related coagulase-negative staphylococci bacteremia（CRCNSB）. Infect Control Hosp Epidemiol 1992；13：215-21.
20) Raad I, Narro J, Khan A, et al. Serious complications of vascular catheter-related Staphylococcus aureus bacteremia in cancer patients. Eur J Clin Microbiol Infect Dis 1992；11：675-82.

（井上　善文）

6. すりガラス状陰影を見たときの診断と抗菌薬治療

1 すりガラス状陰影を見たときの鑑別診断

　集中治療室に入院した胸部画像所見ですりガラス状陰影を呈する急性呼吸不全患者においては，呼吸不全に対する治療と並行しながら速やかに原因疾患を検索する必要がある。すりガラス状陰影を呈する急性呼吸不全はさまざまな原因において引き起こされ，鑑別が困難な症例も多いが，まず感染性・非感染性疾患の鑑別が重要となる（表1）。陰影の性状の確認には高分解能CT（high-resolution CT：HRCT）が有用であり，その所見により陰影の特徴を理解しながら，詳細な病歴聴取および考慮すべき疾患特有の検査を行うことで鑑別を進めていく。呼吸状態にもよるが気管支鏡検査は鑑別診断のためには極めて有用である。非感染性の場合には薬剤性肺炎，過敏性肺炎，また治療に反応しにくい急性間質性肺炎や特発性肺線維症を含む特発性間質性肺炎の急性増悪などでみられるようなびまん性肺胞傷害が挙げられる[1]。また，肺水腫や肺胞出血なども鑑別すべき疾患である[1]。感染症では免疫能低下がある場合にはニューモシスチス肺炎（pneumocystic pneumonia：PCP）やサイトメガロウイルス（cytomegalovirus：CMV）肺炎が第一に挙げられる[1]。免疫能低下がない場合ではレジオネラ肺炎，オウム病，マイコプラズマ肺炎，またインフルエンザウイルス（influenza virus：IFV）などによるウイルス性肺炎を考える必要がある[1]。本稿では特に感染症によるすりガラス状陰影を呈する疾患の診断と治療について概説する。

2 すりガラス状陰影を来す感染性疾患

1）ニューモシスチス肺炎

a．概要

　呼吸器感染症において広汎なすりガラス状陰影を主体とする疾患の代表としてPCPが挙げられる。PCPは真菌に属するニューモシスチス・ジロベシィ（*Pneumocystis jirovecii*）による肺炎であり，ステロイドや免疫抑制薬の長期使用，生物学的製剤投与，臓器移植後，血液疾患や固形癌，HIV（human immunodeficiency virus）感染などのさまざまな免疫不全状態が発症

表1 急性のすりガラス状陰影を呈する感染症と非感染性肺疾患

Ⅰ 感染症
 1 免疫能が正常
  1) レジオネラ肺炎
  2) オウム病
  3) マイコプラズマ肺炎
  4) ウイルス性肺炎（インフルエンザ，アデノウイルス）など
 2 免疫能低下
  1) ニューモシスチス肺炎
  2) サイトメガロウイルス肺炎など

Ⅱ 非感染性肺疾患
 1) 薬剤性肺炎
 2) 特発性器質化肺炎
 3) 急性呼吸窮迫症候群
 4) 過敏性肺炎
 5) 急性間質性肺炎，特発性間質性肺炎の急性増悪
 6) びまん性肺胞出血
 7) 急性好酸球性肺炎
 8) 肺水腫
 9) 放射線肺臓炎
 10) 膠原病関連間質性肺炎
 11) 癌性リンパ管症など

のリスクとなる。症状としては発熱，乾性咳嗽，呼吸困難が3主徴であるが，すべての症状が同時に出現するわけではなく，無症状の患者も数％程度みられる[2]。HIV感染者におけるPCPは非HIVの免疫不全患者におけるPCPと比べて，比較的ゆっくりとした亜急性の経過（1～2カ月）で病状が進行する[2〜4]。

b. 検　査

　CRPやLDH，β-D-グルカンが高値を示す場合が多く，診断の参考になる[2〜4]。KL-6も上昇することが多く，β-D-グルカンとKL-6の両者が高値であればPCPの可能性を考える。これらの陽性率は非HIV患者よりもHIV患者のほうが高いとされている[4]。診断には誘発喀痰や気管支肺胞洗浄液（bronchoalveolar lavage fluid：BALF）を用いて，Diff-Quikやグロコット染色を行い，栄養体やシストなどを確認することが必要である。PCR法による診断では偽陽性に注意する。典型的な画像所見は，両側中枢側および中下肺野優位のびまん性すりガラス状陰影である[1〜3]（図1）。小葉単位での病変の強弱がみられる，いわゆるモザイク状に分布する所見や肺野末梢に正常域を残すパターン，嚢胞性変化などは本症に特徴的である[1〜3]。そのほかに浸潤影，孤立性または多発性結節影，空洞形成，気胸など極めて多彩な陰影を呈する[1〜3]。

c. 治　療

　非HIV患者におけるPCPの予後は致死率30％程度，HIV患者では10〜15％と推測され

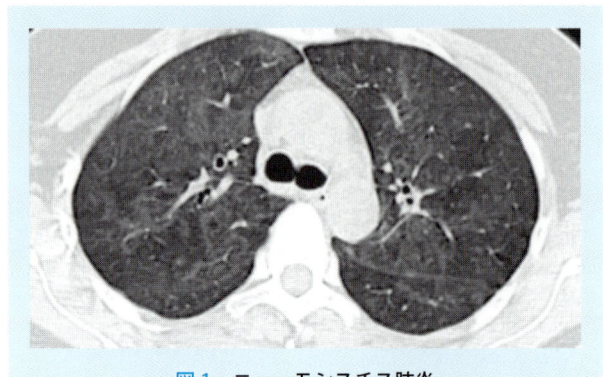

図1 ニューモシスチス肺炎
41歳，女性，HIV陽性者．両側性のすりガラス状陰影を認める．

ている。第一選択薬はST（sulfamethoxazole-trimethoprim）合剤（バクタ®錠／顆粒，バクトラミン®注）であり，HIV患者では21日間，非HIV患者では14日間を目安に治療を行うが，経口投与が基本である．通常，体重50kg以上の場合には，バクタ®錠（顆粒）12錠（12g）/day，分3内服，もしくは1回2時間のバクトラミン®注4アンプル＋5％ブドウ糖（生食）500mLの点滴静注を1日3回で投与する．副作用として特にHIV感染者では高頻度に発熱や発疹がみられ，消化器症状や肝機能障害・電解質異常，骨髄抑制なども出現する場合がある．副作用出現時にはペンタミジン（ベナンバックス®）3〜4mg/kg/dayを注射用蒸留水で溶解後，5％ブドウ糖300mLに希釈して，1日1回，2時間以上の点滴静注を21日間の残りの期間投与する．副作用としては腎機能障害，味覚異常，舌・口周囲のしびれ感，低血糖，骨髄抑制，低血圧，発疹などがある．HIV感染者で重症の場合（Pa_{O_2}＜70mmHgもしくは$A\text{-}aD_{O_2}$＞35mmHg）にはプレドニゾロンの併用が推奨されている．投与法としては，第1〜5日は60〜80mg/day，分2，第6〜10日には30〜40mg/day，分2，第11〜21日は15〜20mg/day，分2で計21日間，内服もしくは静注を行う．メチルプレドニゾロンのパルス療法も考慮される．

2）レジオネラ肺炎

a．概　要

　レジオネラ（*Legionella*）菌属（原因菌の半数以上がレジオネラ・ニューモフィラ（*Legionella pneumophila*）serogroup[1]）による肺炎で，通常の培地には発育せず，特殊な培地（B-CYE α寒天培地）で培養する必要がある．また細胞内寄生菌であり，細胞内移行が不良なβ-ラクタム系やアミノグリコシド系抗菌薬は臨床効果が期待できない．日本の過去の報告では市中肺炎による入院患者のうちレジオネラ肺炎は約3％，外来患者の約1％と報告されている[5]．特にレジオネラ肺炎を疑う所見としては，10日以内の温泉や循環式浴槽の入浴歴，急激な高熱での発症，急速に進行する全身症状，早期の意識レベルの低下などが挙げられる．肺炎があっても

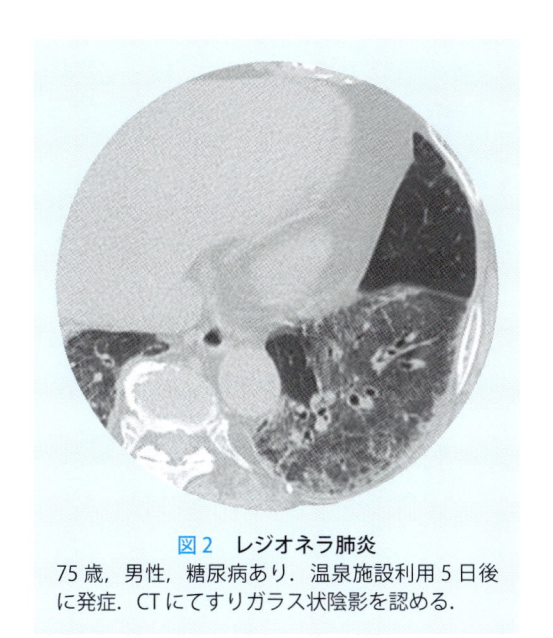

図2 レジオネラ肺炎
75歳，男性，糖尿病あり．温泉施設利用5日後に発症．CTにてすりガラス状陰影を認める．

初期には呼吸器症状を認めない症例も多く，注意が必要である[6]．

b．検　査

CRPなど強い炎症反応に加え，低ナトリウム血症，肝酵素の逸脱，またCKやLDH，血清クレアチニンの上昇などがみられる[6]．診断には尿中抗原検査が簡便で有効であるが，*L. pneumophila* serogroup 1以外のserogroupでは低感度となる．画像所見は急速に両側性に広がるすりガラス状陰影や浸潤影である（図2）．日本での集団感染35例の報告では，すりガラス状陰影を21例で，浸潤影を25例で認めている[7]．胸水貯留を認めることも多い．

c．治　療

治療としてはマクロライド系薬，ニューキノロン系薬，リファンピシン（RFP）（リファジン®）などのように細胞内移行が良好な薬剤を選択する．第一選択薬はシプロフロキサシン（CPFX）（シプロキサン®）またはパズフロキサシン（PZFX）（パシル®またはパズクロス®）の点滴静注である．次いでエリスロマイシン（EM）（エリスロシン®）の点滴静注の効果が優れているが，実際には併用される場合が多い．重症の場合にはこれにRFPの併用も考慮される．

3) クラミドフィラ（クラミジア）呼吸器感染症，マイコプラズマ肺炎

a．クラミドフィラ（クラミジア）呼吸器感染症

クラミドフィラ・シタッシ（*Chlamydophila psittaci*）や *C. pneumoniae* などによる呼吸器感染症である．特に *C. psittaci* によるオウム病は重症化する場合があり，注意が必要である．鳥（特

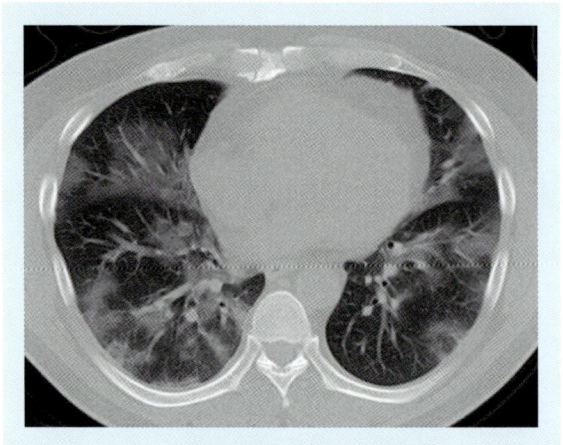

図3 インフルエンザウイルス肺炎
56歳，男性．CTにて両側性に気管支血管束周辺や胸膜直下を中心としたすりガラス状陰影を認める．

にインコ）との接触歴の聴取が重要となる．発熱，咳嗽，全身倦怠感に加え，頭痛，意識障害などの中枢神経症状などがみられる．重症例では多臓器不全，播種性血管内凝固（disseminated intravascular coagulopathy：DIC），ショック症状を呈して致死的な経過をとることもある[8]。診断は一般の培養法では困難であり，PCR法，抗体の検出などで行う．治療にはミノサイクリン（MINO）（ミノマイシン®）などのテトラサイクリン系抗菌薬が優れている．また，マクロライド系薬やニューキノロン系薬も効果が期待できる．

b．マイコプラズマ肺炎

マイコプラズマ・ニューモニエ（*Mycoplasma pneumoniae*）は市中肺炎のなかで原因の上位を占め，特に小児や青年期に頻度が高く，家族内感染の傾向が強い．一般に予後は良好であるが，まれに致死的な症例も認められる．Stevens-Johnson症候群などの肺外合併症にも注意する必要がある．マクロライド系，ニューキノロン系，テトラサイクリン系抗菌薬で治療するが，最近マクロライド耐性*M. pneumoniae*が報告されており注意が必要である．

4）ウイルス性肺炎

ウイルス性肺炎においても両側広汎なすりガラス状陰影を認めることが多い[9]。臨床的にはCMVやインフルエンザウイルス（IFV）などが重要である．

a．CMV肺炎

CMV肺炎はPCP同様に易感染性宿主で出現する．肺炎の診断にはBALFや肺生検などによる細胞診または組織診で封入体細胞の確認が重要である．画像所見では一部浸潤影を伴うすり

ガラス状陰影，小葉中心性の小粒状影，気管支血管束や小葉間隔壁の肥厚などがみられる[9]。治療としてはガンシクロビル（デノシン®）を1回5mg/kgを1日2回，1時間以上かけて14日間程度点滴静注する。副作用として高頻度に骨髄抑制が起こる。また，重症の場合にはCMV高力価γ-グロブリンを併用する。

b．IFV肺炎

IFV肺炎の場合にはIFVそのものによる肺炎なのか，それとも二次性の細菌感染が関与した肺炎なのかを明らかにすることが重要である。IFV肺炎の画像では，一側または両側の浸潤影を伴うすりガラス状陰影が主体であり，主に気管支血管束周囲や胸膜直下に分布する[10]（図3）。治療としてはオセルタミビル（タミフル®），ザナミビル（リレンザ®），ラニナミビル（イナビル®）またはペラミビル（ラピアクタ®）を使用する。しかし，一部にはオセルタミビル耐性ウイルスもみられ，注意が必要である。また現在国内でRNAポリメラーゼ阻害薬の上市が進んでいる。

【文　献】

1) Collins E, Stern EJ. Ground-glass opacity at CT：the ABCs. AJR 1998；169：355-67.
2) Fujii T, Nakamura T, Iwamoto A. Pneumocystis pneumonia in patients with HIV infection：clinical manifestations, laboratory findings, and radiological features. J Infect Chemother 2007；13：1-7.
3) Tokuda H, Sakai F, Yamada H, et al. Clinical and radiological features of Pneumocystis pneumonia in patients with rheumatoid arthritis, in comparison with methotrexate pneumonitis and Pneumocystis pneumonia in acquired immunodeficiency syndrome：a multicenter study. Intern Med 2008；47：915-23.
4) Nakamura H, Tateyama M, Tasato D, et al. Clinical utility of serum β-D-glucan and KL-6 levels in *Pneumocystis jirovecii* pneumonia. Intern Med 2009；48：195-202.
5) 日本呼吸器学会「呼吸器感染症に関するガイドライン作成委員会」編．成人市中肺炎診療ガイドライン．2005．
6) Sasaki T, Matsumoto N, Nakao H, et al. An outbreak of Legionnaires' disease associated with a circulating bathwater system at a public bathhouse. I：a clinical analysis. J Infect Chemother 2008；14：117-22.
7) Matsumoto N, Sasaki T, Nakao H, et al. An outbreak of Legionnaires' disease associated with a circulating bathwater system at a public bathhouse. II：radiological findings of pneumonia. J Infect Chemother 2008；14：123-9.
8) 谷口治子，迎　寛，飯干宏俊ほか．人工呼吸管理により救命し，BALFより起炎菌を分離しえた重症オウム病の1例．感染症学雑誌 1995；69：1396-401.
9) Kim EA, Lee KS, Primack SK, et al. Viral pneumonias in adults：radiologic and pathologic findings. RadioGraphics 2002；22：S137-49.
10) Ajlan AM, Quiney B, Nicolaou S, et al. Swine-origin influenza A（H1N1）viral infection：radiographic and CT findings. AJR 2009；193：1494-9.

〔迎　寛〕

7. Clostridium difficile 腸炎に対する診断と抗菌薬治療

1 Clostridium difficile とは

　クロストリジウム・ディフィシル（Clostridium difficile）は偏性嫌気性グラム陽性桿菌で、自然界に広く分布する。酸素に触れるとすぐに死滅するが、芽胞の状態では、消毒薬や酸素に対して抵抗性となる。約7%の健常人の糞便中に検出されるとされているが、医療施設入院患者では保菌者が10～20%であったと報告されており一般人に比較してやや高い[1]。これは、C. difficile が芽胞の状態で、C. difficile 腸炎の患者の糞便中はもとより、病院のベッド、床、トイレなどに存在し、医療スタッフの手指などを介して伝播するためや、入院中の患者では、抗菌薬の投与などにより腸内細菌叢が攪乱されていることなどによるものと考えられている[2]。

　C. difficile の産生する毒素には、toxin A と toxin B の 2 種類があり、これらの毒素により下痢などの消化管症状が惹起される。また、C. difficile のなかには、これら毒素のうち toxin A もしくは toxin A と toxin B の両者の toxin を産生しないものもみられ、これら toxin の産生性により C. difficile は toxin A 陽性 toxin B 陽性（A^+B^+）、toxin A 陰性 toxin B 陽性（A^-B^+）、toxin A 陰性 toxin B 陰性（A^-B^-）の 3 つのタイプに分類される。また、最近欧米で猛威を奮っている高病原性の C. difficile では、第 3 の毒素である binary toxin の産生がみられる。binary toxin の臨床的意義についてはよくわかっていない[3]。

2 C. difficile 感染症

　抗菌薬の投与後に生じる下痢症を抗菌薬関連下痢症（antibiotics-associated diarrhea：AAD）と呼び、なかでも C. difficile が原因となる AAD を C. difficile 感染症（C. difficile infection：CDI）または C. difficile 腸炎と呼び、CDI は AAD のおよそ 20～40% を占める。偽膜性大腸炎（pseudomembranous colitis：PMC）は、CDI のなかで大腸内視鏡検査により大腸内に偽膜形成が確認されたものである。CDI の発生機序は、抗菌薬や抗癌薬の投与により腸管細菌叢が攪乱され、菌交代現象により C. difficile が過増殖し C. difficile の産生する毒素の作用により CDI が発症するものと考えられている。CDI による症状は、腹部の不快感や軽い便通異常を呈する軽症のものから、発熱、頻回の水様性下痢を生じるもの、さらには腹水、中毒性巨大結腸症、

表1 CDIの外科的重症度分類

	心拍数	呼吸状態	乏尿	血圧低下
軽症	正常	正常	なし	なし
中等症	＞90	軽度呼吸窮迫	輸液に反応	収縮期血圧＞100
劇症	＞120	機械的呼吸管理必要	重症	昇圧薬が必要

(Sailhamer EA, Carson K, Chang Y, et al. Fulminant *Clostridium difficile* colitis：patterns of care and predictors of mortality. Arch Surg 2009；144：433-9 より一部改変引用)

麻痺性イレウス，ショック症状などを呈する重症のものまでさまざまで幅広い。循環呼吸動態に基づいた外科的なCDIの重症度分類も報告されており，外科的な治療方針の決定や予後予測の参考となるされる（表1）[4]。高病原性 *C. difficile* による症例が多く認められる欧米では，劇症型CDIのCDI全体に占める割合は3～8％に達すると報告されている[5]。また，CDIの15～20％で再発がみられ，治療に難渋することがある。

3 CDIの危険因子

CDI発症の危険因子は，抗菌薬〔なかでも第3世代セフェム系のセファロスポリン系薬，セファマイシン系薬，キノロン系薬，クリンダマイシン（CLDM）など〕の投与，入院（現在入院中または最近の入院歴），加齢とされ，その他にも重症の基礎疾患を有すること，プロトンポンプ阻害薬やH_2受容体拮抗薬などの酸分泌抑制薬の投与，経管栄養などが考えられている。

4 ICUにおけるCDI

ICUと一般病棟と比較した場合，ICUでは入室中の患者が圧倒的に重症例が多く，抗菌薬などの腸内細菌叢を撹乱させる薬剤を使用していることがほとんどである。また，入室している患者には，多くの点滴回路やモニタ類がつながれ，胃管チューブが留置されていることが多く，また医療スタッフによるケアの頻度も一般病棟と比べるとはるかに多い。したがって，一般病棟への入室患者と比較すればICU入室患者はCDIの危険因子を数多く有している。このことを反映して，ICUにおけるCDIの発生頻度は一般病棟よりも高い。ICUにおけるCDIは大きく2つに分けることができる。1つは，一般病棟でのCDIと同様に，ICUでCDIを発症するケース，もう1つは，病棟で発生した重症のCDIがICUに転棟されてくるケースである。重症例のなかには経過が数日のうちに死亡に至る劇症型が存在する。これら劇症型の多くは突然の大量の下痢で発症し，体液の喪失による hypovolemic shock を呈する。ドパミンやカテコラミンなど

の昇圧薬や急速輸液にもかかわらず致死的となることが多い。また，劇症型の 20％には下痢がみられないともされており[6]，注意が必要である。Saihamer らは，多変量解析により，劇症型 CDI の死亡の予測因子を検討し，①患者年齢が 70 歳以上であること，②高度な白血球増多または白血球減少（白血球数 35,000/μL 以上または 4,000/μL 以下），③心・呼吸不全（気管挿管または昇圧薬の使用）の 3 つを予後予測因子として同定し，3 因子をすべて有した場合には致死率が 57.1％で，3 つのいずれの因子も有さない症例の致死率は 0％であったと報告している[6]。

5　CDI の診断

抗菌薬の投与されている，もしくは過去 1 カ月以内に投与された入院患者や，抗菌薬の投与のない患者でも，抗癌薬による化学療法を受けた患者が下痢あるいは腸炎を来した場合は CDI を考慮する。以下，CDI にみられる各種検査所見を示す。

1）血液検査所見

白血球数の増多，CRP 値の上昇がみられる。なかには白血球数が 20,000/μL を超える症例もみられる。また，下痢により体液が喪失した症例では，脱水を反映して血清中の尿素窒素やクレアチニンの上昇がみられる。また，大腸の炎症により蛋白漏出を来した症例では低アルブミン血症が認められる。いずれも CDI に特異的な所見ではなく，血液検査は CDI の診断において病状（もしくは重症度）の評価的な意味合いが大きい。

2）画像診断

CDI に特異的な画像所見はなく，他の腸炎と同様に腹部単純 X 線検査では，大腸の拡張や大腸のニボー形成が認められることが多い。また，麻痺性イレウスを来した症例では小腸の著明なガス像がみられる。また，腹部 CT 検査では，大腸の浮腫像がみられ，大腸壁は 3 層構造を呈する（図 1）。また，時に腹水を認めることがあるが，腹水は大腸の炎症が漿膜側まで波及し滲出性の腹水を生ずる場合と，大腸の炎症のために腸管からの蛋白の漏出を来した結果，低アルブミン血症による漏出性の腹水の場合がある。大腸内視鏡検査では，大腸内に特徴的な黄白色の大きさ 3 〜 5mm 程度の斑状の偽膜が観察され，重症例ではその斑状の偽膜が融合し腸管内全体を覆うほどになる（図 2）。大腸内視鏡検査により偽膜が観察される症例は CDI のおよそ 30 〜 80％であるとされ，報告により差がみられる。

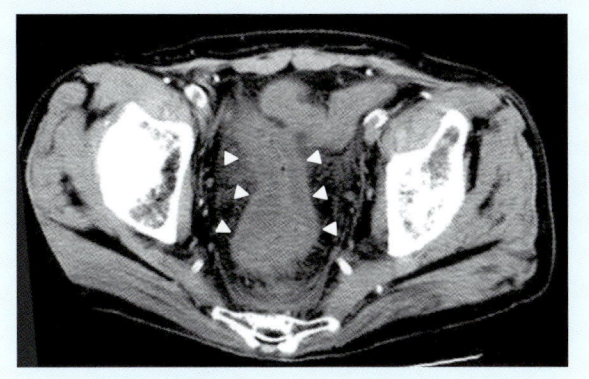

図1　重症型偽膜性大腸炎症例の腹部 CT 写真
65歳，男性．基礎疾患に糖尿病と慢性腎不全がある．直腸からS状結腸にかけて著明な壁肥厚像を認める（矢頭）．左大腿骨頸部骨折のため大腿骨頭置換術を受けた．術後感染予防のためにセファゾリン（CEZ）2g/day の点滴投与を3日間受けたのちに，引き続きセフジニル（CFDN）300mg/day の経口投与を受け，手術後5日目から下痢が出現した．CT 検査施行時，白血球数 33,000/μL，CRP 21.4mg/dL．

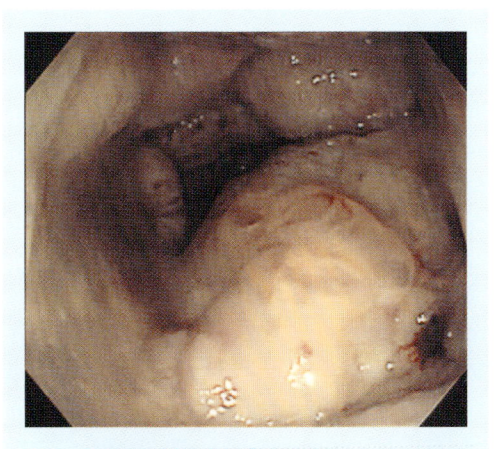

図2　重症型偽膜性大腸炎症例（図1と同一症例）の大腸内視鏡像
S状結腸の内腔全体を偽膜が覆う．

3）細菌学的検査

　CDI の細菌学的診断検査には，糞便中からの *C. difficile* の産生する毒素（toxin A および toxin B）の検出および *C. difficile* の分離培養法がある。迅速キットを用いた毒素検出は，培養検査と比較すると，数時間で結果が得られるものの感度が低いため[7]，糞便検体中の毒素検出陰性であっても *C. difficile* 感染症を否定できない場合は少なくない。糞便中 *C. difficile* グルタメートデヒドロゲナーゼの検出も迅速キットが利用できるが，CDI の細菌学的検査として単独

での使用は勧められない。

　C. difficile 培養検査は，毒素検出検査と比較すると迅速性に劣るが，感度が高い方法であり，加えて，施設内アウトブレイクが疑われた際などに，得られた菌株の詳細な検討が可能となる。特に，重篤な基礎疾患の多い ICU では，糞便検体中の毒素検出に加えて *C. difficile* 分離培養法を併用することが勧められる。ただし，分離培養では，毒素非産生性 *C. difficile* 菌株の分離もありうることを念頭におく必要がある。

　毒素検出検査結果，培養検査結果，および臨床症状から，総合的に CDI の診断を行う。

6　CDI の治療

1）CDI の抗菌薬治療

　CDI と診断された場合，まず最初にすべきことは現在使用している抗菌薬をすべて中止することである。しかしながら，ICU の患者では抗菌薬を中止できないことが多い。抗菌薬を中止できたとしても抗菌薬の中止のみで症状の改善のみられない症例，抗菌薬が中止できない例，頻回の水様性下痢や 38.5℃以上の発熱を呈する中等症以上の症例では薬物治療の適応となる。CDI の治療には，日本では，バンコマイシン（VCM）またはメトロニダゾールの投与が可能であるが，現在までのところ CDI の治療に対するメトロニダゾールの保険適用はない。VCM は，軽症例では 125mg × 4 回 /day の経口投与を 7 〜 10 日間，中等症以上では 125mg 〜 500mg × 4 回 /day を 10 〜 14 日間継続するのが標準的治療である。メトロニダゾールは 250mg × 4 回 /day あるいは 500mg × 3 回 /day を 10 〜 14 日間経口投与する。さまざまな理由で経口投与ができない症例の場合，VCM を胃管あるいは注腸により投与することも有効である。VCM による CDI 治療において注意すべき点は，VCM の点滴による血管内投与は，腸管内への VCM の移行はないため，菌血症などの極めてまれな病態を除いて[8]，CDI に対して無効であることである。また，CDI に対しては，ロペラミドのような腸管の蠕動を抑制する薬剤の投与は禁忌である[9]。

2）重症型 CDI に対する治療

　麻痺性イレウスは CDI の比較的重症例でみられ，麻痺性イレウスを来し腹部膨満を呈する症例では，イレウスチューブを挿入して腸管の減圧を試みる。腸管穿孔を来した例では緊急手術の適応となる。腸管からの体液の急激な喪失による hypovolemic shock を呈する症例は，致死的となるため迅速で適切な治療が必要である。

　劇症型 CDI に対して外科手術が行われるが，術後の死亡率も高く必ずしも満足のいく成績ではないものの，Lamontagne らによれば，劇症型 CDI の手術症例では非手術例と比較して死

亡のオッズ比は 0.22 であり手術による救命効果を報告している[10]。さらに，これら手術による効果は，血中乳酸値が 5mmol/L 以下に施行された例でより顕著であるとも報告している。

近年，ショック症状を呈し著明な炎症反応のみられる重症型もしくは劇症型 CDI に対して VCM の経口投与と PMX-F (polymyxin B-immobilized fiber) を用いた血液浄化療法の併用療法の有効性が Kimura らにより報告されている[11]。PMX-F により lipopolysaccharide, anandamide, 2-arachidonylglycerol を吸着することにより，それらの細胞障害性反応を中和し，サイトカインのバランスを整えることにより低血圧の改善と炎症反応の鎮静化などの治療効果が得られるものと考えられている。

おわりに

C. difficile は重要な医療関連感染の主要な原因菌である。医療スタッフによるケアが頻回となる ICU においては，適切な予防策を施すとともに，C. difficile 検出の各種検査法の特性を十分に把握して正しい結果の解釈が必要である。また，劇症型の CDI の致死率は高く，VCM を中心とする抗菌薬治療を含めた集学的治療と適切なタイミングでの外科手術を行う迅速な判断が必要である。

【文　献】

1) Kato H, Kita H, Karasawa T, et al. Colonisation and transmission of *Clostridium difficile* in healthy individuals examined by PCR ribotyping and pulsed-field gel electrophoresis. J Med Microbiol 2001；50：720-7.
2) 加藤はる. *Clostridium difficile* 関連下痢症―分子疫学と細菌学的検査―. JARMAM 2003；14：121-6.
3) Warny M, Pepin J, Fang A, et al. Toxin production by an emerging strain of *Clostridium difficile* associated with outbreaks of severe disease in North America and Europe. Lancet 2005；366：1079-84.
4) Dallal RM, Harbrecht BG, Boujoukas AJ, et al. Fulminant *Clostridium difficile*：an underappreciated and increasing cause of death and complications. Ann Surg 2002；235：363-72.
5) Adams SD, Mercer DW. Fulminant *Clostridium difficile* colitis. Curr Opin Crit Care 2007；13：450-5.
6) Sailhamer EA, Carson K, Chang Y, et al. Fulminant *Clostridium difficile* colitis：patterns of care and predictors of mortality. Arch Surg 2009；144：433-9.
7) Delmee M, Van Broeck J, Simon A, et al. Laboratory diagnosis of *Clostridium difficile*-associated diarrhoea：a plea for culture. J Med Microbiol 2005；54：187-91.
8) Libby DB, Bearman G. Bacteremia due to *Clostridium difficile*-review of the literature. Int J Infect Dis 2009；13：e305-9.
9) Kato H, Kato H, Iwashima Y, et al. Inappropriate use of loperamide worsens *Clostridium difficile*-associated diarrhoea. J Hosp Infect 2008；70：194-5.
10) Lamontagne F, Labbé AC, Haeck O, et al. Impact of emergency colectomy on survival of patients with fulminant *Clostridium difficile* colitis during an epidemic caused by a hypervirulent strain. Ann Surg 2007；245：267-72.
11) Kimura Y, Sato K, Tokuda H, et al. Combination therapy with direct hemoperfusion using polymyxin B-immobilized fiber and oral vancomycin improves fulminant pseudomembranous colitis by reducing the elevated endogenous cannabinoids and inflammatory cytokines：report of a case. Hepatogastroenterology

2008；55：956-8.

（加藤　秀章，加藤　はる）

1. グラム陰性菌の治療
2. 抗MRSA薬
3. 抗真菌治療—*Candida*属を中心に—
4. PK-PDと抗菌薬療法
5. ICUでのグラム染色の活用
6. 今問題となっている耐性菌

CHAPTER 3

感染症の抗菌薬使用の知識

CHAPTER 3 ● 感染症の抗菌薬使用の知識

1. グラム陰性菌の治療

はじめに

　グラム陰性菌は，グラム染色で薄い赤色に染まる細菌群の総称である。麻酔・集中治療医が遭遇する頻度が高い原因菌として，インフルエンザ菌，肺炎桿菌，大腸菌ならびに緑膿菌が挙げられる。薬剤耐性菌としては，基質特異性拡張型β-ラクタマーゼ（extended spectrum β-lactamase：ESBL）産生菌や多剤耐性緑膿菌（Multidrug-resistant *Pseudomonas aeruginosa*：MDRP）が重要である。本稿では，これらの菌の耐性状況や抗菌薬選択に関して概説する。

1　インフルエンザ菌

1）インフルエンザ菌

　インフルエンザ菌（*Haemophilus influenzae*）は，ヘモフィルス（*Haemophilus*）属のグラム陰性桿菌である。1892年にPfeifferが初めてインフルエンザ（流行性感冒）の原因菌と推定したが，結果的には誤認であった。フィラメント状や球菌状など多種の形状を呈するグラム陰性の小桿菌であり，球桿菌とも記載される。髄液や喀痰などの臨床検体では，染色性が悪く見落とされることも多いが（図1-a），分離培養された菌体は明瞭に染色される（図1-b）。

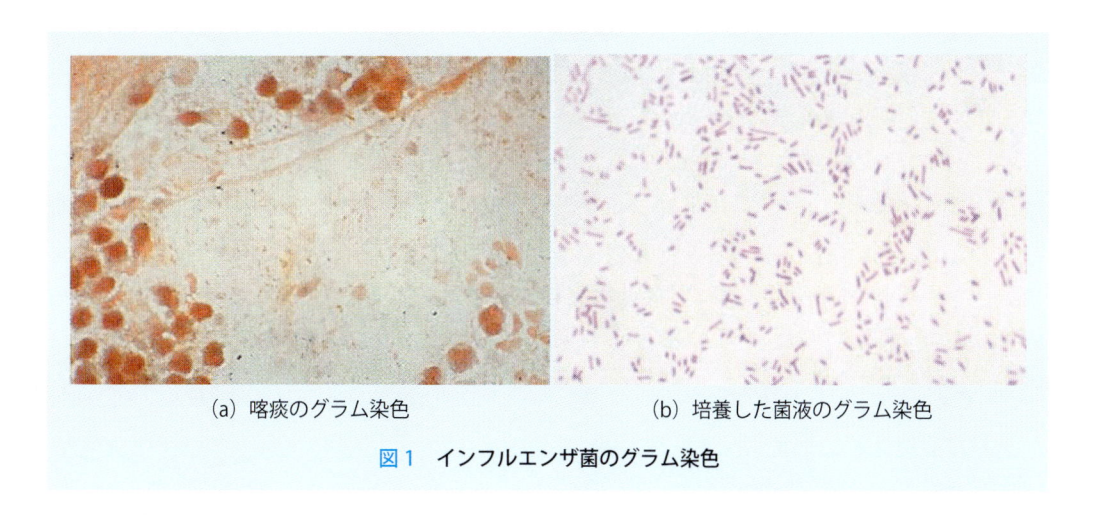

(a) 喀痰のグラム染色　　(b) 培養した菌液のグラム染色

図1　インフルエンザ菌のグラム染色

発育にはヘミン（X因子）とニコチンアミドアデニンジヌクレオチド（V因子）が必要で，これらの栄養要求性は細菌同定にも利用される。血液寒天培地上には増殖しないが，チョコレート寒天培地では培養可能である。インフルエンザ菌は多糖体からなる莢膜に対する主要な6種類の血清型が同定されており，それぞれa～fまで命名されている。莢膜を欠如する株は，血清型別不能株（nontypable）とされる。臨床的に最もよくみられるのはb型とnontypableである。インフルエンザ菌b型（Hib）は幼児や6歳未満の小児に髄膜炎などの感染症を起こし，nontypableは呼吸器感染症の原因菌となる。Nontypableは健常成人の上気道に定着していることも多く，呼吸器系の基礎疾患を有する患者に気管支炎や肺炎を来す。近年では免疫抑制剤ならびにステロイド投与症例など易感染性患者での感染例や，高齢者人口の増加に伴い高齢者での重症例などが報告されている[1]。

インフルエンザ菌は市中感染症の重要な原因菌であり，健常な小児や成人に感染することが知られている。慢性閉塞性肺疾患（chronic obstructive pulmonary disease：COPD）や気管支拡張症など，呼吸器の基礎疾患を有する患者に下気道感染や肺感染を起こすことが多い。

2）耐性の状況と抗菌薬

近年，インフルエンザ菌は薬剤耐性が進み，β-ラクタム系抗菌薬をはじめとする多くの抗菌薬に対し耐性を示すようになった。インフルエンザ菌のβ-ラクタム系抗菌薬耐性機序はβ-ラクタマーゼの産生，またはペニシリン結合蛋白（penicillin-binding protein：PBP）の変異によるβ-ラクタム系抗菌薬の親和性低下である。日本では，これまでβ-ラクタム系抗菌薬耐性はβ-ラクタマーゼ産生によるものが主体であったが，近年，β-ラクタマーゼ陰性ABPC耐性インフルエンザ菌（β-lactamase-negative ampicillin-resistant H. influenzae：BLNAR）が急速に広がり（図2）[2]，抗菌薬選択のうえで難渋する症例が増加してきている[3～4]。最近は，β-ラクタマーゼ産生株が約10%，BLNARが30～40%と推測される。ペニシリン系抗菌薬では，ピペラシリン（PIPC）が優れた抗菌力を有する。セフェム系抗菌薬では，セフタジジム（CAZ），セフトリアキソン（CTRX）は良好な抗菌活性を有するが，セフォチアム（CTM），セフォタキシム（CTX），セフェピム（CFPM）の抗菌力はやや低下している。カルバペネム系抗菌薬ではメロペネム（MEPM）とドリペネム（DRPM）は優れているが，イミペネム（IPM），ビアペネム（BIPM）の抗菌力はやや低下していた。マクロライド系抗菌薬ではアジスロマイシン（AZM）が最も優れていた。ニューキノロン系抗菌薬はすべて良好な抗菌力を有している。このように同系統抗菌薬間でもBLNARに対する抗菌活性に差を認めることから，インフルエンザ菌感染症の治療の際には抗菌薬選択に注意が必要である[3～4]。インフルエンザ菌に対する抗菌薬選択を表1に示す。

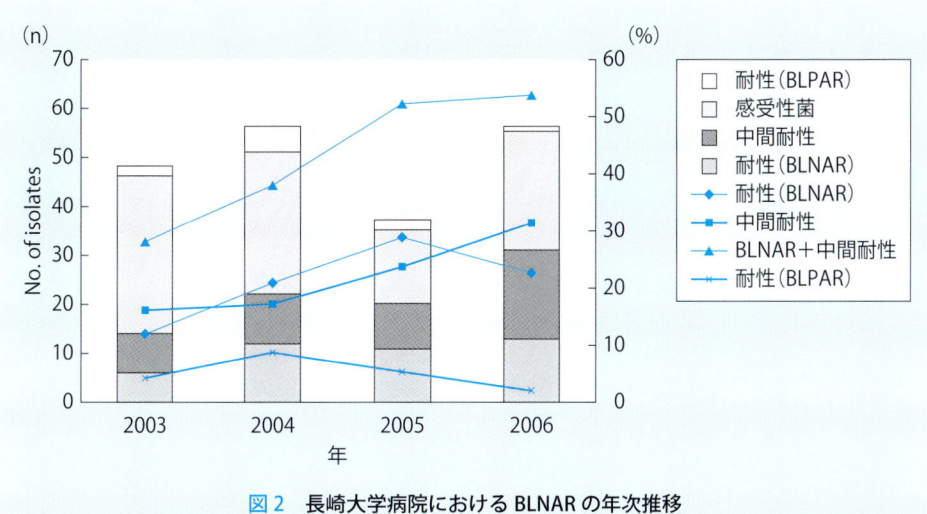

図2 長崎大学病院におけるBLNARの年次推移
(中村茂樹, 栁原克紀, 森永芳智ほか. 下気道由来検体から分離されたβ-lactamase non-producing ampicillin resistant Haemophilus influenzae (BLNAR) の分離頻度と薬剤感受性. 日本化学療法学会誌 2009 ; 57 : 32-6 より引用)

表1 インフルエンザ菌への抗菌薬

- 経口薬では第3世代セファロスポリン系薬やニューキノロン系薬
- 注射薬ではピペラシリン, 第3世代セファロスポリン系薬, ニューキノロン系薬, カルバペネム系薬 (MEPM や DRPM)
- Hib による髄膜炎や喉頭蓋炎は重症であるため第3世代セファロスポリン系薬 (CTRX), ニューキノロン系薬

2 肺炎桿菌 (*Klebsiella pneumoniae*)

　肺炎桿菌は, グラム染色では, 厚い莢膜を有するグラム陰性桿菌として観察される (図3)。肺炎, 尿路感染症, 腹腔内感染症ならびに菌血症の原因となる。糖尿病患者や大酒家に発症しやすく, 重症化することが知られている。死亡例も散見されるため, 診療する際には注意が必要である。

　本菌はβ-ラクタマーゼ (ペニシリナーゼ) 産生菌である。治療には基礎疾患のない若年者, 軽症例には第3世代セフェム系薬の経口薬やフルオロキノロン系薬の経口薬を, 中等症や基礎疾患を有する場合や高齢者には第3世代セフェム系薬の注射薬を使用する。重症例に対してはカルバペネム系薬の注射薬や, フルオロキノロン系薬の注射薬が使用される。

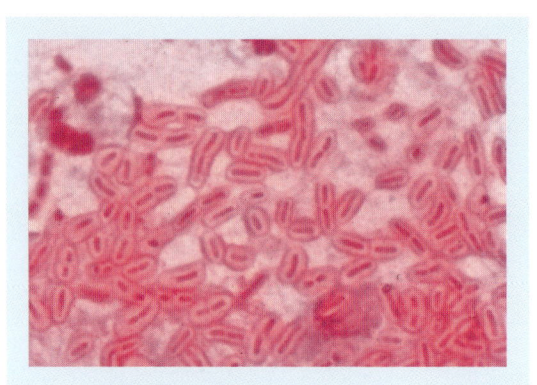

図3 肺炎桿菌（*Klebsiella pneumoniae*）のグラム染色像（喀痰）

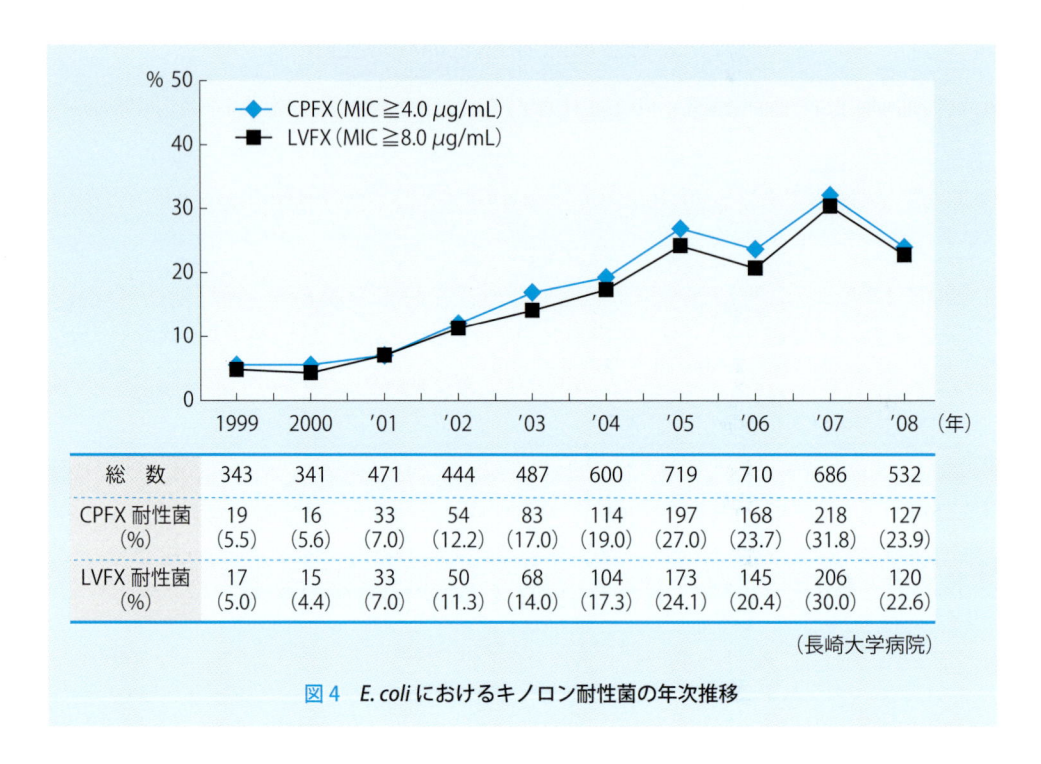

	1999	2000	'01	'02	'03	'04	'05	'06	'07	'08
総数	343	341	471	444	487	600	719	710	686	532
CPFX 耐性菌 (%)	19 (5.5)	16 (5.6)	33 (7.0)	54 (12.2)	83 (17.0)	114 (19.0)	197 (27.0)	168 (23.7)	218 (31.8)	127 (23.9)
LVFX 耐性菌 (%)	17 (5.0)	15 (4.4)	33 (7.0)	50 (11.3)	68 (14.0)	104 (17.3)	173 (24.1)	145 (20.4)	206 (30.0)	120 (22.6)

（長崎大学病院）

図4 *E. coli* におけるキノロン耐性菌の年次推移

3 大腸菌（*Escherichia coli*）

　尿路感染症，腹部および骨盤感染症ならびに敗血症の原因菌である．大腸菌による敗血症は重篤なエンドトキシンショックを引き起こす．腸管侵入性大腸菌，毒素原性大腸菌，腸管出血性大腸菌などは，腸管で病原性を示し，腸管感染症を来す．

　従来は大腸菌に対しては，多くの抗菌薬が優れた抗菌活性を有していた．しかしながら，最近では，ニューキノロン耐性菌や ESBL 産生菌の増加に伴い，抗菌薬選択は難しくなってきた．長崎大学病院におけるキノロン耐性菌の年次推移を図4に示す．

4 ESBL産生菌の現況と対策

　ペニシリン系やセフェム系抗菌薬のようなβ-ラクタム系抗菌薬を加水分解するβ-ラクタマーゼ産生は，グラム陰性菌の主要な耐性機構である。このβ-ラクタマーゼに安定な抗菌薬として，第3世代セフェム系薬が開発された。しかし，従来のβ-ラクタマーゼに安定である第3および第4世代セフェム系薬を含むすべてのセファロスポリン系，モノバクタム系抗菌薬をも分解する，ESBL産生菌の出現が報告され，問題となっている。β-ラクタマーゼはクラスA，B，C，およびDの4つのクラスに分類され，それぞれ異なる基質特異性をもつ。ESBLはペニシリン系薬を分解するクラスAに属する酵素に変異が生じ，その基質特異性が拡張した酵素である。ESBL産生遺伝子は伝達性プラスミド上に存在するため，同一菌種のみならず，異なる菌種間においても伝達される。そのため，ESBL産生菌は肺炎桿菌（Klebsiella pneumoniae）や大腸菌（Escherichia coli）が主であるが，クレブシエラ・オキシトカ（K. oxytoca）やプロテウス・ミラビリス（Proteus mirabilis）などにも広がっており，今後も増加することが懸念される。Clinical Laboratory and Standards Institute（CLSI）は，ESBLの検出対象菌種をK. pneumoniae，E. coli，K. oxytocaおよびP. mirabilisの4菌種としている。

　欧米では以前より大きな問題であったが，日本では分離頻度が低く臨床現場ではそれほど重要視されていなかった。国内でのESBL産生株の分離数は2000年頃より急増しているとの報告もあり，注意を要する[5]。図5に長崎大学病院におけるESBL産生菌（大腸菌ならびに肺炎桿菌）の年次推移を示す。

　ESBL産生菌に対する抗菌薬としては，重症例であればカルバペネム系抗菌薬が第一選択となるが，抗菌薬適正使用の観点からもセファマイシン系，ピペラシリン／タゾバクタム（TAZ/PIPC）（高用量），アミノグリコシド系〔イセパシン（ISP）かアミカシン（AMK）〕などが適応となる（表2）。経口薬の選択肢としては，ニューキノロン系薬であるが，耐性であることも多く，感受性検査が判明した後で投与するほうが望ましい[6]。

5 緑膿菌（Pseudomonas aeruginosa）

1）緑膿菌の形態

　緑膿菌という菌名は，本菌が感染したときに，しばしば緑色の膿がみられることから名づけられた。学名であるPseudomonas aeruginosaの"aeruginosa"も「緑青」を意味するギリシア語に由来している

　本菌は水まわりなど生活環境中に広く常在するが，健常者には通常，病原性を示さない弱毒菌である。感染防御能力の低下した患者にはしばしば日和見感染症を惹き起す，極めて重要な

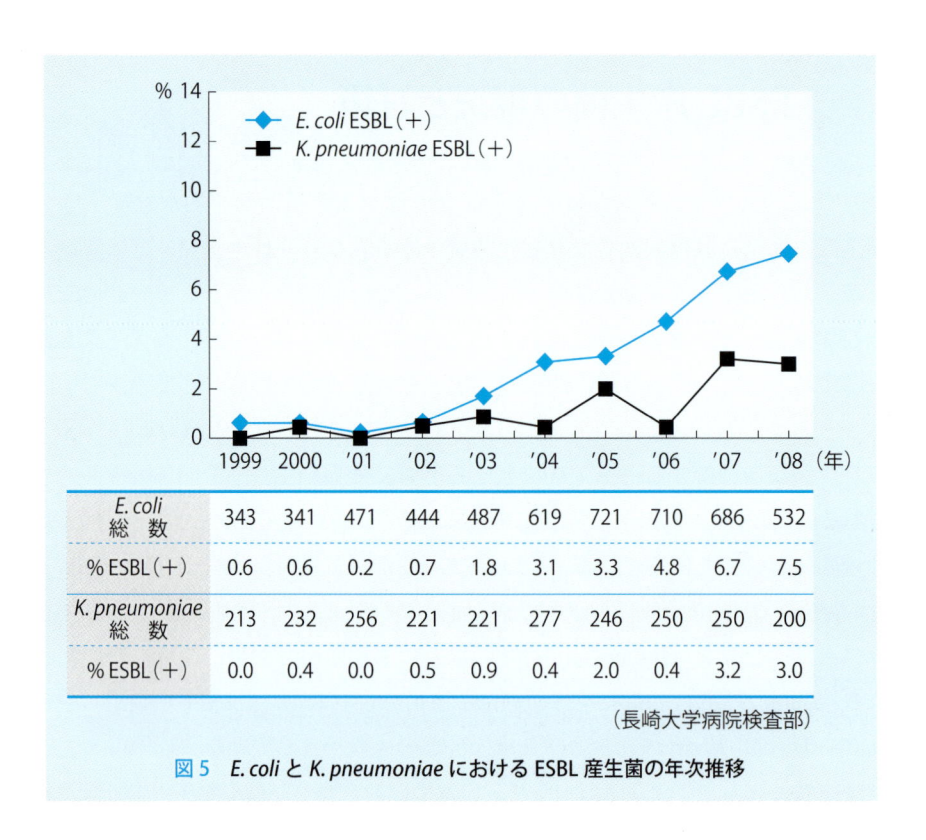

	1999	2000	'01	'02	'03	'04	'05	'06	'07	'08
E. coli 総数	343	341	471	444	487	619	721	710	686	532
% ESBL(+)	0.6	0.6	0.2	0.7	1.8	3.1	3.3	4.8	6.7	7.5
K. pneumoniae 総数	213	232	256	221	221	277	246	250	250	200
% ESBL(+)	0.0	0.4	0.0	0.5	0.9	0.4	2.0	0.4	3.2	3.0

（長崎大学病院検査部）

図5 *E. coli* と *K. pneumoniae* における ESBL 産生菌の年次推移

表2 ESBL 産生グラム陰性桿菌の治療薬

カルバペネム系抗菌薬	重症例では第一選択薬になる．治療効果は最も優れる
アミノグリコシド系抗菌薬	日本の分離株には，ISP や AMK の感受性率が高い．併用薬として優れる
TAZ/PIPC	高用量を使用する
ニューキノロン系抗菌薬	耐性率が高いが，感受性であれば使用可能となる

微生物である．

　緑膿菌は好気性グラム陰性桿菌（図6-a）である．酸素を好みブドウ糖を酸化的に分解してエネルギー源としているが，発酵による分解はできないことから，ブドウ糖非発酵菌に分類されている．菌体の一端に1本の鞭毛をもち活発に運動する．緑膿菌は，土壌，淡水，海水中など，自然環境の至るところに生息する環境中の常在微生物の一種であり，湿潤な環境を特に好む．また，ヒトや動物の消化管内部にも少数ながら存在する腸内細菌の一種である．偏性好気性であり，通常は酸素のない環境では生存できない．寒天培地上に培養するとピオシアニン，ピオベルジン，ピオルビン，ピオメラニンなどの色素を産生し，O-アセトアミノフェノンの産生により，甘酸っぱい特有の強い臭気を発する．コロニーは緑色を呈する（図6-b）．

　呼吸器系に基礎疾患を有する患者からムコイド型緑膿菌がしばしば分離される．ムコイドの

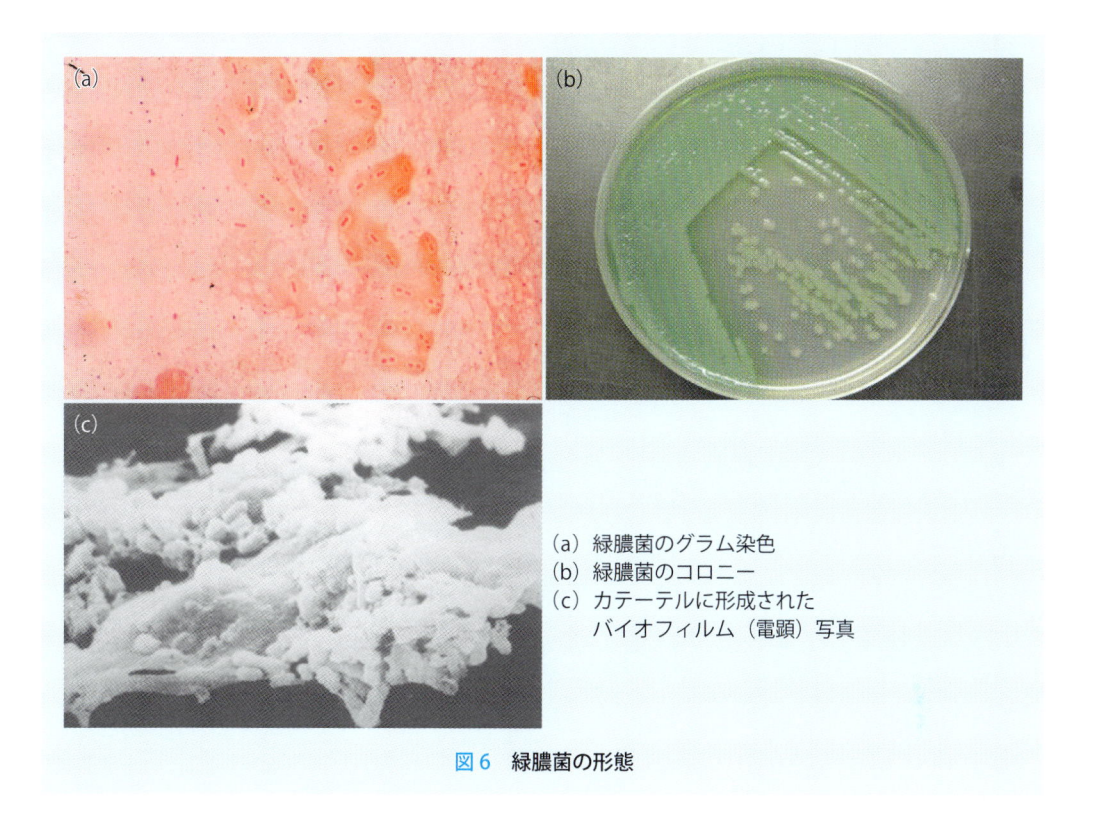

(a) 緑膿菌のグラム染色
(b) 緑膿菌のコロニー
(c) カテーテルに形成された
　　バイオフィルム（電顕）写真

図6　緑膿菌の形態

主成分は，アルギン酸と呼ばれる粘性の高いムコ多糖である．分泌されたムコイドが菌体を覆い包んだ薄層（フィルム）をバイオフィルムと称する（図6-c）[7]．バイオフィルムの存在は感染症の遷延化ならびに難治化に大きく影響する．

2）緑膿菌感染症の臨床像

　緑膿菌は弱毒菌であり，市中において健常者に感染症を発症することは少ない．一方，病院内においては，免疫力の低下した宿主に日和見感染症として重篤な感染症を惹き起す．緑膿菌は日和見感染菌として多彩な感染症に関与する．本菌は水まわりを好むため，呼吸器感染症，尿路感染症の頻度が高い．院内肺炎や人工呼吸器関連肺炎（ventilator-associated-pneumonia：VAP）の原因菌としてもMRSAと同様に重要である尿路感染症では，結石や医療器具留置状態に発症する複雑性尿路感染症の原因菌として頻度が高い．

　悪性血液疾患や抗癌薬投与例で白血球低下状態になると，腸管粘膜の免疫機構が破綻するため，定着した緑膿菌が内因性感染し，菌血症や敗血症となる（bacterial translocation）．緑膿菌敗血症では致死率は極めて予後が悪いことが知られている．他の主な感染経路として，医療用カテーテルや気管挿管，外科的手術などの医療行為によって尿道，気道，創傷からの感染を起こす．熱傷，外傷などで皮膚のバリア機構が破綻した部位に感染を起こすこともある．

1. グラム陰性菌の治療

表3 緑膿菌感染症に使用される抗菌薬

- 第3世代セファロスポリン系薬
- TAZ/PIPC
- カルバペネム系薬
- ニューキノロン系薬
- アミノグリコシド系薬

表4 緑膿菌のブレイクポイント濃度（μg/mL）と抗菌薬投与量

抗菌薬	S	I	R	欧米の投与量	日本の投与量	最大投与比
PIPC	≦64		≧128	12〜24g	2〜8g	3
CAZ	≦8	16	≧32	2〜6g	1〜4g	1.5
CFPM	≦8	16	≧32	2〜4g	1〜4g	1
CZOP	≦16	32	≧64	2〜12g	1〜6g	2
CTX	≦8	16〜32	≧64	2〜12g	1〜4g	3
CZX	≦8	16〜32	≧64	2〜12g	1〜4g	3
AZT	≦8	16	≧32	3〜8g	1〜4g	2
IPM	≦4	8	≧16	2〜4g	1〜2g	2
MEPM	≦4	8	≧16	1.5〜6g	0.5g〜2g	3
GM	≦4	8	≧16	420mg	80〜120mg	3.5
AMK	≦16	32	≧64	900mg	200〜400mg	2.25
TOB	≦4	8	≧16	420mg	120〜180mg	2.3
CPEX	≦1	2	≧4	400〜1200mg	200〜600mg	2
LVFX	≦2	4	≧8	250〜750mg	200〜600mg	1.25

CZOP：セフォゾプラン，CZX：セフチゾキシム，AZT：アズトレオナム，GM：ゲンタマイシン，TOB：トブラマイシン
(Clinical and Laboratory Standards Institute：Performance standards for antimicrobial susceptibility testing；seventeenth informational supplement. Wayne 2007；27：M100-S17, 日本呼吸器学会院内肺炎診療ガイドライン作成委員会編．成人院内肺炎診療の基本的考え方．東京：日本呼吸器学会；2008. p.1-72 より引用)

3）治療薬の選択

　元来，緑膿菌は薬剤感受性がよくないため，有効な抗菌薬は限られる．抗緑膿菌活性を有するペニシリン系や第3・4世代セフェム系抗菌薬，カルバペネム系薬，フルオロキノロン系ならびにアミノ配糖体系抗菌薬などが選択される（表3）．全国的なサーベイランスデータなども参考になるが，緑膿菌の感受性は施設ごとに異なるため，自施設のデータに基づいて，抗菌薬を選択すべきである．また，日本の抗菌薬投与量が諸外国と比べ少ないことを考慮して，高用量に設定する．緑膿菌ブレイクポイントと抗菌薬投与量（欧米と日本）を表4に示す．

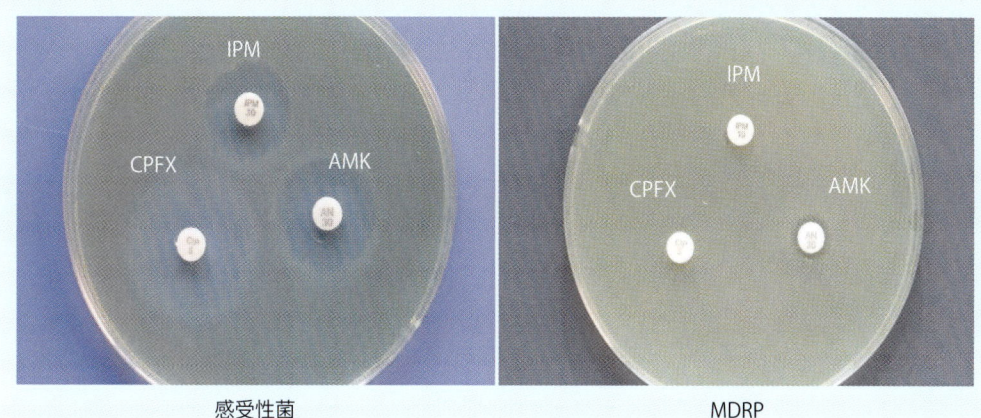

図7　多剤耐性緑膿菌（MDRP）の判断基準

- イミペネムの MIC ≧ 16 µg/mL
- アミカシンの MIC ≧ 32 µg/mL
- シプロフロキサシンの MIC ≧ 4 µg/mL

緑膿菌感染症の治療に有効な3系統の薬剤，カルバペネム系，アミノグリコシド系ならびにニューキノロン系に同時に耐性を示すもの

4）多剤耐性緑膿菌（MDRP）

　最近，緑膿菌に効果が期待される CAZ などの第3世代セフェム系薬，IPM などのカルバペネム系薬やシプロフロキサシン（CPEX），レボフロキサシン（LVFX）などのフルオロキノロン系抗菌薬，さらに AMK などのアミノ配糖体系抗菌薬などに幅広く耐性を獲得した「多剤耐性緑膿菌（Multidrug-resistant *Pseudomonas aeruginosa*：MDRP）」の増加が懸念されている。MDRP は，院内感染症の重要な原因菌として，マスコミでも大きく取り上げられている。

　現在，MDRP は感染症法において5類感染症（基幹定点指定届け出）になっている。多くの医療機関の院内感染対策委員会で，最も重要な病原体として厳重に監視されている。感染症法に基づく MDRP の検査室では，IPM，AMK ならびに CPEX に耐性であることで判断している（図7）。

5）MDRP 感染症に対する抗菌薬療法

　MDRP 感染症には，単剤治療では効果が期待できないため，併用療法が実施される。62株の薬剤耐性菌を対象にチェッカーボード法で検討し，AMK ＋アズトレオナム（AZT），PIPC/TAZ ＋ AMK，セフォペラゾン（CPZ）/スルバクタム（SBT）＋ AZT，CFPM ＋ AMK などの組み合わせで相乗および相加効果を認めたことが報告された[7]。しかしながら，それぞれの分離菌に対して，チェッカーボード法を実施するのは困難である。簡便化する方法としてブレイ

クポイント・チェッカーボード・プレート（BC-plate）が開発された[8]。BC-plate は，臨床効果との相関から設定されたブレイクポイント濃度の組み合わせで，重要な8薬剤の併用効果を一度に判定するものである。BC-plate を用いることで，*in vitro* で得られた成績に基づく併用療法が可能となる。

　最近では，多剤耐性菌感染症に対するコリスチン（CL）の有用性が注目されている。本薬は細菌の外膜に強く作用し，濃度依存的な抗菌作用が特徴である。欧米の報告では，肺炎や敗血症に用いられており良好な成績であった。懸念されていた副作用も従来の報告より少ないとされ，期待される薬剤である。日本では医薬品として認可されていないため倫理委員会に諮り，承認を受ける必要がある。

【文　献】

1) Dworkin MS, Park L, Borchardt SM. The changing epidemiology of invasive *Haemophilus influenzae* disease, especially in person ＞ or ＝ 65 years old. Clin Infect Dis 2007；44：810-6.
2) 中村茂樹，柳原克紀，森永芳智ほか．下気道由来検体から分離された β-lactamase non-producing ampicillin resistant Haemophilus influenzae（BLNAR）の分離頻度と薬剤感受性．日本化学療法学会誌 2009；57：32-6.
3) 坂田　宏．小児の呼吸器感染症患者から分離された *Haemophilus influenzae* の注射用抗菌薬に対する薬剤感受性．日化療会誌 2003；51：569-73.
4) Ohkusu K, Nakamura A, Sawada K. Antibiotic resistance among recent clinical isolates of *Haemophilus influenzae* in Japanese children. Diagn Microbiol Infect Dis 2007；36：249-54.
5) Muratani T, Matsumoto T. Urinary tract infection caused by fluoroquinolone-and cephem-resistant Enterobacteriaceae. Int J Antimicrob Agents Suppl 2006；1：S10-3.
6) 前崎繁文，山口敏行，橋北義一ほか．臨床分離薬剤耐性緑膿菌における各種抗菌薬の併用効果の検討．Jpn J Antibiot 2006；59：11-20.
7) Yanagihara K, Tomono K, Sawai T, et al. The combination therapy for chronic respiratory *Pseudomonas aeruginosa* infection associated with biofilm formation. J Antimicrob Chemother 2000；46：69-72.
8) Tateda K, Ishii Y, Matsmoto T, et al. Break-point Checkerboard Plate' for screening of appropriate antibiotic combinations against multidrug-resistant Pseudomonas aeruginosa. Scand J Infect Dis 2006；38：268-72.

（柳原　克紀）

CHAPTER 3 ● 感染症の抗菌薬使用の知識

2. 抗MRSA薬

はじめに

　アミノグリコシド系抗菌薬であるアルベカシン（ABK）（ハベカシン®），グリコペプチド系抗菌薬であるバンコマイシン（VCM）（バンコマイシン®），テイコプラニン（TEIC）（タゴシッド®），オキサゾリジノン系薬のリネゾリド（LZD）（ザイボックス®）の5剤が，現在，日本で使用可能な抗メチシリン耐性黄色ブドウ球菌（methicillin-resistant Staphylococcus aureus：MRSA）薬である。これらの薬剤は耐性菌出現防止のために適切な使用が求められ，タイムリーな耐性の疫学を把握すること，PK-PD（pharmacokinetics-pharmacodynamics）特性を理解した効果的な投与が必要である。特にABK，VCM，TEICは治療薬濃度モニタリング（therapeutic drug monitoring：TDM）の実施が不可欠である。本稿ではそれぞれの抗菌薬の特性とTDMを考慮した実践的な初期投与・再投与設計を中心に解説する。

1 投与量設定のための腎機能評価

　LZDを除く他の抗MRSA薬はすべて活性未変化体が尿中に排泄される腎排泄型の薬剤であり，投与量設定に当たっては腎機能の評価が必要である。ほとんどの事例がクレアチニンクリアランス（Ccr）を投与指標としているため，まずCcrを算出しなければならない。実測のCcrの算出あるいは下記のCockroft-Gault式が汎用されている。

$$\text{推定 Ccr(mL/min)} = \frac{(140 - \text{年齢}) \times \text{理想体重}}{\text{血清クレアチニン値} \times 72} \quad (\times 0.85 ; \text{女性})$$

Cockroft-Gault式の式を使用するに当たっては，血清クレアチニン（Scr）値が安定していることが条件であり，年齢に比較して極端に筋肉量が少ない場合や萎縮している場合には注意が必要である。サンフォード感染症治療ガイド[1]ではScrが0.6mg/dL未満の場合には推定Ccrを使用するのは不適切であるとしている。

　日本腎臓学会ではイヌリンクリアランスの測定によって日本人の糸球体濾過率（GFR）を推定する下記のeGFR（estimated GFR）の回帰式を算出しているが，eGFRを使用する場合にはeGFR = 0.719 × Ccrで補正し，またeGFRが1.73m^{2}の標準体表面積で標準化されているため，薬物投与設計には個別患者の体表面積に換算する必要がある。

$$\text{eGFR}(\text{mL/min}/1.73\text{m}^2) = 194 \times \text{年齢}^{-0.287} \times \text{Scr}^{-1.094} \quad (\times 0.739 ; \text{女性})$$

表1 正常腎機能患者における抗MRSA薬のTDM初回採血スケジュール

薬剤（商品名）	半減期	採血日
ABK（ハベカシン）	1.5～2.5時間	1～2日間投与した翌日（投与2～3日目）
VCM（バンコマイシン）	6～12時間	2～3日間投与翌日（投与3～4日目）
TEIC（タゴシッド）	83～168時間	ローディングドーズを2～3日間投与した翌日（投与3～4日目）

※投与初日を1日目とする．またTEICは定常状態ではないが確認採血を実施．

表2 抗MRSA薬の目標濃度（詳細は各論参照）と採血時間

薬剤（商品名）	目標濃度	採血時間
ABK（ハベカシン）	2mg/L未満	トラフ値
	9～20mg/L	ピーク値（点滴時間20～40分の場合，点滴開始から1時間後）
VCM（バンコマイシン）	10～20mg/L	トラフ値
	—	ピーク値は通常不要（1時間点滴終了後1～2時間後）*
TEIC（タゴシッド）	15mg/L～	トラフ値
	—	ピーク値は不要

*：VCMはAUC/MIC ≧ 400がPK/PDの指標であり，AUC/MICの代替指標には，トラフ値の測定のみで十分と考えられている．

Ccrに基づいた具体的な初期投与設計については各論で後述する．

2 抗MRSA薬のTDM採血

採血方法：薬物血中濃度採血は一般採血と異なり，ルート採血はなるべく避けることが望ましく，ルート採血に当たってはルート内の十分なフラッシュとルート内液による希釈効果に注意しなければならない．通常は薬剤投与部位以外の体幹の血管より採血を行う．

採血日：各薬剤が定常状態に達していると思われる時期に採血を行う．定常状態とは1日の薬物投与量と排泄量が等しくなり，血中濃度の蓄積がなくなり一定濃度に到達した状態であり，臨床的には薬剤半減期の4～5倍の経過時間で十分とされる（93.7～96.9％の到達率が得られる）．腎機能が正常な患者における一般的な採血日を表1に示す．

採血時間：TDMにおける採血時間は投与直前値（約30分以内）をトラフ（trough）値，最高血中濃度付近〔各抗菌薬によって時間が異なる．（表2）〕をピーク（peak）値と呼び，抗MRSA薬については以下の採血時間が推奨される．

ピーク値と最高血中濃度の取り扱いは異なるので注意が必要である．静脈内に投与された薬

図1 ピーク値と最高血中濃度

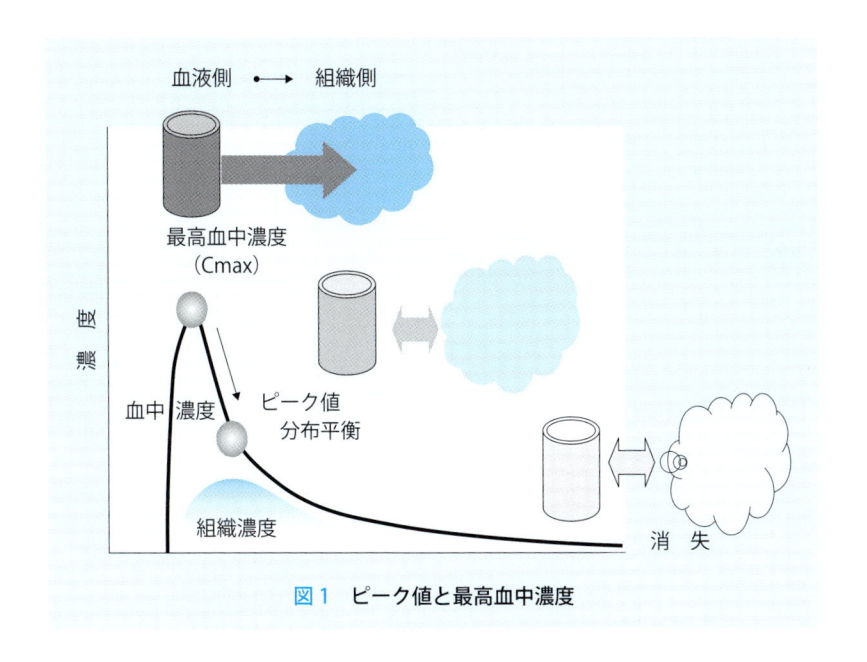

剤は投与中から投与終了時まで急速に組織に分布していくが，投与終了直後の段階ではすべての組織と血液濃度が平衡状態に到達していない。血中濃度の測定目的は，組織濃度の測定が困難であるためその代替指標とすることであり，組織濃度を反映する血中濃度に意味がある。また，薬物が各組織に分布する過程で，ある特定の組織が最高濃度に到達する時点の血中濃度を把握することを試みても，分布過程の血中濃度は短時間で急速に低下していくため，終了直後から分布過程における測定値の扱いは臨床的に困難である。

各組織によって分布平衡に到達する時間が異なるため，最高組織濃度を迎える時間は組織によって異なるが，上記のことから各組織への薬物分布がほぼ終了した時点の血中濃度をピーク値として扱う（図1）。

3 アルベカシン（ABK）

ABKは他のアミノグリコシド系抗菌薬同様の副作用，PK-PD特性を有する。したがって腎機能障害の発現には十分な注意が必要である。本剤はほとんどが細胞外液に分布するが，近位尿細管上皮細胞においては輸送蛋白であるメガリンによるエンドサイトーシスによって高率に細胞内に取り込まれ，ライソゾーム内に高濃度で蓄積することが知られている。近位尿細管上皮細胞は投与後速やかに血中濃度を超える細胞内濃度となり，ライソゾーム膜が破壊されると加水分解酵素の遊離による細胞傷害が腎機能障害を発現させる。細胞傷害を減少させるには細胞内濃度の低下が必要であるが，細胞内への取り込みは能動的であることから，高濃度単回投与よりも低濃度持続投与の場合に腎機能障害の生じやすいことが動物実験で知られている

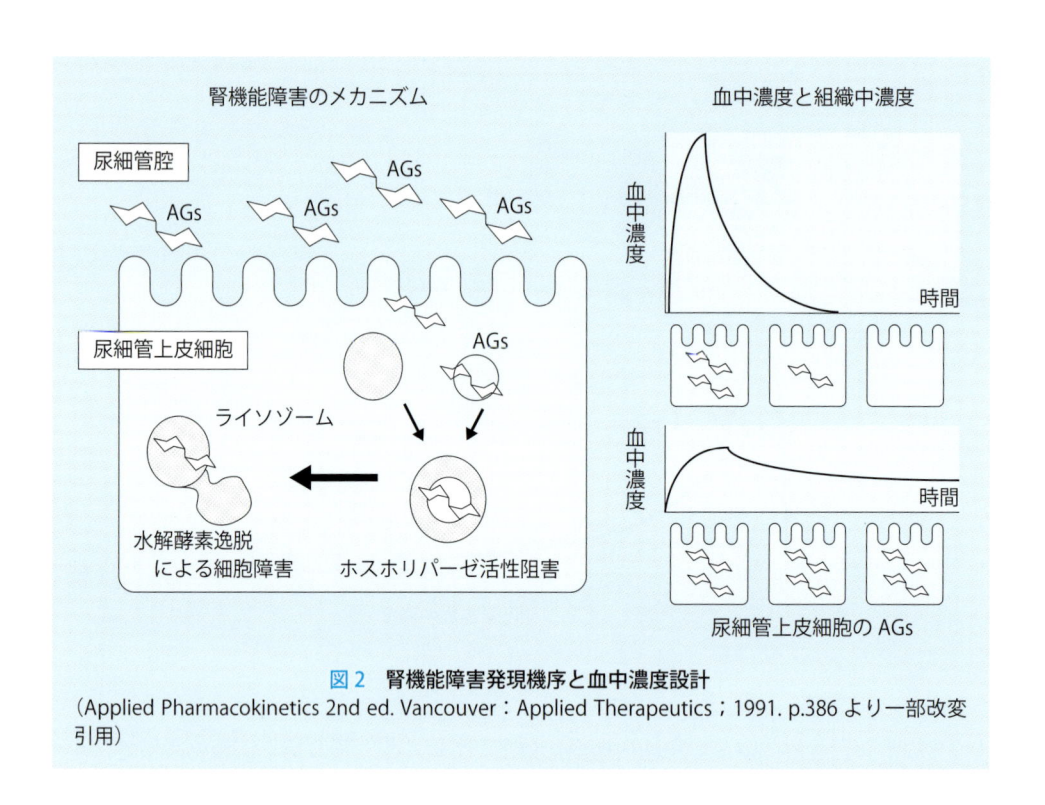

図2 腎機能障害発現機序と血中濃度設計
（Applied Pharmacokinetics 2nd ed. Vancouver：Applied Therapeutics；1991. p.386 より一部改変引用）

表3　1日1回投与のABK参考用法

Ccr＞80mL/min/1.73m²	（予想ピーク値）	80〜60	60〜40	40〜30
5.1mg/kg；重症7	（16〜24mg/L）	4mg/kg	3.5	2.5

（図2）。臨床においてもアミノグリコシド系抗菌薬は1日1回投与により腎機能障害の発現が減少することが報告されており[2]，PK-PD特性がCpeak/MIC依存であることから，ABKは1日1回投与が推奨されている。

初期投与設計：ABKの1日1回投与における用法用量は，TDMにおいて腎機能低下などの副作用を減少させる目的でトラフ値を2mg/L未満とし，有効性を確保するためにピーク値は9〜20mg/L（1日1回）を目標値とする。アミノグリコシド系抗菌薬のPK-PDはC peak/MIC≧8以上であり，ABKの臨床分離株にはMIC 2mg/Lが観察されることから，ピーク値16〜20mg/L（1日1回）が推奨されるかもしれない。この目標値に対する初期投与設計に確立されたものはないが，他のアミノグリコシド系抗菌薬とほぼ同様の分布容積を示すことから，サンフォード感染症治療ガイド[1]のゲンタマイシン（GM）（ゲンタマイシン®）に近似する投与量2.5〜5mg/kg/回（1日1回）が参考になると考えられる（表3）。

表3の活用で注意が必要な点はCcrの算出は体表面積で標準化することである。サンフォード感染症治療ガイド[1]ではCcrの計算にCockroft-Gault式が参考として記載され，単位はmL/minになっているが，Cockroft-Gault式の算出結果をそのまま利用することはできない。

実際には算出結果を各患者の体表面積で除したのち，標準体表面積である $1.73m^2$ を乗じて使用する．

再投与設計：ABK の血中濃度が測定された場合の再投与設計について，用法変更がない場合は投与量と血中濃度は比例計算で算出することができる．トラフ値が 2mg/L を超え有効な血中濃度調整が困難な場合は，腎機能がかなり低下していることが考えられ他剤への変更を検討する必要がある．

4 バンコマイシン（VCM）（バンコマイシン®）

経口剤，注射剤のある VCM は MRSA 腸炎にはよい適応となる．本剤は比較的耐性化し難く，約 40 年にわたり *Staphylococcus aureus* に対する感受性を保ってきたが，1997 年に MIC ＝ 8mg/L のバンコマイシン低度耐性黄色ブドウ球菌（vancomycin intermediate *S. aureus*：VISA），2002 年にバンコマイシン耐性黄色ブドウ球菌（vancomycin resistant *S. aureus*：VRSA）が報告されている．また，近年 heteroresistant VISA（hVISA）の存在が臨床上問題となり，TDM の治療域が添付文書の記載と大きく異なり，トラフ値 10mg/L 以上の維持が推奨されている．効果・副作用・耐性発現の問題からも TDM は極めて重要であり，アメリカ感染症学会（Infectious Diseases Society of America：IDSA），アメリカ病院薬剤師会（The American Society of Health-System Pharmacists：ASHP），感染症薬剤師会（The Society of Infectious Diseases Pharmacists：SIDP）より 2009 年に報告された VCM の TDM に関するコンセンサスレビュー[3]）によって VCM の使用方法は大きく変化している．

VISA が検出された感染症患者の 8 割は，以前に MRSA 感染やグリコペプチドに曝露されただけではなく，VCM 開始 1 週間以内のトラフ値が 10mg/L 未満であったことを Benjamin らが報告している．また，一部の MRSA が 10mg/L 未満の VCM に曝露されると，二次的に MIC が 1mg/L から 8mg/L に上昇する VISA 株に類似のヘテロ耐性様の性質を引き起こすことが確認され，*S. aureus* のトラフ値＜ 10mg/L への曝露は VISA 様の特性を有する株を生産することを示唆している．このことから，トラフ濃度は耐性の進展を避けるために常に 10mg/L 以上を維持することが勧められる[1]）．

コンセンサスレビューによる VCM トラフ値の解釈は表4のようになっている[1, 4]）．

表4ではほとんどの事例においてトラフ値 15 ～ 20mg/L が目標となってしまうが，4g を超える高用量においては腎機能障害が増加することが報告されている．日本化学療法学会では，重篤な感染症や前述の複雑性感染の場合は，最初から 15 ～ 20mg/L を狙うことが必要なこともあるが，初期段階ではトラフ値 10 ～ 15mg/L を目標とし，感染巣，初回 TDM 実測値，臨床経過，分離 MRSA の MIC 値を参考に，必要と判断した段階で 15 ～ 20mg/L に目標値を上げることを勧めている．また，2mg/L 以上の MIC 株において代替療法を考慮する必要があるのは，VCM の PK-PD 指標が AUC/MIC ≧ 400 であり，目標値を維持するためにはトラフ値が

表4 MRSAに対するVCMトラフ濃度の設定（米国）

最低濃度：10mg/L	＜10mg/Lへの曝露はVISA様の特性を有する株を生産することが示唆され，耐性の進展を避けるために，常に10mg/L以上を維持することが勧められる
MIC＝1mg/Lの場合	トラフ濃度15～20mg/L
複雑性感染症の場合	トラフ濃度15～20mg/L（*S. aureus*に起因する菌血症，心内膜炎，骨髄炎，髄膜炎，院内感染性肺炎など）
MIC≧2mg/Lの場合	代替療法を考慮する（日本では慎重な対応が必要）

※1回の用量が1gを超えるとき，点滴時間は1.5～2時間に延長

20mg/Lを高頻度に超える可能性があり，腎機能障害などの副作用が懸念されるためである。

初期投与設計：腎排泄型の薬剤であり，腎機能低下時には維持用量を調整する必要があり，実測あるいは推定Ccr（mL/min）に基づき以下の維持用量算出が一例として挙げられる。

- トラフ濃度10～15mg/Lを目標とする場合：Ccr（mL/min）×20を1日投与量
  （例：Ccr100mL/minの場合2,000mg/day）
- トラフ濃度15～20mg/Lを目標とする場合はCcr（mL/min）×25を1日投与量
  また腎機能低下時には，維持用量が減量されるが，初回から減量されれば早期に有効血中濃度に到達しないため，腎機能にかかわらず初日の最低用量として以下を投与する（体重は実測体重を用いる）。
- 一般感染症：15～20mg/kg/day以上
- 重症感染症：25～30mg/kg/day

再投与設計：定常状態で観測された実測値に基づく血中濃度は，投与間隔を変更しない場合，投与量と比例しているため，測定トラフ値に基づき投与量を比例計算する。

5 テイコプラニン（TEIC）（タゴシッド®）

細胞壁合成阻害作用を有するTEICはVCMと同様の効果が期待され腎機能障害も少ないが，TDMおよびPK-PD理論のエビデンスが十分に報告されておらず，投与方法は手探りの状況である。90％以上の高い蛋白結合率を示し，臨床分離株を考慮した際に目標トラフ値は15mg/L以上が必要と考えられるが，副作用発現域が60mg/L以上であるため，さらに高いトラフ濃度も検討されている（表5）[5]。

初期投与設計：TDMの採血の項でも解説したが，半減期が長く定常状態に到達するには1週間程度を要することから，腎機能に依存せず3日間のローディングドーズを投与する必要がある。早期（3～5日目）にトラフ値15mg/L以上を目標とする負荷用量は，矢野らの報告の[6] 10mg/kg×2/day（初日），10mg/kg×1/day（2～3日目）程度が妥当と考えられる。維持用量の設定には高投与量のエビデンスがなく，表6の投与法とTDMで投与量の調整を行

表5 TEICの投与量と血中濃度，有効性評価

投与量			平均血中濃度(mg/L) (採血日)		血中濃度評価	症例数 (報告書)	対象疾患
初日	2日目	3日目					
1. 400mg×2	400mg×1 (平均体重±SD：61.5±15.7kg)	400mg×1	11.4±3.1 (3～5日)	18.6±7.9 (6～8日)	15mg/L以上 群で良好	11例, 他 (荒川ら)	外科領域 感染症
2. 600mg×2	600mg×1 (平均体重±SD：53.3±9.2kg)	400mg×1	17.2±4.8 (3～5日)	—	15mg/L以上 群で良好	30例 (満田ら)	肺炎 (66.6%)
3. 800mg×2	800mg×1	800mg×1	16.3±6.3 (4日目)	20.5±6.99 (8日目)	目標を15～25 mg/Lとし， 有効率100%	12例 (内田ら)	救急領域 (肺炎 83.3%)

表6 WilsonらによるTEICの投与量設定（維持投与量）

正常腎機能 [20mg/L＜の確保	6mg/kg または 400mg/回(24時間ごと) 12mg/kg]
中等症腎機能障害	6mg/kg または 400mg/回(48時間ごと)
重症腎機能障害	6mg/kg または 400mg/回(72時間ごと)

(Wilson AP. Clinical pharmacokinetics of teicoplanin. Clin Pharmacokinet 2000；39：167-83 より引用)

う。

再投与設計：定常状態で観測された実測値に基づく血中濃度は，投与間隔を変更しない場合，投与量と比例しているため，測定トラフ値に基づき投与量を比例計算する。

また，蛋白結合率の高いTEICの血中濃度測定値は血清アルブミン値の影響を受け，遊離型濃度に変化を来さず総血中濃度が変動することが知られている。低アルブミン血症においては見かけの血中濃度低下が観察されるため，血中濃度とともにアルブミン値の測定が望まれる。

6 リネゾリド（LZD）（ザイボックス®）

抗MRSA薬は耐性化防止のために，届出制や許可制を導入している施設が多いが，LZDの耐性出現管理には十分な注意が必要である。各組織への移行は良好であり，他の抗MRSA薬との交差耐性もなく，骨髄抑制を除き臓器障害をあまり気にせずに投与できる薬剤であるが，耐性菌が発売後1年で確認されている。耐性遺伝子の発現が内在性の遺伝子変異によるため，LZD投与によって一定の頻度で耐性菌が出現することが考えられるためである。有用性の高い抗MRSA薬であるが使用にあたっては適応を十分に検討し，低用量投与や長期間投与などの不適切な治療を避けなければならない。

おわりに

抗MRSA薬の選択はさまざまな患者背景に基づくものであるが，腎機能障害を懸念する患者においてはABKはなるべく避けるべきである．骨髄炎，関節炎，心内膜炎にはグリコペプチド系薬が好まれるかもしれない．LZDは皮膚・軟部組織感染，尿路感染症，菌血症，呼吸器感染症などを中心に数多くの試験が行われ，グリコペプチド系薬とほぼ同等の有効性が得られているため，TDMの実施なしに使用できるメリットは極めて高いものであるが，耐性菌進展抑制のためにも安易な使用は避けなければならない．院内肺炎や人工呼吸器関連肺炎（ventilator-associated pneumonia：VAP）の場合，LZDの肺組織への移行性が高いこと，VCMに対するMICの高い株にはVCMが使用しにくいことなどから，アメリカ胸部学会（American Thoracic Society：ATS）とIDSAが2005年に発表した院内肺炎ガイドラインでは，晩期発症あるいは多剤耐性菌の危険因子を有する症例に対してMRSA感染の危険因子があれば，LZDを第一選択薬として推奨している．ABKも1日1回投与が承認され，十分な投与量の下，肺炎やグラム陰性桿菌との混合感染に期待されるところである．

【文　献】

1) Gilbert DN, Moellering RC, Elipoulos GM, et al. アミノグリコシド系の1回/日投与および多数回/日投与法. 日本語版サンフォード感染症治療ガイド2009（第39版）. 東京：ライフサイエンス出版；2009. p.282-3.
2) Murry KR, McKinnon PS, Mitrzyk B, et al. Pharmacodynamic characterization of nephrotoxicity associated with once-daily aminoglycoside. Pharmacotherapy 1999；19：1252-60.
3) Rybak M, Lomaestro B, Rotschafer JC, et al. Therapeutic monitoring of vancomycin in adult patients：A consensus review of the American Society of Health-System Pharmacists, the Infectious Diseases Society of America, and the Society of Infectious Diseases Pharmacists. Am J Health syst Pharm 2009；66：82-98.
4) 木村利美，佐々木忠則，喜古康博ほか. 症例から学ぶTDM実践アプローチ　第21回. 薬局 2009；60：152-60.
5) 木村利美，佐々木忠則，喜古康博ほか. 症例から学ぶTDM実践アプローチ　第22回. 薬局 2009；61：132-40.
6) 矢野亮一，中村敏明，脇屋義文ほか. Teicoplanin投与時の負荷量投与量の評価. 臨床薬理 2004；35：9-14.
7) Wilson AP. Clinical pharmacokinetics of teicoplanin. Clin Pharmacokinet 2000；39：167-83.

（木村　利美）

3. 抗真菌治療
―Candida 属を中心に―

1　ICU・救急領域における真菌感染症

　ICU・救急領域では，原疾患に伴う高サイトカイン血症を来した患者，担癌状態などの免疫不全宿主，免疫抑制作用薬（ステロイド薬など）の投与を受けている患者，医療器具留置患者，侵襲的処置が施行された患者，抗菌薬投与を受けている患者など，内因性，外因性の深在性真菌症のさまざまな真菌感染症が発症しやすい患者が多いのが特徴である。原因真菌としてはCandida 属が多く[1]，本領域における深在性真菌症のリスクファクターに注意が必要である（表1）[2]。救急・集中治療領域では，一般には深在性真菌症の予防投与は行われないが，リスクファクターを有し，かつ臨床症状や画像検査，一般検査所見から侵襲性カンジダ症が疑われる場合には，経験的治療（empiric therapy）を開始する。薬剤は，ホスフルコナゾール（F-FLCZ）またはミカファンギン（MCFG）が推奨される[2]。経口投与が可能であれば FLCZ またはイトラコナゾール（ITCZ）の経口薬も選択可能である[2]。Candida 属に対する標的治療（target

表1　ICU・救急領域全般および外科・内科系合併の侵襲性カンジダ症リスクファクター一覧

ICU・救急領域全般	● 重症熱傷（burn Index ≧ 10） 　多発外傷（ISS ≧ 16） ● 人工呼吸器療法や気管切開術の施行 ● 血管内，その他カテーテル（IVH カテーテル，スワンガンツ・カテーテル，動脈ライン，尿道カテーテル，術後ドレーンチューブなど）の長期留置 ● 先行する広域抗菌薬の投与 ● APACHE II スコア ≧ 15 ● 血液透析 ● 部分体外補助循環装置（PCPS）使用 ● 手術後
特に外科領域の場合	● 上部消化管穿孔 ● ICU 在室 > 7 日 ● 糖尿病 ● 免疫抑制薬（投与終了から 30 日以内） ● ステロイド > 3 週間
特に内科領域の場合	● 臓器移植患者 ● 好中球減少症 ● 担癌患者

深在性カンジダ症は，基礎疾患，免疫状態，医原的要因（感染源および侵入門戸）に注意が必要である。

therapy）の第一選択薬としては，F-FLCZ または MCFG が推奨される[2]。*Candida* 属は，菌種により抗真菌薬の薬剤感受性が異なり[4]，*Candida albicans* では F-FLCZ，アゾール系薬使用の既往がある場合や *Candida glabrata* や *Candida krusei* が検出された場合は MCFG を選択する[2]。アゾール系薬で効果がみられない場合は MCFG あるいはアムホテリシン B リポソーム製剤（L-AMB）へ変更する[2]。カンジダ血症患者に対しては，血液培養から酵母真菌が分離された後 24 時間以内に抗真菌薬の投与を開始すべきである[3]。すべてのカンジダ血症患者に対して，血流中からの *Candida* 属の消失を確認するための血液培養を継続して実施することが推奨されている[3]。真菌血症の場合は，真菌血症が陰性化後，最低 14 日間までは継続投与を行うべきである。すべての侵襲性カンジダ症患者において，カンジダ眼内炎を否定するために，眼底検査などの眼科的検索を行うべきである[3]。

　強力な免疫抑制状態にある場合，侵襲性アスペルギルス症（invasive pulmonary aspergillosis：IPA）にも注意が必要である。ハイリスク患者や，本症が高頻度にみられる施設では抗真菌薬の予防投与も考慮する[2]。アスペルギルス症の予防投与は，アゾール系薬では，FLCZ は無効であるが，ITCZ はある程度有用性が期待できる。アスペルギルス症を疑った場合の経験的治療は，極めて重要で，有効性と副作用を考慮し，L-AMB，MCFG，ITCZ が推奨される。胸部症状や検査所見（胸部 CT，ガラクトマンナン抗原）陽性の場合は，中枢神経症状がある場合は，中枢神経への移行性良好な VRCZ を選択する。接合菌症の鑑別に苦慮する場合は，VRCZ は無効である可能性があり，アムホテリシン B（AMPH-B）製剤の投与が望ましい[5]。

2　代表的な抗真菌薬の特性

　深在性真菌症に対して使用される代表的な抗真菌薬には，ポリエンマクロライド系薬，アゾール系薬，キャンディン系薬，ピリミジン系薬，抗ニューモシスチス薬などが挙げられる。主な抗真菌薬の作用機序を図 1 に示した。

1）ポリエンマクロライド系薬

　ナイスタチン（NYS）（経口薬）と AMPH-B（経口・注射薬）があり，ほかに，ドラッグデリバリーシステムを改良した注射用の L-AMB（アムビゾーム®）がある。ポリエン系化合物のマクロライド環は共役二重結合を含む疎水性領域とそれに対峙した OH 基に富む親水性領域からなり，疎水性領域が真菌細胞膜のエルゴステロールに結合し，細胞膜を不安定化させ，真菌細胞を死滅させる。臨床的に問題となるさまざまな病原真菌に対して，殺真菌的に作用する。

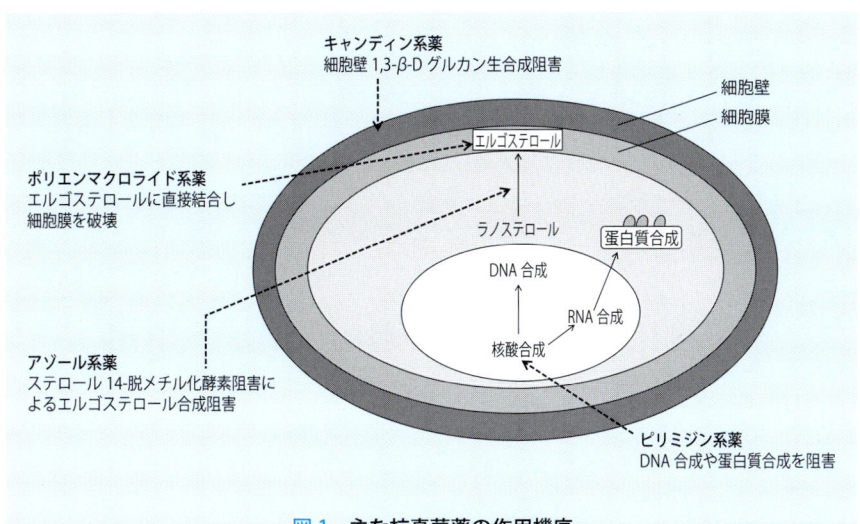

図1 主な抗真菌薬の作用機序
ポリエンマクロライド系薬（AMPH, L-AMB）は細胞膜直接傷害に，アゾール系薬（FLCZ, NCZ, ITCZ, VRCZ）は細胞膜合成酵素阻害に，キャンディン系薬（MCFG）は細胞壁合成酵素阻害に，ピリミジン系薬（5-FC）は真菌のDNA合成阻害に，主に作用する．

2）アゾール系薬

　イミダゾール系のミコナゾール（MCZ）（注射薬），トリアゾール系のFLCZ（経口・注射薬），ITCZ（イトリゾール®）（経口・注射薬），FLCZをリン酸化して溶解性を向上させたF-FLCZ（プロジフ®），新規誘導体であるVRCZ（ブイフェンド®）（経口・注射薬）の5剤がある。作用機序はいずれの薬剤も同じで，真菌細胞膜の脂質成分であるエルゴステロールの生合成経路上の重要な酵素であるラノステロール14α-デメチラーゼを阻害する。ただし，VRCZはさらに24-メチレンジヒドロラノステロールデメチラーゼも阻害する。新規アゾール系薬は現在も開発が進められている（ポサコナゾール，ラブコナゾールなど）。

3）キャンディン系薬

　現在のところ，日本で臨床利用可能な薬剤は，MCFG（ミカファンギン®）（注射薬）のみであるが，キャスポファンギン（CPFG）の臨床試験が進行中である。真菌の細胞壁形成に必須である1,3-β-D-グルカンの合成酵素を阻害する。

4）ピリミジン系薬

　フルシトシン（5-FC）（アンコチル®）（経口薬）は，真菌における核酸合成過程で，チミジン酸合成酵素と複合体を形成することにより，DNA合成を阻害し，さらに，RNAポリメラーゼの基質となって異常RNAを生成することによって，正常な蛋白質合成を阻害する。

5）抗ニューモシスチス薬

スルファメトキサゾール・トリメトプリム（ST）合剤（バクタ®）（経口・注射薬）とペンタミジンがある。ST 合剤は，葉酸合成過程において，異なった 2 部位において葉酸合成酵素を阻害する。ペンタミジンの作用機序は明らかではない。

3　代表的な抗真菌薬の適用と用法・用量

代表的な抗真菌薬の適用を表 2 に，代表的な抗真菌薬の標準的な用法・用量を表 3 に示した。

1）ポリエンマクロライド系薬

アムホテリシン B 製剤には，従来製剤（AMPH-B）と，リポソーム製剤（L-AMB）があり，L-AMB では腎毒性をはじめとする副作用が軽減され安全性が高くなっている。アムホテリシン B 製剤は，抗真菌活性が強く（殺真菌作用），抗真菌スペクトルが最も広い抗真菌薬であり，原因真菌が不明の場合にも使用可能であるが，低カリウム血症や腎機能障害などの重篤な副作用が高頻度に出現するという欠点を有する。

アムホテリシン B 製剤は，好中球減少を認めない患者のカンジダ症に対しても有効であるが，副作用の頻度がアゾール系薬やキャンディン系薬よりも高い。侵襲性アスペルギルス症に対する初期治療薬として，従来は AMPH-B が使用されたが，最近の臨床研究の結果では初期治療薬としては VRCZ のほうが有用性は高い。重症の中枢神経系クリプトコックス脳髄膜炎では，初期治療薬として，AMPH-B 従来製剤または L-AMB を使用する[6]。発熱性好中球減少症に対して，AMPH-B 注射剤と L-AMB は有効である。接合菌症の治療にも，AMPH-B 製剤が用いられる。

2）アゾール系薬

FLCZ は，主にカンジダ症とクリプトコックス症に使用し，ITCZ は主にカンジダ症，アスペルギルス症，クリプトコックス症に，VRCZ は主にアスペルギルス症，カンジダ症，クリプトコックス症に，MCZ は主にカンジダ症に使用する。

口腔咽頭カンジダ症をはじめとする粘膜カンジダ症には，FLCZ や ITCZ の経口薬が有効である。カンジダ血症に対しては，初期治療薬としては，FLCZ，ITCZ，MCFG を用い，他剤無効の場合は，VRCZ 使用も考慮する。肺クリプトコックス症に対しては，FLCZ が使用されるが，VRCZ や ITCZ も有効と考えられる。*C. albicans* をはじめとする *Candida* 属に対するアゾール系薬の抗菌活性は，菌種により違いがみられ，*C. glabrata* や *C. krusei* などの non-*albicans*

表2 代表的な抗真菌薬の適用とPK-PD

	AMPH-B	L-AMB	FLCZ/F-FLCZ	ITCZ	VRCZ	MCZ	5-FC	MCFG
粘膜カンジダ症	○（シロップ剤）		○	○		○（ゲル剤）		○
侵襲性カンジダ症	○	○	○	○	○	○	○	○
アスペルギルス症	○	○	—/—	○	○		—（適応）	○
クリプトコックス症	○	○	○	○	○	○		
接合菌症	○	○						
診断確定前の深在性真菌症（発熱性好中球減少症患者）	△	○		○				
造血幹細胞移植後の深在性真菌症予防			△	△				○
PK-PDパラメータ	AUC/MICまたはCmax/MIC		AUC/MIC	AUC/MIC	AUC/MIC		time above MIC	AUC/MICまたはCmax/MIC
目標ターゲット値（報告例）	Cmax/MIC ≧4		AUC/MIC ≧14〜25	AUC/MIC ≧25	AUC/MIC ≧20〜25		不詳	Cmax/MIC ≧3

○：保険適用あり，△：有効だが保険適用なし
抗真菌薬の適用と，各抗真菌薬のPK-PDパラメータを示す．

Candidaには感受性が低い．VRCZは，侵襲性アスペルギルス症に対する初期治療薬として最も効果が高い[5]．ITCZもアスペルギルス症に有効である[5]．発熱性好中球減少症に対して，ITCZ注射薬はAMPH-BやL-AMBと同様に有効であり，副作用がより少ない．造血幹細胞移植など特殊な病態で行われる抗真菌薬の予防的投与において，アゾール系薬としてはFLCZとITCZが使用される．

3）キャンディン系薬

現在日本で使用可能なキャンディン系薬は，MCFGのみである．MCFGはCandida属やAspergillus属に対して抗真菌活性を有するが，CryptococcusやTrichosporon属などには抗真菌活性がない．アゾール系薬に低感受性のC. glabrataやC. kruseiに対しても，良好な抗真菌活性を示す．カンジダ血症をはじめ侵襲性カンジダ症に対して，高い有効性を示し，安全性も極めて高い．MCFGは，慢性型の肺アスペルギルス症に対して有効と考えられているが，好中球減少症患者に発症する侵襲性アスペルギルス症に対する有効性は十分検討されていない．MCFGは発熱性好中球減少症に対して有効と考えられている．また，MCFGは造血幹細胞移植時の深在性真菌症に対する予防効果を有する．キャンディン系薬は作用機序が他の抗真菌薬と

表 3　抗真菌薬の標準的な用法・用量

抗真菌薬	用法・用量
AMPH-B	0.5 ～ 1.0mg/kg × 1/day　点滴静注 副作用対策として，1 日目 1mg，その後 5mg，10mg，15mg，30mg など経日的に漸増する．重症では，はじめから維持量投与
L-AMB	25mg/kg × 1/day　1 ～ 2 時間以上かけ点滴静注．適宜 5mg/kg まで増量可
5-FC	25mg/kg × 4/day　経口投与
MCZ	カンジダ症 600mg ～ 1,600mg/day　1 日 2 ～ 4 回　点滴静注（2 時間以上かけて点滴） アスペルギルス症 1,200 ～ 2,400/day　1 日 2 ～ 4 回　点滴静注（2 時間以上かけて点滴） ゲル剤 50 ～ 100mg × 4/day　経口投与
FLCZ	カンジダ症 50 ～ 400mg × 1/day　点滴静注または経口投与 クリプトコックス症 200 ～ 400mg × 1/day　点滴静注または経口投与 （重症または難治性の場合は，治療開始時から 400mg × 1/day を投与）
F-FLCZ	200 ～ 400mg（開始 2 日目までは倍量投与）× 1/day　点滴静注 〔重症または難治性の場合は，治療開始時から 400mg × 1/day（800mg × 1/day を 2 日間ローディング）を投与〕
VRCZ	150 ～ 200mg × 2/day　経口投与 初日は 300mg × 2/day でローディングを行う 体重 40kg 未満では調整が必要 3.0 ～ 4.0mg × 2/day　点滴静注 初日は 6.0mg/kg × 2/day でローディングを行う
ITCZ	カプセル剤 100 ～ 200mg/kg × 1/day　食直後に経口投与 内用液 20mL（ITCZ として 200mg）× 1/day　空腹時に経口投与 注射剤 200mg × 1/day　点滴静注 点滴静注開始 2 日目までは 200mg × 2/day でローディング 注射剤 14 日投与以降はカプセル剤にスイッチする
MCFG	100 ～ 150mg × 1/day　点滴静注 重症アスペルギルス症では 300mg まで増量可 造血幹細胞移植後の感染予防は 50mg × 1/day
ST 合剤	合剤として 1 回 4 錠　1 日 3 回経口投与 トリメトプリムとして 15 ～ 20mg/kg/day　1 日 3 回に分け点滴静注
ペンタミジン	3 ～ 4mg/kg × 1/day　点滴静注 300 ～ 600mg × 1/day　吸入

2011 年 12 月現在の投与量である．

異なることもあり，重症の侵襲性アスペルギルス症ではVRCZとMCFGを併用することもある[5]。

4）ピリミジン系薬

5-FCは，*Candida*属や*Cryptococcus*属のような酵母による深在性真菌症に対して使用される。脳脊髄液への移行が良好であり，クリプトコックス脳髄膜炎の際に他の抗真菌薬（アムホテリシンB製剤など）と併用されることが多い[6]。しかし，単剤による治療では，比較的早期に耐性化が起こるとされており，単剤では使用されない。

5）抗ニューモシスチス薬

ST合剤が*Pneumocystis jirovecii*に対して最も有効であるが，ペンタミジンも*P. jirovecii*に有効である。

4 重篤な副作用や禁忌

抗真菌薬の薬剤選択に際しては，患者状態，病態に応じて有効で安全な薬剤を選択することが重要であることはいうまでもないが，併用薬や併用療法との相互作用にも十分な配慮が必要である。心機能障害の存在する患者でのアゾール系薬の選択は慎重に行う。肝・腎機能の低下した患者での抗真菌薬の投与では，薬剤の選択だけではなく，投与量の調整を薬剤ごとの基準に従い，肝・腎機能などの排泄機能，患者の年齢や体重などを参考にして決定する。体内蓄積性のあるポリエンマクロライド系薬では，腎毒性や骨髄抑制などの臓器障害に注意する。白血球輸注とは併用禁忌である。AMPH-Bを投与する場合，生命予後に影響しないような副作用に関しては，発熱に対する解熱薬，嘔気・嘔吐に対する制吐薬，低カリウム血症に対するカリウム製剤補給などで対処することが可能である。抗真菌薬の投与期間も副作用発現に影響する。アゾール系薬では，消化管症状や，薬物間相互作用に注意が必要である。特にVRCZ代謝能が低い患者にVRCZを投与する場合などである。また，VRCZでは，視覚障害がみられることがある。キャンディ系薬（MCFG）では，肝機能障害，血管炎・血管痛，消化器症状，血液障害，低マグネシウム血症などが有害事象として報告されており，特に肝機能酵素値の変動には注意が必要である。5-FCでは，骨髄抑制の有害事象が報告されており，また放射線治とは併用禁忌である。妊娠中の女性には，MCZ，FLCZ，ITCZ，VRCZは禁忌である。AMPH-B，L-AMB，MCFGは治療上の有用性が危険性を上回ると判断された場合は投与可能である[7]。

3. 抗真菌治療 153

【文　献】

1) 荒木恒敏, 田中秀治. 深在性真菌症. 救急医学 2003；27：1781-6.
2) 深剤性真菌症のガイドライン作成委員会編. 深在性真菌症の診断・治療ガイドライン 2007. 東京：協和企画；2007. p.1-127.
3) Pappas PG, Kauffman CA, Andes D, et al. Clinical Practice Guidelines for the Management of Candidiasis：2009 Update by the Infectious Diseases Society of America. Clin Infect Dis 2009；48：503-35.
4) Takakura S, Fujihara N, Saito T, et al. National surveillance of species distribution in blood agents including voriconazole and micafungin. J Antimicrobi Chemother 2004；53：283-9.
5) Walsh TJ, Anaissie EJ, Denning DW, et al. Treatment of Aspergillosis：Clinical Practice Guidelines of the Infectious Diseases Society of America. Clin Infect Dis 2008；46：327-60.
6) Saag MS, Graybill RJ, Larsen RA, et al. Practice Guidelines for the Management of Cryptococcal Diseases. Clin Infect Dis 2000；30：710-8.
7) 一般医療従事者のための深在性真菌症に対する抗真菌薬使用ガイドライン作成委員会編. 妊産婦の深在性真菌症. 一般医療従事者のための深在性真菌症に対する抗真菌薬使用ガイドライン. 東京：社団法人日本化学療法学会；2009. p.49-51.

（山岸　由佳，三鴨　廣繁）

CHAPTER 3 ● 感染症の抗菌薬使用の知識

4. PK-PD と抗菌薬療法

はじめに

　ペニシリンの開発以来，多くの抗菌薬が開発され，感染症の治療には目覚ましい進歩がみられた。その結果，一時，感染症はほぼ制圧された過去の病気との考えも昂然と語られた。しかし，現実にはそのような経過をたどることはなかった。新興感染症や再興感染症が問題となり，数年ごとに新たな病原体が現れている。最近も多剤耐性緑膿菌や多剤耐性アシネトバクター（*Acinetobacter*）の病院内におけるアウトブレイクが問題となっている。さらに NDM-1 メタロ β-ラクタマーゼ産生大腸菌などが問題となり，抗菌薬の適正使用が切実なテーマとして取り上げられるようになってきた。

　抗菌薬は感染症の治療を行うために開発されたものであり，患者に使用することに意味がある。しかし，抗菌薬を使用すれば選択圧により耐性菌が浮き出ることは避けることはできない。したがってなるべく中途半端に殺菌しないで，短期間に効率よく殺菌することが必要になる。もちろん生体の感染防御能が正常であれば，中途半端に殺菌された細菌でも処理は可能であるが，多くの入院患者ではなんらかの生体防御機構の破綻を伴っている場合が多いので問題が多くなりがちである。したがって，いかなる抗菌薬の使い方をすれば最もよい効果が得られ，副作用や耐性菌を抑制できるかが大きな課題である。このようなことから，有効性を高め，副作用や耐性菌を抑制できる投与法について検討を行うのが抗菌薬の薬力学（pharmacodynamics：PD）-薬物動態（pharmacokinetics：PK）〔PK-PD〕の検討である[1]。

1　抗菌薬の PD の特徴

　抗菌薬にはその殺菌作用の特徴から，濃度を増加させると急速に殺菌作用が進む濃度依存性抗菌薬と，濃度依存的ではなく殺菌作用に時間を要する時間依存性抗菌薬が存在する。濃度依存性殺菌作用を示す抗菌薬としてはアミノグリコシド系薬，キノロン系薬があり，時間依存性殺菌作用を示す抗菌薬としてはセフェム系薬，ペニシリン系薬がある（図 1）[2]。そのほかに，増殖は抑制するが殺菌作用の強くない静菌的作用といわれる抗菌薬があり，マクロライド系薬，テトラサイクリン系薬などが属する。抗菌薬には細菌と接触後血液中濃度が最小発育阻止濃度（minimum inhibitory concentration：MIC）以下に低下しても細菌の増殖を抑制する作用である postantibiotic effect（PAE）を示す抗菌薬と PAE を示さない抗菌薬がある（図 2）。また

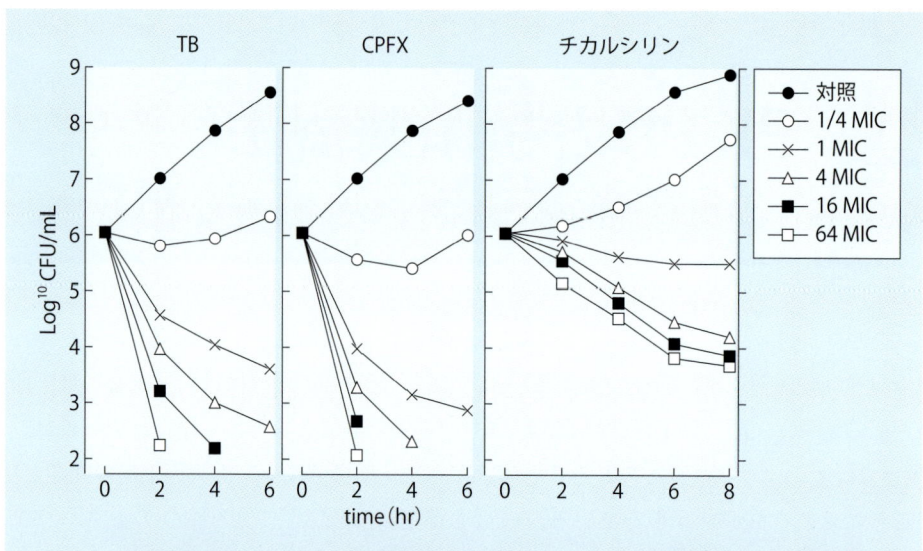

図1 トブラマイシン，シプロフロキサシン，チカルシリンの *Pseudomonas aeruginosa* ATCC27853 に対する *in vitro* の殺菌曲線
アミノグリコシド系薬とキノロン系薬は短時間に濃度依存性殺菌作用を示すが，β-ラクタム系薬は時間依存性殺菌作用を示す．
TB：トブラマイシン，CPFX：シプロフロキサシン，チカルシリン（日本販売中止）
（Craig WA. Re-evaluating antibiotic therapy. Respiratory Medicine 2011；95（suppl A）：12-9 より引用）

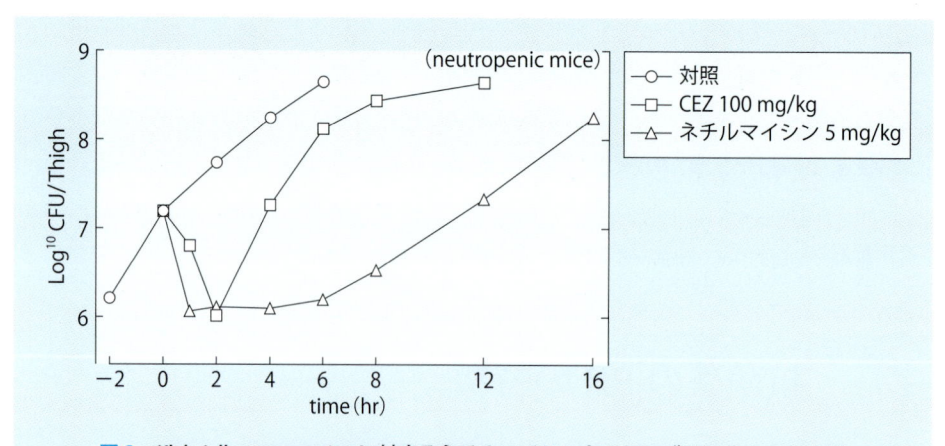

図2 *Klebsiella pneumoniae* に対するネチルマイシンとセファゾリンの *in vivo* PAE
グラム陰性菌に対する *in vivo* の PAE で，アミノグリコシド系薬には存在するが，β-ラクタム系薬には存在しない．
CEZ：セファゾリン，ネチルマイシン（日本販売中止）
（戸塚恭一. PK/PDの基礎と抗菌薬におけるPK/PD. 小野寺昭一, 生方公子監. ベーシックレクチャー3 基礎から理解する PK/PD. 東京：協和企画；2005. p.4 より引用）

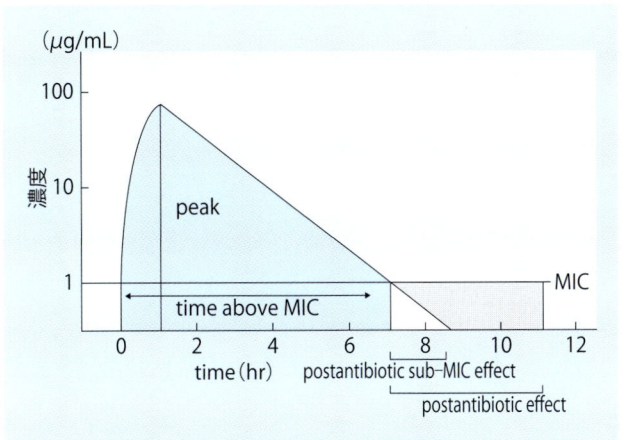

図3 抗菌薬の血液中濃度推移と postantibiotic effect および postantibiotic sub-MIC effect との関係
血液中濃度が MIC 以下となった場合の抗菌効果
(戸塚恭一. PK/PD の基礎と抗菌薬における PK/PD. 小野寺昭一, 生方公子監. ベーシックレクチャー 3 基礎から理解する PK/PD. 東京：協和企画；2005. p.4 より引用)

表1 抗菌薬の PAE

	抗菌薬	細菌	PAE (hr) in vitro	PAE (hr) in vivo
細胞壁合成酵素阻害薬	β-ラクタム系薬	グラム陽性球菌 グラム陰性桿菌	1〜2 <1	2〜6 <1
蛋白, 核酸合成阻害薬	アミノグリコシド系薬 キノロン系薬 テトラサイクリン系薬 マクロライド系薬 CP RFP	グラム陽性球菌	2〜6	4〜10
		グラム陰性球菌	2〜6	2〜8

CP：クロラムフェニコール, RFP：リファンピシン
(日本薬剤師会雑誌 1996；44：1063 より引用)

PAE のほかに, 薬剤の血液中濃度が MIC 以下に低下した後に作用する postantibiotic subMIC effect を示す抗菌薬が存在する (図3)。PAE が強い薬剤としてはアミノグリコシド系薬, キノロン系薬, マクロライド系薬, テトラサイクリン系薬などがあり, 弱い薬剤としてはセフェム系薬, ペニシリンなどがあり, グラム陰性菌にはほとんど PAE を示さないが, イミペネム (IPM) は例外的に緑膿菌に対しては PAE を示す (表1)。

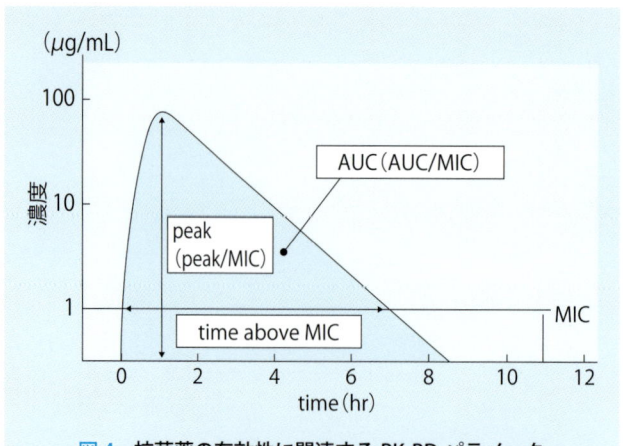

図4 抗菌薬の有効性に関連するPK-PDパラメータ
(戸塚恭一. PK/PDの基礎と抗菌薬におけるPK/PD. 小野寺昭一, 生方公子監. ベーシックレクチャー3 基礎から理解するPK/PD. 東京：協和企画；2005. p.5より引用)

表2 抗菌薬の効果を予測するPK-PDパラメータ

PK-PDパラメータ	抗菌薬
AUC/MICまたはpeak/MIC	キノロン系薬，アミノグリコシド系薬，ケトライド系薬
time above MIC	セフェム系薬，ペニシリン系薬，カルバペネム系薬
AUC/MIC	テトラサイクリン系薬，VCM，ストレプトグラミン，AZM，CAM

抗菌作用の特徴により，関連するPK-PDパラメータが異なる．
CAM：クラリスロマイシン，ストレプトグラミン
(戸塚恭一. PK/PDの基礎と抗菌薬におけるPK/PD. 小野寺昭一, 生方公子監. ベーシックレクチャー3 基礎から理解するPK/PD. 東京：協和企画；2005. p.6より引用)

2 抗菌薬の効果と関連するPK-PDパラメータ

　抗菌薬のPK-PDに関する検討はペニシリン開発当初のEagleらによる検討から始まっている[1]。抗菌薬の有効性と関連するPK-PDパラメータとしてはtime above MIC（MIC以上を維持した時間で24時間中の％で示す），AUC/MIC（24時間の総AUCをMIC値で除した値），peak/MIC（ピーク濃度をMIC値で除した値）がある（図4）。Craigらによる動物感染モデルを使った広範な検討結果によると，キノロン系薬，アミノグリコシド系薬のように濃度依存性の殺菌作用を示す抗菌薬の効果はpeak/MICまたはAUC/MIC，β-ラクタム系薬のように時間依存性の殺菌作用を示す抗菌薬ではMIC以上の持続時間であるtime above MIC，さらに血中半減期や薬物濃度が低下して，MIC以下となった場合に認められるPAEやsubMIC effectなどが長く持続するアジスロマイシン（AZM），テトラサイクリン（TC），バンコマイシン（VCM）ではAUC/MICが効果と関係することが示された[3,4]（表2）。一般的に効果がtime above MIC

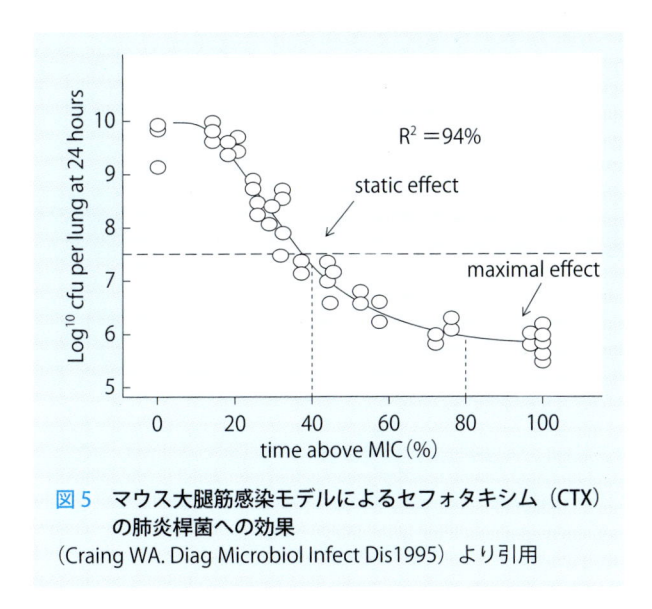

図5　マウス大腿筋感染モデルによるセフォタキシム（CTX）の肺炎桿菌への効果
（Craing WA. Diag Microbiol Infect Dis1995）より引用

と関連するβ-ラクタム系薬などの抗菌薬では，3回，4回と分割投与を行うことにより効果が増し，効果がpeak/MICと関連するアミノグリコシド系薬のような抗菌薬であれば，1回にまとめて投与してピーク濃度を高める投与法が重要である。これらのPK-PDと効果の検討から，タゾバクタム／ピペラシリン（TAZ/PIPC）の3回，4回の分割投与，アルベカシン（ABK）やレボフロキサシン（LVFX）の1日1回投与法などが行われるようになった。

3　PK-PDパラメータとターゲット値

　各種抗菌薬の有効性と関連するPK-PDパラメータについて，どのくらいの値をとれば有効であるかが問題となる。それがPK-PDターゲット値といわれる。動物感染モデルで得られた有効性を得られたPK-PDパラメータ値がヒトで得られたPK-PDパラメータ値と近似値を示したことから，ほぼ共通と考えられている。例えば有効性がtime above MICと関連し，MIC以上の濃度が24時間の30％を維持すると有効であるならば，ターゲット値は30％になる。動物モデルにおいて抗菌効果を検討すると，有効性を示す最小の効果としてstatic effectがあり，それが得られる投与量がstatic doseである。そして，最大の効果であるmaximal effectが得られる投与量はmaximal doseである（図5）。Static doseをもとにターゲット値が設定される。キノロン系薬のターゲット値としてはAUC/MICが，グラム陽性菌では30以上，グラム陰性菌では100以上，β-ラクタム系薬では30〜40％以上，カルバペネム系薬で20〜30％，アミノグリコシド系薬ではpeak/MICが8以上，VCMではAUC/MICが400以上とのデータが示されている。しかし，static doseはあくまでも効果を示す最小限の投与量であるので，易感染性患者（compromised host）などの患者背景によってはmaximal doseをもとにしたターゲッ

ト値の設定が必要となる。また抗菌薬の移行性が悪い髄膜炎などの感染病巣については異なったターゲット値が必要になる。

4 PK-PD ブレイクポイント

　抗菌薬のブレイクポイントは CLSI が示している米国における標準的な用法・用量に基づいて主に決められている。PK-PD の考え方からいえば抗菌薬のブレイクポイントは用法・用量により異なるとの考え方である。有効性のターゲット値として，仮にペニシリン系薬が time above MIC 30％，セフェム系薬が time above MIC 40％，カルバペネム系薬 time above MIC 30％，キノロン系薬が AUC/MIC 30 とすれば，健常人から得られた常用の投与法での薬物動態より，上記のターゲット値を達成できる PK-PD ブレイクポイント MIC を求めることができる。これについては文献 1 の巻末に記載されている[1]。このような PK-PD ターゲット値からブレイクポイント MIC を求める場合は，投与量や投与回数によりブレイクポイント MIC が変化することを考慮する必要がある。

5 PK-PD と TDM

　抗菌薬の適正使用とともに治療薬濃度モニタリング（therapeutic drug monitoring：TDM）の重要性が示され，多くの施設で TDM を実施しながら治療が行われるようになってきた。従来は，TDM は主に副作用の防止を目的に行われてきたが，現在では薬剤の有効性を高め，さらには耐性菌の出現防止も考慮して TDM を行わなければならなくなっている。抗菌薬の PK-PD の検討が進んだことから TDM の目標も明確になってきた。目標とするターゲット値が明らかになってくると，個々の患者においては，TDM を行い，ターゲット値を満足できる投与量や投与法の決定に進むことができる。実際に，PK-PD から ABK の 1 日 1 回（OD）投与法が検討され，ABK ではピーク濃度が重要であり，9～20 μg/mL を目標に投与量を設定することが勧められている[5]。

6 PK-PD と mutant prevention concentration

　2000 年ころから，耐性菌の出現についても PK-PD から検討する必要があることが明らかになってきた。キノロン系薬において mutant prevention concentration（MPC）という考え方が示された[6]。図 6 に示すように MIC と MPC の間が mutant selection window であり，MPC 以上の血中濃度が得られること，mutant selection window が狭いことなどの薬物動態の特徴に

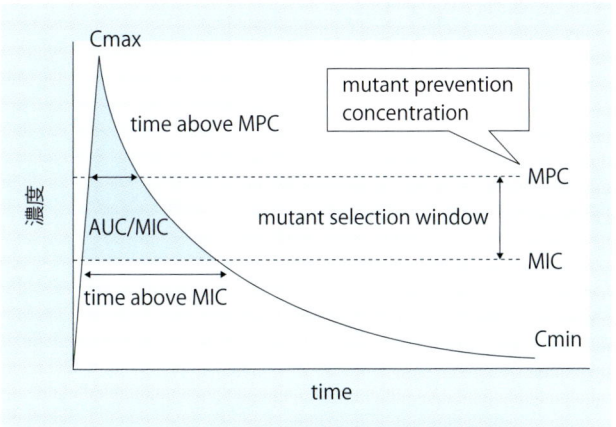

図6 キノロン系薬の耐性菌出現と薬物動態
mutant selection window が広いと耐性菌を選択しやすい．
（戸塚恭一．PK/PDの基礎と抗菌薬におけるPK/PD．小野寺昭一，生方公子監．ベーシックレクチャー3 基礎から理解するPK/PD．東京：協和企画；2005. p.15 より引用）

より，耐性の出現率が変わる可能性が示された．この結果からすると，キノロン系薬では，従来から分割投与が行われてきたが，有効性からみれば AUC/MIC であり1日総投与量が重要と考えられるが，耐性菌抑制からみると1日1回投与法が優れた投与法になる．LVFX においては 100mg 3回投与が，500mg 1回投与に変更され，有効性の増進とともに耐性菌の抑制を意図した投与法へと変更された．

7 PK-PD と副作用

アミノグリコシド系薬は濃度依存性殺菌作用や PAE を有し，その効果は AUC/MIC ないしは peak/MIC と関係することから，すでに1日1回（OD）投与法が行われ，その有効性が示されている．また，腎毒性などの副作用についても OD で少ないことが示されている[7]．OD 療法では従来の安全域以上のピーク濃度を示しているはずであるが，副作用の増加はなく，むしろやや頻度が低いとの結果が示されている．これはアミノグリコシド系薬の腎皮質への取り込みには閾値があるために，高濃度となってもそれに比例した腎皮質への取り込み増加を認めないためと解釈されている．他の抗菌薬についてもアミノグリコシド系薬と同様の傾向があるかは検討する必要がある．

おわりに

抗菌薬療法の有効性を高め，早期に治療を終了することが最も重要な耐性菌対策といえるので，PK-PD に基づいた抗菌薬療法を推進することが重要である．しかし PK-PD による耐性菌抑制の検討が進歩し，耐性菌抑制を目指した投与法も明らかになってきているので，これを臨

床において推進することが今後の耐性菌抑制に重要となろう。

【文　献】

1) 戸塚恭一監. 日常診療に役立つ抗菌薬のPK/PD（改訂版）. 東京：ユニオンエース；2010.
2) 戸塚恭一. PK/PDの基礎と抗菌薬におけるPK/PD. 小野寺昭一，生方公子監. ベーシックレクチャー3 基礎から理解するPK/PD. 東京：協和企画；2005.
3) Craig WA. Re-evaluating antibiotic therapy. Respiratory Medicine 2001；95（suppl A）：12-9.
4) 戸塚恭一. 抗菌薬化学療法の新しい工夫—PK/PDの概念を導入した抗菌薬化学療法—. 日本内科学会雑誌 2003；92：2187-91.
5) 戸塚恭一. ABK1日1回投与法（once a day 投与）の承認に寄せて. 日本化学療法学会雑誌 2008；56：i-ii.
6) Blondeau et al. Mutation prevention concentration of fluoroquinolones for clinical isolates of Streptococcus pneumoniae. Antimicrob Agents Chemother 2001；45：433-8.
7) Prince JM, Bueller HR, Kuijper EJ, et al. Once versus thrice daily gentamicin in patients with serious infections. Lancet 1993；341：335-9.

（戸塚　恭一）

CHAPTER 3 ● 感染症の抗菌薬使用の知識

5. ICUでのグラム染色の活用

1　ICUにおけるグラム染色活用の意義

　重症感染症の患者を扱うことが多いICUにおいては，原因微生物が同定される前にできるだけ早期に感染症の治療を開始することが求められる。そのため，細菌感染症が疑われる場合，広域スペクトラムの抗菌薬をエンピリックに使用せざるをえない場合が多い。

　一方，広域スペクトラムの抗菌薬の使用が増えることは耐性菌を生み出し，あるいは定着していた耐性菌を選択，増殖させるリスクとなる。耐性菌は患者の治療を困難にするばかりでなく，ICU内や施設内で伝播すれば他の患者の治療も困難となる。

　したがって，重症者を扱うICUであるからこそ，単に有効なだけでなく原因微生物を絞り込み，できるだけ狭域スペクトラムの抗菌薬で治療することが理想である。

　グラム染色は数分で実施することができ，グラム陽性，陰性，球菌，桿菌の区別だけでなく，さまざまな形状の特徴から，臨床上重要な細菌，真菌の大半を推定することができる。重症疾患を扱うICUにおいてグラム染色を行う臨床的意義は以下のとおりである。

①方法が簡便でほんの数分で行うことができ，臨床経過や患者背景と併せて評価すれば，臨床上重要な原因微生物の多くを推定することができる。ICUで求められる迅速性に見合う手段の一つといえる。

②良質検体が得られれば，狭域スペクトラムの抗菌薬による治療が可能となる。

③治療の効果判定に用いることができる。抗菌薬が有効である場合，早ければ数時間後に原因微生物の数の減少や破壊像を観察することができる。

④菌交代を早期に知ることができる。治療を開始した後，検体のグラム染色を繰り返して行うことにより，症状や徴候に悪化がない段階であってもごく早期に菌交代を察知することができる。

⑤培養検査において原因微生物の正しい同定に寄与する。培養開始の翌日には，培地上の集落のうちいずれを原因微生物の集落として釣菌し，同定してゆくかを決定するが，このとき前日に行われたグラム染色が重要な根拠となる。

　グラム染色は医師自ら行うのが望ましい。緊急検査として細菌検査室に依頼する方法もあるが，医療現場において，実際に迅速な検体の搬送・検査・報告がなされるシステムが保障されることは難しいであろう。

表1 グラム染色パターンと推定される主な起因微生物

グラム陽性	球菌・塊状		*Staphylococcus aureus*（スタフィロコッカス・アウレウス） coagulase-negative streptococci（CNS）
	双球菌		*Streptococcus pneumoniae*（ストレプトコッカス・ニューモニエ） *Streptococcus* spp.（ストレプトコッカス）
	球菌・連鎖状		*Streptococcus* spp. *Streptococcus pneumoniae* *Enterococcus* spp.（エンテロコッカス） *Peptostreptococcus* spp.（ペプトストレプトコッカス） などの嫌気性陽性球菌
	桿菌		*Corynebacterium* spp.（コリネバクテリウム） *Clostridium* spp.（クロストリジウム）
	大きなサイズ		真菌
グラム陰性	双球菌		*Moraxella catarrhalis*（モラクセラ・カタラーリス） *Neisseria meningitides*（ナイセリア・メニンジティディス） *Neisseria gonorrhoeae*（ナイセリア・ゴノロエ） *Acinetobacter* spp.（アシネトバクター）
	球桿菌		*Haemophilus influenzae*（ヘモフィルス・インフルエンザ）
	桿菌・中〜大型		*Escherichia coli*（エシェリキア・コリ） *Klebsiella pneumoniae*（クレブシエラ・ニューモニエ） *Enterobacter* spp.（エンテロバクター）などの腸内細菌
	桿菌・小型		*Pseudomonas aeruginosa*（シュードモナス・エルギノーザ） *Stenotrophomonas maltophilia*（ステノトロフォモナス・マルトフィリア） *Burkholderia cepacia*（ブルクホルデシア・セパシア） *Bacteroides* spp.（バクテロイデス）

2 グラム染色像の基本パターンと推定可能な原因微生物

グラム染色像は形態学的に 9 つのパターンに分類できる[1]。グラム染色像の基本パターンと特徴，推定される代表的な原因微生物を示した（表1）。

3 各種感染症におけるグラム染色の意義

1）院内肺炎（HAP）および人工呼吸器関連肺炎（VAP）

院内肺炎（hospital-acquired pneumonia：HAP）は入院後 48 時間を経過して発症した肺炎

と定義される[2]。人工呼吸器関連肺炎（ventilator-associated pneumonia：VAP）は HAP に含まれ，気管挿管後 48 ～ 72 時間以降に発生した肺炎と定義される[2]。VAP の診断には臨床的な項目を組み合わせたスコア（clinical pulmonary infection score：CPIS）[3] および細菌学的な方法として，気管内チューブから吸引する経気道吸引（endotracheal aspiration：EA），気管支肺胞洗浄（broncoalvealar lavage：BAL），検体保護ブラシ（protected specimen brush：PSB）などで得られた検体の定量培養[2]がある（表2）。ただし，これらの定量培養の感度・特異度にも問題があり，病理学的に確認された VAP について，BAL の感度と特異度は 19 ～ 83％，45 ～ 100％，PSB についてはそれぞれ 36 ～ 83％，50 ～ 95％とさまざまである[4]。すなわち，VAP を確定診断するためのゴールドスタンダードは存在しない。

　VAP 診断におけるグラム染色の感度と特異度を検討した研究（表3）[5] では，原因菌の推定に有用な多彩なグラム染色像（表1，図1 ～ 10）の特徴を利用した研究は見当たらない。細菌が存在したか否か，グラム陽性か陰性か，あるいはグラム陽性球菌かグラム陰性桿菌か，などの大まかな分類に基づく記載ばかりである。さらに前述のように，VAP 診断のゴールドスタンダードが存在しないためにグラム染色の意義を評価することは難しい。

　Blot らは，簡便で侵襲の少ない EA のグラム染色の感度と特異度がそれぞれ 89％，62％であり，一方 PTC でのグラム染色においては感度と特異度がそれぞれ 67％，95％と報告した[10]。すなわち，EA のグラム染色で細菌が存在しなければ VAP である可能性は低く，逆に PTC のグラム染色で細菌がみられれば高い確率で VAP と診断できることを意味する。

　Fartoukh らは，VAP において BAL，検体保護カテーテル（protected telescoping catheter：PTC）のグラム染色の感度は 85％，60％であり，臨床的な肺炎スコアである CPIS にグラム染色の情報を加えることによって VAP の診断率が上昇することを示した[3]。

　Veinstein らは，CPIS，EA のグラム染色，PTC のグラム染色の三者を組み合わせると感度 83％，特異度 74％となり，CPIS 単独，CPIS と EA のグラム染色，CPIS と PTC のグラム染色と比較して良好であったと報告している[12]。

　過去の研究で感度は良いものの特異度が低いとされてきた EA のグラム染色が臨床上有効であることを示した報告もある。Katayama らは，低出生体重児の VAP を対象とした EA によるグラム染色の前向き研究において，グラム陽性菌での感度 82％，特異度 100％，グラム陰性菌では 100％，82％であり，全体として 96％の患者においてグラム染色に基づいた抗菌薬の初期治療は適切であったと報告している[13]。

　また，臨床的に VAP と診断される前の"先制攻撃的"な早期治療におけるグラム染色の有効性を示した研究もある。Matsushima らは，挿管患者において EA によるグラム染色で病原微生物が観察された場合，胸部 X 線上の陰影が出現する前に抗菌薬を投与（preemptive therapy）すると VAP 発症率は 22％から 9％へ減少し，VAP 関連死亡率も 5％から 0.8％へ減少したと報告した[14]。

表2 VAP 診断：定量培養の基準

1. EA	$\geqq 10^6$
2. BAL	$\geqq 10^4 \sim 10^5$
3. PSB	$\geqq 10^3$

(cfu/mL)

（American Thoracic Society；Infectious Diseases Society of America. Guidelines for the management of adults with hospital-acquired, ventilator-associated, and healthcare-associated pneumonia. Am J Respir Crit Care Med 2005；171：388–416 より引用）

表3 VAP 診断におけるグラム染色の感度・特異度

報告者	年（国）	研究方法	総患者数（検査前抗菌薬投与割合）	VAP患者数	塗抹検体採取法	VAP診断基準	感度（％）	特異度（％）
Prekates A ら [5]	1999（ギリシア）	前向き	75（100％）	22	BAL	Clin/QC of BAL（$\geqq 10^5$cfu/mL）	77	100
Allaouchiche B ら [6]	1999（フランス）	前向き	118（42％）	51	BAL	Clin/QC of PSB（$\geqq 10^3$cfu/mL）	90	74
Mimoz O ら [7]	2000（フランス）	前向き	134（42％）	134	PSB PTC	QC of PTC/PSB（$\geqq 10^3$cfu/mL）	PSB:74〜88 PTC:72〜91	PSB:89〜97 PTC:96〜100
Duflo F ら [8]	2001（フランス）	前向き	104（0％）	67	PBAL	Clin/QC of PBAL（$\geqq 10^3$cfu/mL）	76	100
Blot F ら [9]	2000（フランス）	前向き	51（65％）	53 or 62	EA PTC	Clin/QC of PTC（$\geqq 10^3$cfu/mL）	EA:89〜95 PTC:74	EA:56〜61 PTC:94
Kopelman TR ら [10]	2006（アメリカ）	後向き	223（不明）	223	BAL	Clin/QC of BAL（$\geqq 10^4$cfu/mL）	GNR:67 GPC:80	GNR:74 GPC:66
Veinstein A ら [11]	2006（フランス）	前向き	76（75％）	41	EA+PTC	QC of PTC（$\geqq 10^3$cfu/mL）	83	74
Katayama Y ら [12]	2009（日本）	前向き	49（0％）	38	EA	EA（$\geqq 10^3$cfu/mL）	GNR:100 GPC:82	GNR:82 GPC:100

BAL：bronchoalveolar lavage, PBAL：protected bronchoalveolar lavage, PSB：protected specimen brush, PTC：protected telescoping catheter, EA：endotracheal aspiration, QC：quantitative culture, Clin：clinical, GN：Gram-negative, GNR：Gram-negative rod, GP：Gram-positive, GPC：Gram-positive coccus
（椎木創一，遠藤和郎．院内肺炎—グラム染色の意義は？至適治療期間は？．EBM ジャーナル 2008；9：292 より一部改変引用）

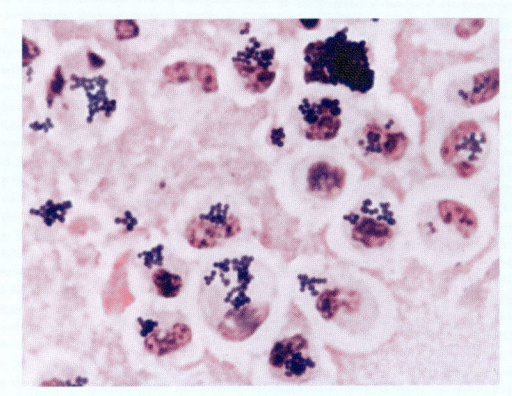

図1　グラム陽性球菌・塊状
紫色の球菌がぶどうの房のように集簇する．
臨床上重要であるのは，黄色ブドウ球菌とコアグラーゼ陰性ブドウ球菌である．
メチシリン感受性の有無はグラム染色では判断できない．

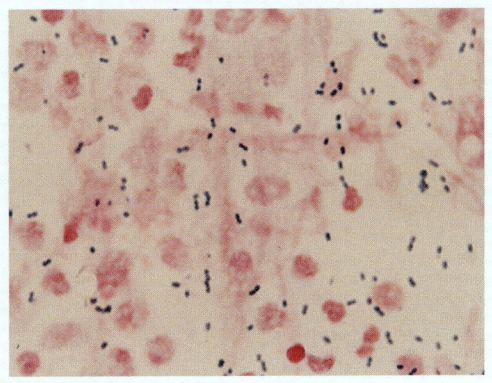

図2　グラム陽性双球菌
紫色の球菌がペアを形成するが，一部連鎖を呈する場合もある．
肺炎球菌や連鎖球菌でみられるパターンである．
強拡大で10個以上のペアがみられるときや周囲にhaloがあるときは，肺炎球菌の可能性が高まる．

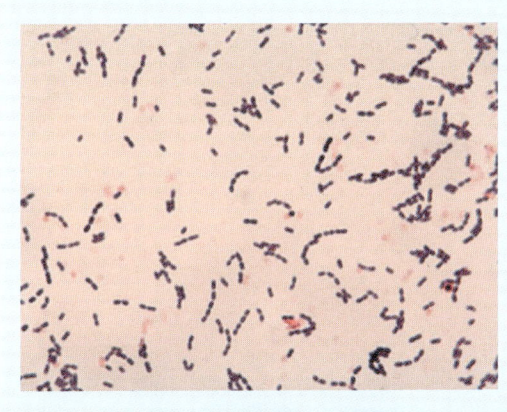

図3　グラム陽性菌・連鎖状
紫色の球菌が数珠状に連なるが，一部に双球状の部分もみられる．
連鎖球菌，肺炎球菌，腸球菌，Peptostreptococcus（嫌気性菌）などを考えるが，セフェム系抗菌薬を連用後などでは腸球菌の可能性が高まる．

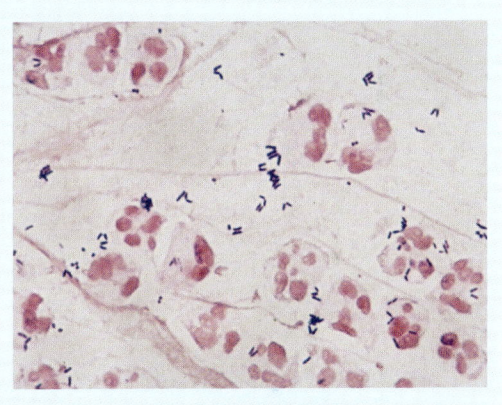

図4　グラム陽性桿菌
Corynebacterium，Clostridium，バチルス（Bacillus）などでみられる．
CorynebacteriumはV字，M字，あるいは柵状に集簇する特徴がある．

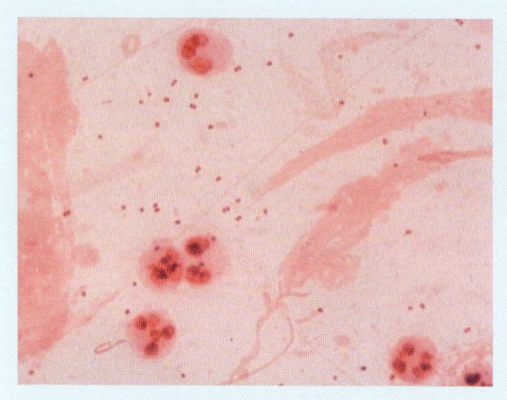

図5 グラム陰性双球菌
ピンク色の腎臓型の球菌がペアに並ぶ．
Moraxella，淋菌，髄膜炎菌，*Acinetobacter*などである．
視野によって染色の条件が良くても陽性に染まることがあるので検体の全体を観察して判断する．

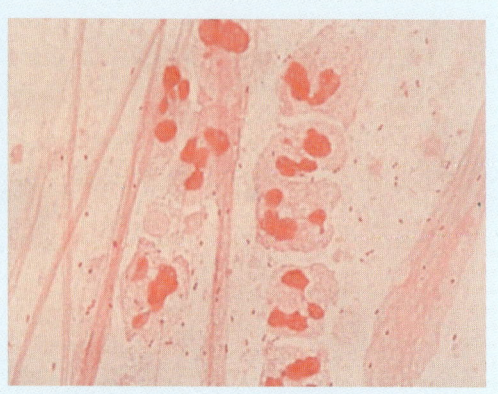

図6 グラム陰性球桿菌
単球状，双球状，短桿状を呈する多形性の小さなピンク色の菌である．
臨床例ではインフルエンザ菌がほとんどを占める．

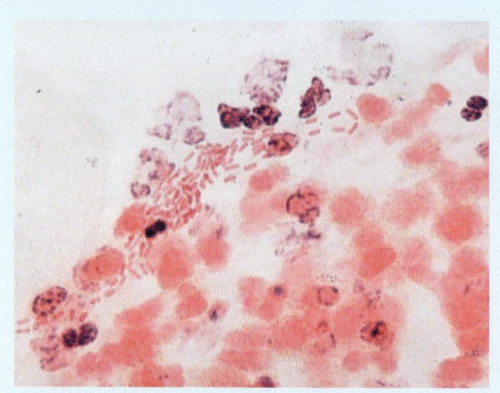

図7 グラム陰性桿菌・中〜大型
しっかりした太さのあるピンク色の桿菌である．
大腸菌，肺炎桿菌，*Enterobacter*などの腸内細菌である．

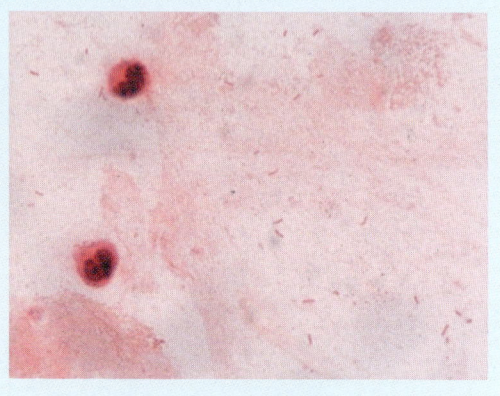

図8 グラム陰性桿菌・小型
ほっそりとしたピンク色の桿菌である．
緑膿菌に代表されるブドウ糖非発酵グラム陰性桿菌，*Bacteroides*などである．

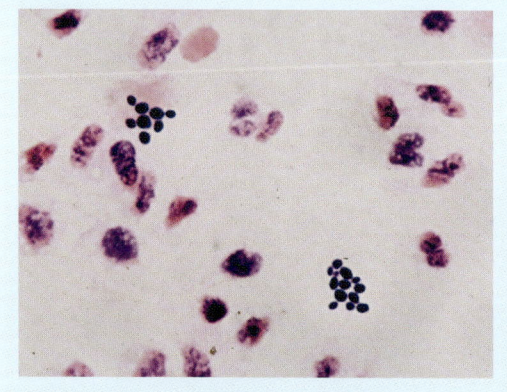

図9 グラム陽性・大きなサイズ
真菌は，紫色で細菌よりもはるかに大きい．この写真に示す真菌は酵母の形状で，*Candida*である．

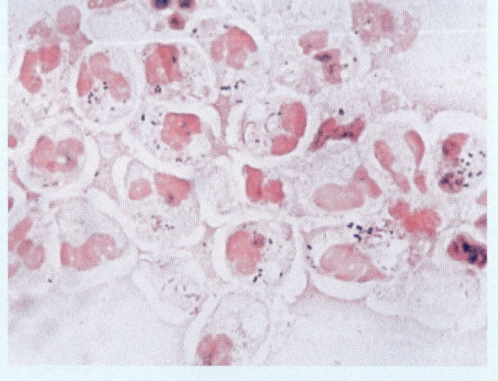

図10 多菌種の混在パターン
複数種類の細菌が白血球に貪食された像を呈する．
誤嚥性肺炎，二次性腹膜炎，消化器疾患由来の膿瘍などでみられる．

2）尿路感染症

　尿路感染症は，容易に検体が得られるにもかかわらず，グラム染色の臨床的意義を検討した研究が少ない。尿路感染症における尿グラム染色の感度96.2％，特異度93.0％との研究がある[15]が，分離菌のほとんどが大腸菌をはじめとする腸内細菌であり，ICUでよくみられる緑膿菌，ブドウ球菌，腸球菌，真菌などの鑑別を行った研究は見当たらない。これらはグラム染色像が大きく異なることから判別は容易であり，臨床上有用であると考えられる。

3）血管カテーテル関連血流感染症

　血管カテーテル関連血流感染症の診断には半定量培養法がよく用いられるが，判定には48時間が経過した後の培地上コロニーの観察が必要である。一方，グラム染色は数分で行うことができ，早期診断の手段として有用である。

　血管カテーテル刺入部に発赤，腫脹，熱感，圧痛などの炎症所見が存在し，かつ膿がみられれば，膿のグラム染色を行う。膿がみられないものの局所の炎症反応が存在するとき，あるいは膿と局所の炎症反応のいずれも存在しないものの血管カテーテル感染を強く疑う場合には，カテーテルを抜去したうえでカテーテル内腔に存在する微生物を検知するためのグラム染色を行う。カテーテルを縦方向に切断してそのまま染色する方法[16]では感度100％，特異度95％であり，内腔から採取した少量（1.5mL程度）の血液を染色する方法[17]では，感度78％，特異度100％といずれも良好である。赤血球は，染色の工程で溶血するため，カテーテル内腔の血液や血塊のグラム染色において全く支障を来さない。内腔を極少量の生理食塩液で洗浄し，その液をグラム染色する方法も実際的である。血管カテーテルのグラム染色でグラム陽性菌，陰性菌，酵母は容易に鑑別できる[18]ため，グラム染色によって原因微生物を推定して治療を開始すれば，血液培養が陽性となる24〜48時間後を待たずに先んじて適切な治療を行うことができる。

【文　献】

1）藤本卓司．口絵．感染症レジデントマニュアル．東京：医学書院；2004. p.2-15.
2）American Thoracic Society；Infectious Diseases Society of America. Guidelines for the management of adults with hospital-acquired, ventilator-associated, and healthcare-associated pneumonia. Am J Respir Crit Care Med 2005；171：388-416.
3）Fartoukh GL, Maitre B, Honoré S, et al. Diagnosing pneumonia during mechanical ventilation：the clinical pulmonary infection score revisited. Am J Respir Crit Care Med 2003；168：173-9.
4）Rea-Nato A, Youssef NC, Tuche F, et al. Diagnosis of ventilator-associated pneumonia：a systematic review of the literature. Crit Care 2008；12：R56.
5）椎木創一，遠藤和郎．院内肺炎-グラム染色の意義は？至適治療期間は？．EBMジャーナル 2008；9：292.

6) Prekates A, Nanas S, Argyropoulou A, et al. The diagnostic value of gram stain of bronchoalveolar lavage samples in patients with suspected ventilator-associated pneumonia. Scand J Infect Dis 1998；30：43-7.
7) Allaouchiche B, Jaumain H, Chassard D, et al. Gram stain of bronchoalveolar lavage fluid in the early diagnosis of ventilator-associated pneumonia. Br J Anaesth 1999；83：845-9.
8) Mimoz O, Karim A, Mazoit JX, et al. Gram staining of protected pulmonary specimens in the early diagnosis of ventilator-associated pneumonia. Br J Anaesth 2000；85：735-9.
9) Duflo F, Allaouchiche B, Debon R, et al. An evaluation of the Gram stain in protected bronchoalveolar lavage fluid for the early diagnosis of ventilator-associated pneumonia. Anesth Analg 2001；92：442-7.
10) Blot F, Raynard B, Chachaty E, et al. Value of Gram stain examination of lower respiratory tract secretions for early diagnosis of nosocomial pneumonia. Am J Respir Crit Care Med 2000；162：1731-7.
11) Kopelman TR. Can empiric broad-spectrum antibiotics for ventilator-associated pneumonia be narrowed based on Gram's stain results of bronchoalveolar lavage fluid. Am J Surg 2006；192：812-6.
12) Veinstein A, Brun-Buisson C, Derrode N, et al. Validation of an algorithm based on direct examination of specimens in suspected ventilator-associated pneumonia. Intensive Care Med 2006；32：676-83.
13) Katayama Y, Minami H, Enomoto M, et al. Usefulness of Gram staining of tracheal aspirates in initial therapy for ventilator-associated pneumonia in extremely preterm neonates. J Perinatol 2010；30：270-4.
14) Matsushima A, Tasaki O, Shimizu K, et al. Preemptive antibiotic treatment based on gram staining reduced the incidence of ARDS in mechanically ventilated patients. J Trauma 2008；65：309-15.
15) Wiwanitkit V, Udomsantisuk N, Boonchalermvichian C. Diagnostic value and cost utility analysis for urine Gram stain and urine microscopic examination as screening tests for urinary tract infection. Urol Res 2005；33：220-2.
16) Aygun G, Yasar H, Yilmaz M, et al. The value of Gram staining of catheter segments for rapid detection of peripheral venous catheter infections. Diagn Microbiol Infect Dis 2006；54：165-7.
17) Moonens F, el Alami S, Van Gossum A, et al. Usefulness of gram staining of blood collected from total parenteral nutrition catheter for rapid diagnosis of catheter-related sepsis. J Clin Microbiol 1994；32：1578-9.
18) Cooper GL, Hopkins CC. Rapid diagnosis of intravascular catheter-associated infection by direct Gram staining of catheter segments. N Engl J Med 1985；312：1142-7.

〔藤本　卓司〕

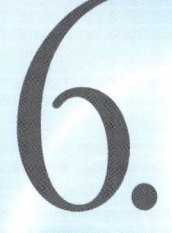

6. 今問題となっている耐性菌

はじめに

　1941年のペニシリンの臨床使用以来，耐性菌の出現とそれに有効な新薬の上市が繰り返されている。メチシリンをはじめとしたペニシリン分解酵素に安定なペニシリンの開発，セフェム系薬剤の上市，マクロライド，アミノグリコシド，テトラサイクリン，ナリジクス酸，フルオロキノロンと次々と抗菌薬は開発されてきた。抗菌薬は，抗菌活性の増強，スペクトルの拡大，体内動態の改善，安全性の向上を目指し開発されている。抗菌薬の開発は以前ほど盛んではないが，今世紀に入ってからも表1に示す注射薬，経口薬が上市されている。ガレノキサシン（GRNX），シタフロキサシン（STFX）は抗菌力の増強を，パズフロキサシン（PZFX）とシプロフロキサシン（CPFX）はキノロン系薬初の注射剤として，テビペネム（TBPM）は小児適応のみという限定ながらもカルバペネム系薬初の経口剤として上市された。肺炎球菌を含む連鎖球菌属に対して抗菌力の強いトスフロキサシン（TFLX）がキノロン系ではノルフロキサシン（NFLX）に次いで小児適応が追加されたことも新しい流れである。抗菌スペクトルの拡大は，新たな菌種への拡大という方向性だけでなく，耐性菌に有効な薬剤の開発という方向性も重要な課題となっている。さらに，リネゾリド（LZD），キヌプリスチン／ダルホプリスチン（QPR/DPR），テリスロマイシン（TEL）などの新しい系統の薬剤は，既存の抗菌薬耐性菌に対して有効な薬剤として上市されている。

　また，耐性菌に有効という方向性だけでなく，耐性菌を選択しにくい抗菌薬というコンセプトから，GRNXのように抗菌力だけでなく体内動態が改善された薬剤や，タゾバクタム／ピペラシリン（TAZ/PIPC）1：8製剤4.5g×3回投与はPIPCの常用量の3倍量が承認され，レボフロキサシン（LVFX）500mg単回投与は，これまでの100mg×3回から用法用量が改善された薬剤が承認されている。TAZ/PIPCは用法用量の少ない1：4製剤を廃止し，1：8製剤に完全に切り替えた。しかしながら，LVFXは先発品は低用量製剤を廃止し，高用量製剤のみとする方向性で新たに上市されたが，ジェネリック製剤として旧来の100mg×3が承認され，耐性菌抑制という観点からは大きな矛盾を生じている。アモキシシリン・クラブラン酸（AMPC/CVA）についてはCVAの量を減量しただけの製剤ではなく，小児におけるAMPC1回投与量の増量を実現している製剤である。

表1　今世紀に入ってから上市された抗菌薬

発売年	一般名（商品名）	
	注射薬	経口薬
2001	リネゾリド〔LZD〕（ザイボックス）＊ タゾバクタム/ピペラシリン〔TAZ/PIPC〕1：4（タゾシン）	
2002	ビアペネム〔BIPM〕（オメガシン） パズフロキサシン〔PZFX〕（パシル） キヌプリスチン/ダルホプリスチン〔QPR/DPR〕3：7（シナシッド）	ガチフロキサシン〔GFLX〕（ガチフロ） プルリフロキサシン〔PUFX〕（スオード）
2003		テリスロマイシン〔TEL〕（ケテック）
2004	シプロフロキサシン〔CPFX〕（シプロキサン注）	
2005	ドリペネム〔DPPM〕（フィニバックス）	モキシフロキサシン〔MFLX〕（アベロックス）
2006	（リネゾリドMRSA適応取得）	アモキシシリン/クラブラン酸〔AMPC/CVA〕14：1（クラバモックス）
2007		ガレノキサシン〔GRNX〕（ジェニナック）
2008	タゾバクタム/ピペラシリン〔TAZ/PIPC〕1：8（ゾシン）	シタフロキサシン〔STFX〕（グレースビット）
2009		〔（レボフロキサシン〔LVFX〕500mg投与承認（クラビット）〕 テビペネムピボキシル〔TBPM-PI〕（オラペネム）
2010		〔トスフロキサシン〔TFLX〕小児適応（オゼックス細粒小児用）〕
2011	レボフロキサシン〔LVFX〕（クラビット点滴静注） ダプトマイシン〔DAP〕（キュビシン）	

＊：経口薬もあり

1 現在問題となっている耐性菌

　臨床の現場で問題となっている抗細菌薬耐性菌は安全性が高く汎用されているβ-ラクタム耐性菌であり，特にペニシリンおよびセフェム耐性菌が重要視されている．さらに，β-ラクタムに対して耐性を示し（自然耐性を含む），他系統薬剤に対しても耐性を獲得した多剤耐性菌は，治療だけでなく，感染対策上も重要である．主に市中感染症の原因菌である肺炎球菌，インフルエンザ桿菌，淋菌についても，重症化し救急で搬送されるケースも存在し，有効な治療薬を含めて知っておく必要がある．主に病院内感染症として問題になっている耐性菌もその割合の増加とともに外来患者からの分離頻度も増えてくる．また，近年医療関連感染（healthcare associated infection：HAI）という言葉が使用されるようになってきたが，老健施設から

表2　現在問題となっている耐性菌

主に院内感染症として		主に市中感染症として	
MRSA*	メチシリン耐性黄色ブドウ球菌	PRSP*	ペニシリン耐性肺炎球菌
VRSA*	バンコマイシン耐性黄色ブドウ球菌 リネゾリド耐性黄色ブドウ球菌	BLNAR	β-ラクタマーゼ非産生アンピシリン耐性インフルエンザ桿菌 多剤耐性淋菌 キノロン耐性菌（各種細菌）
VRE*	バンコマイシン耐性腸球菌 リネゾリド耐性腸球菌	MDR-TB	多剤耐性結核菌
ESBL産生菌	基質特異性拡張型β-ラクタマーゼ産生菌 メタロ-β-ラクタマーゼ産生菌	XDR-TB	超多剤耐性結核菌
MDRP*	多剤耐性緑膿菌		
MDR-AB*	多剤耐性 Acinetobacter		

*：感染症法　5類感染症指定耐性菌

の患者が入院時から多剤耐性菌を保菌しているケースも見受けられる。このような状況より，いずれの医療従事者も耐性菌について知っておく必要がある。表2に現在問題となっている耐性菌を列挙した。ここでは，主に入院患者で問題となる耐性菌を中心に以下に述べる。

1）メチシリン耐性黄色ブドウ球菌（MRSA）

　人類初の抗生物質ペニシリンが使用されるようになり，間もなく出現したのが，ペニシリン耐性黄色ブドウ球菌である。ペニシリンを分解可能なβ-ラクタマーゼ遺伝子を獲得し耐性となった。この耐性黄色ブドウ球菌用抗菌薬として6位に新たな置換基を導入し開発されたのがメチシリンである。メチシリンは酸に不安定であり経口投与はできなかったが，その後 isoxazolyl 基を導入することにより経口投与も可能にしたオキサシリン（MPIPC），クロキサシリン（MCIPC）などが上市された。これらの抗菌薬は1950年代後半に開発されたが，これらの抗菌薬にまで耐性を示す黄色ブドウ球菌が1961年にはすでに報告されており，これが最初のメチシリン耐性黄色ブドウ球菌（methicillin-resistant *Staphylococcus aureus*：MRSA）であると考えられる。外来遺伝子 *mecA* を含む一連の遺伝子を染色体上に獲得したことが耐性化の原因であり，*mecA* の産物である新規ペニシリン結合蛋白質 PBP-2′ に対して少なくとも日本で上市されている β-ラクタム系薬はすべて無効である。最近では外来患者からの分離頻度が増加しており，治療薬選択の点で問題となっている。

　検査法は，感受性測定培地である陽イオン調整 Mueller Hinton Broth に 2% NaCl を添加し，35℃以下で24時間培養したときの MPIPC の MIC 4 μg/mL 以上の株と *mecA* の保有が相関するため，2004年まではこの基準のみで判定されていた。しかし，MPIPC だけでは検出しにくい株が特に市中を中心に出現増加したため，セファマイシン系のセフォキシチン（日本販売中止）をディスク拡散法または最小発育阻止濃度（minimum inhibitory concentration：MIC）測

定により追加することが推奨されている。現在市販されているMRSA選択培地は，ほとんどがMPIPC含有培地からセフォキシチン含有培地へ変更された。これは誘導型PBP-2'産生株の増加によるものであり，β-ラクタムのMICが低い場合でも，その使用により容易にMICが上昇するため，早期に検出し，なるべく早く適切な抗菌薬を選択するために有用な検査法である。確実にPBP-2'を産生する株であるかどうかは，mecA検出またはPBP-2'の検出を行うことであり，PCR法や蛋白検出キットが市販されている。人手を含めたコスト面を考えるとMPIPCおよびセフォキシチンを用いた検出法が現実的である。

　MRSAの治療薬としては，バンコマイシン（VCM），テイコプラニン（TEIC），アルベカシン（ABK），LZDが存在する。ABK耐性株は2〜5％程度存在するので感受性には注意が必要であるが，1992年の上市時から存在しており，現在でも増減を認めていない。その他3剤に対する耐性株は非常にまれであり，日本では数例報告されているだけである。しかしながら，TEICに耐性を示すコアグラーゼ陰性ブドウ球菌は目立つようになってきたので，免疫低下患者に使用する場合には薬剤感受性に注意が必要である。後述するVRSA（バンコマイシン耐性黄色ブドウ球菌），リネゾリド耐性MRSAについても理解し，適正使用の重要性を理解しておくべきである。また，各薬剤の使用法および特徴などについては，2008年に改訂された抗MRSA薬使用の手引きならびに抗MRSA薬の特徴を参照されたい[1, 2]。また，2011年9月に系統の異なるダプトマイシンも認可された。肺組織で不活化されるなど特徴を十分理解して使用する必要がある薬剤である。

2）バンコマイシン耐性腸球菌（VRE）

　バンコマイシン耐性腸球菌（vancomycin-resistant enterococci：VRE）は，MRSAを含むグラム陽性菌治療の切り札的存在であるVCMに耐性を示す腸球菌である。特に，エンテロコッカス・フェシウム（*Enterococcus faecium*）はほとんどの薬剤に自然耐性を示すので，VCMが切り札となるが，外来遺伝子 *vanA*，*vanB* を獲得するとVCMも耐性となる。VRE治療薬として，LZDおよびQPR/DPRが2001年，2002年に相次いで上市されたので，感染症を引き起こした場合でも，治療は可能となった。*E. faecium*は乳酸菌に分類される腸管内常在菌であり，その病原性は弱いが，ひとたび病院内に *vanA* または *vanB* 保有株が入り込むと気づかないうちに広がってしまうおそれのある耐性菌である。多くの場合，保菌しているだけであるが，原疾患，手術，抗癌剤投与などのために免疫力が低下すると原因菌となる可能性も十分ある。したがって，無視することはできない耐性菌であり，増加蔓延防止対策は重要である。

　VCMは，細菌細胞壁のペプチドグリカンの前駆体であるペプチドグリカンモノマーのペンタペプチド L-Ala-D-Glu-L-Lys-D-Ala-D-Ala の4番目と5番目の-D-Ala-D-Ala部位に水素結合することにより，ペプチドグリカンモノマーと架橋酵素の結合を阻害する。VREの耐性機序は，このペンタペプチド末端のD-Alaが置換することにより，VCMの親和性が低下することによるものである。VREは表3に示すごとく，6種類のタイプが報告されている。ペンタペプチド

表3 バンコマイシン耐性腸球菌

種類	遺伝子の存在場所	伝達性	ペンタペプチド末端	MIC バンコマイシン	MIC テイコプラニン	菌種
VanA	主にプラスミド	あり	-D-alanyl-D-lactate	高い	高い[*1]	Enterococcus 属
VanB	プラスミド/染色体	あり	-D-alanyl-D-lactate	通常高い[*2]	<1 μg/mL [*3]	Enterococcus 属
VanC	染色体	なし	-D-alanyl-D-Serine	4〜32 μg/mL	<1 μg/mL	E. gallinarum (VanC1)
						E. casseliflavus (VanC2)
						E. flavescens (VanC3)
VanD	プラスミド/染色体	あり	-D-alanyl-D-lactate	64 μg/mL	4 μg/mL	E. faecium
VanE	染色体	なし	-D-alanyl-D-Serine	16 μg/mL	0.5 μg/mL	E. faecalis
VanG	染色体	あり	-D-alanyl-D-Serine	16 μg/mL	0.5 μg/mL	E. faecalis
VanF			-D-alanyl-D-lactate			Paenibacillus popilliae
VanL	プラスミド	あり	-D-alanyl-D-Serine	8 μg/mL		E. faecalis
VanM	プラスミド	あり	-D-alanyl-D-lactate	>256 μg/mL	64〜>256 μg/mL	E. faecium

[*1]：VanS の変異株では低い（通常 <2 μg/mL）
[*2]：MIC 4 μ文字 g/mL 以下のものも存在する
[*3]：MIC が高いものも報告されている

　末端が D-lactate に置換したタイプは VCM の耐性度が高く，D-Serine に置換したタイプは比較的感受性が残っている。VanC 型は菌種特異的に染色体上に存在し自然耐性であるが，その他は外来遺伝子であり，さまざまな菌種から見出されている。VanC1 型のエンテロコッカス・ガリナルム（E. gallinarum）および VanC2 型のエンテロコッカス・カセリフラバス（E. casseliflavus）はヒトの腸管内に常在菌として存在しており，特に入院患者の便からは高率で分離されるが，通常臨床上問題となることは少ない。ただし，感染症予防法の5類感染症全数報告の対象として含まれているので，感染症の原因菌と考えられる場合は届け出対象となる菌である。そのほかに VanD 型，VanE 型，VanG 型が報告されているが，現在のところ，日本で感染対策上重要なのは VanA 型と VanB 型である。しかしながら，海外では VanD 型エンテロコッカス・フェカーリス（E. faecalis），E. faecium，エンテロコッカス・アビウム（E. avium），エンテロコッカス・ラフィノーサス（E. raffinosus），E. gallinarum などさまざまな菌種に関して報告されており，また報告数も増加している[3〜6]ことから日本においても，今後注意が必要である。

　検査法としては，van 遺伝子を検出することが確実な方法であるが，日常検査ではそこまで実施しないので，感受性結果またはスクリーニング培地を用いる方法がルーチン検査のなかでも容易に実施可能な方法である。VCM の MIC が 16 μg/mL 以上を示す E. faecalis または E.

faecium であれば VanA 型または VanB 型 VRE と考えられる．また，VanB 型 VRE のなかに VCM の MIC が 16 μg/mL 未満の株が存在する．*vanA* および *vanB* 非保有 *E. faecalis* では VCM の MIC 8 μg/mL，*E. faecium* では 4 μg/mL を示す株は 1％未満であることを考え，この値を基準に VRE を疑うことが必要である．VRE 選択培地も改良がなされ，腸管内常在菌としても存在し，自然耐性を示す VanC 型 VRE やリューコノストック（*Leuconostoc*）属，ラクトバシラス（*Lactobacillus*）属，ペディオコッカス（*Pediococcus*）属の発育を阻害し，VanA 型や VanB 型の発育を支持するものが数社から発売されており，有用性が高い．VCM の MIC が低い VanB 型 *E. faecium* が存在するが，通常の MIC 測定法では検出することが難しく，検出されたときにはすでに病院内で蔓延してしまっているケースが存在する．感染症の原因菌になることがほとんどないことも蔓延しやすい一因であると思われる．遺伝子検索をすることが確実であるが，感受性測定時の接種菌量を増やしたり，CLSI 標準法とは少し異なり，接種菌量の多い同定感受性自動測定装置 VITEK2 を使用すると明確となる場合があり，われわれは疑わしいときは同定感受性自動測定装置 VITEK2 による感受性再測定を実施している．実際に，通常法では VCM の MIC 2 または 4 μg/mL を示す株で *van* 遺伝子非保有株では VITEK2 での MIC の変化はないが，*vanB* 保有 *E. faecium* では MIC 16 または＞ 16 μg/mL となった例を何例も経験している．

3）バンコマイシン耐性黄色ブドウ球菌（VRSA）

vanA および *vanB* は，多くの場合プラスミド上に存在しているので，*E. avium*，*E. raffinosus* などの腸球菌属が *vanA* や *vanB* を保有しているケースも報告されており，VanC 型 VRE でもある *E. gallinarum* やエンテロコッカス・カセリフラバス（*E. casseliflavus*）がさらに，*vanA*，*vanB* を獲得したケースも報告されている．さらにこの遺伝子は，菌種を越えて伝播することが報告されており，VCM の MIC 64 μg/mL を示す *vanB* 保有ストレプトコッカス・ボビス（*Streptococcus bovis*）が 1995 年にコンゴの AIDS を発症した 6 歳の女児から分離されている[7]．さらに，*vanA* 保有バシラス・サーキュランス（*Bacillus circulans*）なども報告されており[8]，生体内においても，類縁菌種に伝播可能であることが報告されている．実験的には *in vitro* および *in vivo* でスタフィロコッカス・アウレウス（*Staphylococcus aureus*）に伝播することも 1992 年にはすでに報告されていた[9]．日本では VRE の分離率は 0.1％未満と考えられ，MRSA と接触する確率は非常に低いと考えられるが，米国[10] や韓国[11] ではすでに VRE は分離される腸球菌属の 10％を越えていると報告されており，*vanA* 保有 MRSA が臨床現場で出現することは想定されていた．2002 年米国ミシガン州で透析中の 40 歳男性患者のカテーテルから分離された *vanA* 保有バンコマイシン耐性黄色ブドウ球菌（vancomycin-resistant *Staphylococcus aureus*：VRSA）が初めての報告である[12]．その後，2006 年までにミシガン州で 5 例，ペンシルベニア州で 1 例，ニューヨーク州で 1 例が報告されている[13]．いずれも VanA 型であり，VCM および TEIC の MIC は 32 〜 1,024 μg/mL および 8 〜 32 μg/mL と報

告されている。幸いLZD，ST合剤などは感受性であった。したがって，検出にはルーチンのVCM感受性測定で十分であり，疑わしい場合には遺伝子検査を行えばよい。日本でも出現する可能性は十分あるので，VCMの適正使用およびVRE分離の際の感染対策により，出現を抑制することが重要である。

4) リネゾリド耐性黄色ブドウ球菌／腸球菌

　LZDは，当時有効な薬剤が存在しなかったVREのなかでも E. faecium に対して有効な薬剤として開発された新規骨格オキサゾリジノン系の薬剤である。LZDは可逆的な骨髄抑制の頻度は高いもののその他の副作用の頻度は低く，腎機能の影響を受けにくく，経口でも注射でも十分な血中濃度およびAUCが得られ，組織移行性にも優れた薬剤である。2001年の薬価収載時には適応菌種はバンコマイシン耐性 E. faecium のみであったが，2006年にはMRSAも適応菌種として承認された。抗菌活性はグラム陽性菌全般に及んでおり，連鎖球菌属による重症感染症や既存の薬剤が使用できない患者に対しても使用される場合がある。しかしLZDはその標的部位である23S rRNAの1塩基置換により高度耐性化することが分かっており[14]，キノロン系と同様使用頻度の増加に伴い，耐性菌出現頻度は高まると考えられる。LZD耐性腸球菌およびMRSAはすでに報告されており，アウトブレイクに関する報告もある[15,16]。日本ではまれであるが，数例報告されている[17]。検査法はルーチンのLZD感受性測定でよい。適正使用ならびに院内での感受性測定は重要であり，早期発見早期封じ込めが重要である。

5) 基質特異性拡張型β-ラクタマーゼ（ESBL）産生菌

　現在の基質特異性拡張型β-ラクタマーゼ（extended-spectrum β-lactamase：ESBL）の定義は，ペニシリン，第4世代を含むすべてのセファロスポリン系薬およびモノバクタム系薬を分解可能な外来性のclass A型およびclass D型β-ラクタマーゼといえる。特に問題となっているのが，class A型のβ-ラクタマーゼを保有する腸内細菌科の菌種であり，なかでも種々の感染症の原因菌となりうるエシエリキア・コリ（Escherichia col），クレブシエラ・ニューモニエ（Klebsiella pneumoniae），プロテウス・ミラビリス（Proteus mirabilis）は本来セファロスポリンとモノバクタム耐性菌はまれであったため，治療は容易であったがESBLを獲得することにより耐性となるため問題となっている。またこれらの菌種は腸管内に容易に定着し，排泄物を介して病院内に広がりやすく，便，尿，喀痰など幅広い検体から検出される。幸いカルバペネム系薬など有効な薬剤は存在するが，適切な検査法による報告と適切な抗菌薬による治療が重要である。特にESBL産生株であってもそのタイプによりMICが低いセファロスポリン系薬が存在するが，使用した場合に有効であったとの報告もあるが，治療効果が劣るまたは再発率が高いという報告もあり，ESBL産生株による感染症であることが分かっている場合は，セファロスポリン系薬の使用は推奨されない。

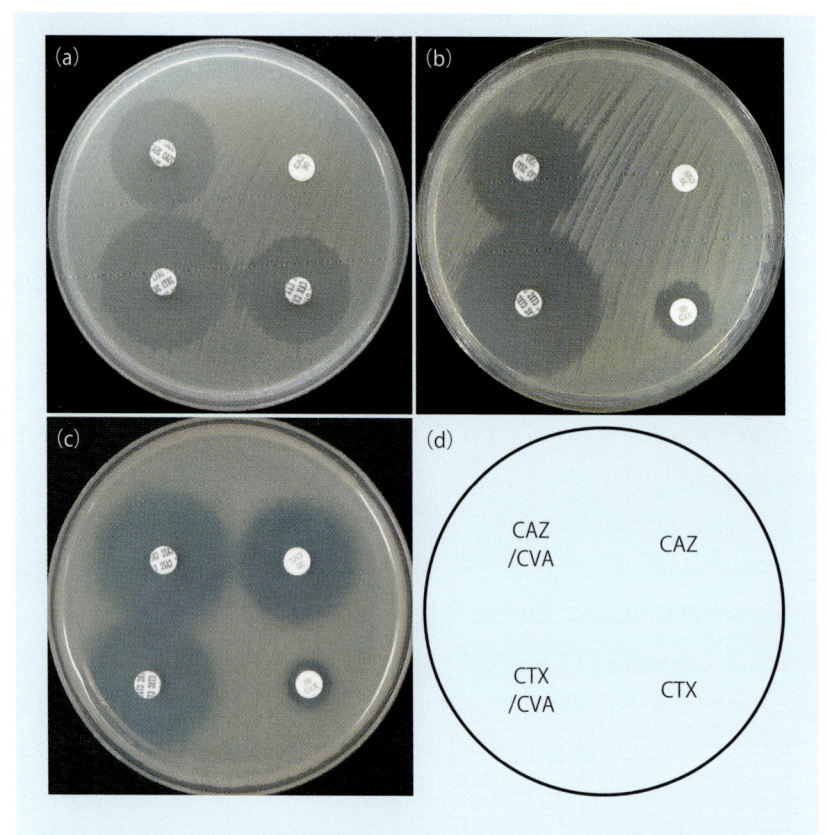

図1 class A β-ラクタマーゼ阻害剤である CVA 含有ディスクを用いた ESBL 確認試験の結果
(a) TEM-6 産生 E. coli, (b) SHV-12 産生 E. coli, (c) CTX-M-14 産生 E. coli, (d) a, b, c のディスクの並べ方
CAZ：セフタジジム 30 μg, CVA：クラブラン酸 10 μg, CTX：セフォタキシム 30 μg

　検査法としては，CLSI（Clinical and Laboratory Standards Institute）の推奨 5 薬剤〔セフォタキシム（CTX），セフトリアキソン（CTRK），セフタジジム（CAZ），セフポドキシム，アズトレオナム（AZT）〕の感受性によるスクリーニングが有用であるが，これら 5 薬剤にこだわる必要はなく，日本の多くの検査室で感受性測定されている抗菌薬を考えると，セフォチアム（CTM），セフジトレン（CDTR），第 4 世代セファロスポリン 2 μg/mL 以上をスクリーニング薬剤に加えるとよい。日本で分離される ESBL の大半は CTX-M 型であり，CAZ，セフィキシム（CFIX），AZT の MIC は比較的低いため，これらの薬剤だけによるスクリーニングは避けたほうがよい。確認試験は CLSI が推奨している CAZ および CTX と CVA との併用効果をみる方法がコスト的にも有用である。図 1 に示すように特に特別な機器を用いなくとも容易に確認試験実施が可能である。エンテロバクター・クロアカエ（*Enterobacter cloacae*），シトロバクター・フロインディー（*Citrobacter freundii*），セラチア・マルセッセンス（*Serratia marcescens*）など染色体上に誘導型 AmpC β-ラクタマーゼを有する菌種では第 4 世代セファロスポリン系薬

であるセフピロム（CPR）とCVAを併用したほうがよい場合もある．CLSIは2010年M100-S20[18]）でESBLの検査法についてブレイクポイントを変更すればESBLを検出し報告する必要はないという大幅な改訂を行っているが，これはESBL産生株の分離率の高い米国の状況を勘案してのものであり，日本では，2009年までのESBLをスクリーニングおよび確認試験を行って報告する方法を継続すべきであると考える．

6）メタロ-β-ラクタマーゼ産生菌・多剤耐性緑膿菌（MDRP）・多剤耐性 *Acinetobacter*

　モノバクタム以外のβ-ラクタムすべてを分解可能なβ-ラクタマーゼである，IMP型，VIM型の外来遺伝子の獲得による耐性株が問題となっている．*Pseudomonas aeruginosa* がこのβ-ラクタマーゼを獲得すると，日本で使用可能で有効な薬剤がない場合もある．幸い，検出された場合でも重症感染症を引き起こすことはまれであるが，早期に検出報告し，感染対策をとることが重要である．感染症新法では，メタロ-β-ラクタマーゼ非産生のものも含めてカルバペネム系のイミペネム（IPM），キノロン系のCPFX，アミノグリコシド系のアミカシン（AMK）の3薬剤に耐性を示す株による感染症を薬剤耐性緑膿菌感染症として，定点報告が必要な5類感染症としている．MDRPとは複数の系統の薬剤に耐性を示す緑膿菌を指す言葉であり，明確な定義はないが，この薬剤耐性緑膿菌感染症の定義で多剤耐性緑膿菌（multi-drug resistant *Pseudomonas aeruginosa*：MDRP）を定義することが多い．近年では *E. coli* や *K. pneumoniae* などの腸内細菌科の菌種からもIMP型メタロ-β-ラクタマーゼ保有株が分離される例も増えている．

　スクリーニング法としては，*P. aeruginosa* や *S. marcescens* が獲得すると多くの場合カルバペネム系が耐性となるので発見しやすいが，*E. coli* や *K. pneumoniae* などでは，通常カルバペネムのMICは0.5 μg/mL未満なので発見が遅れるケースがあるので注意が必要である．メタロ-β-ラクタマーゼ産生菌であることに気がついたときには，すでに病院内で広がっているケースも存在する．CAZのMICが16 μg/mL以上で，ESBLには安定であるセファマイシン系薬のセフメタゾール（CMZ）やフロモキセフ（FMOX）のMICも同時に高い場合は，可能性が高い．AZT，ピペラシリン（PIPC）のMICは通常低く，第4世代セファロスポリン系薬のMICも低いこともしばしばあることを念頭におく必要がある．確認試験としては，メルカプト酢酸などの阻害剤を用いる方法が有用であり，ディスク拡散法やシカベータテストがある．また，メタロ-β-ラクタマーゼを含むカルバペネム分解酵素の検出法として変法ホッジテストがある（図2）．

　多剤耐性アシネトバクター（*Acinetobacter*）については，欧米では血流感染を中心に問題となっているが，日本での報告はまれである．また，多剤耐性の定義については特に決まったものはないが，薬剤耐性緑膿菌感染症と同様の定義が用いられている場合が多い．*Acinetobacter* に対しては，カルバペネム，アミカシン（AMK）耐性株はまれであるので，これらに耐性を

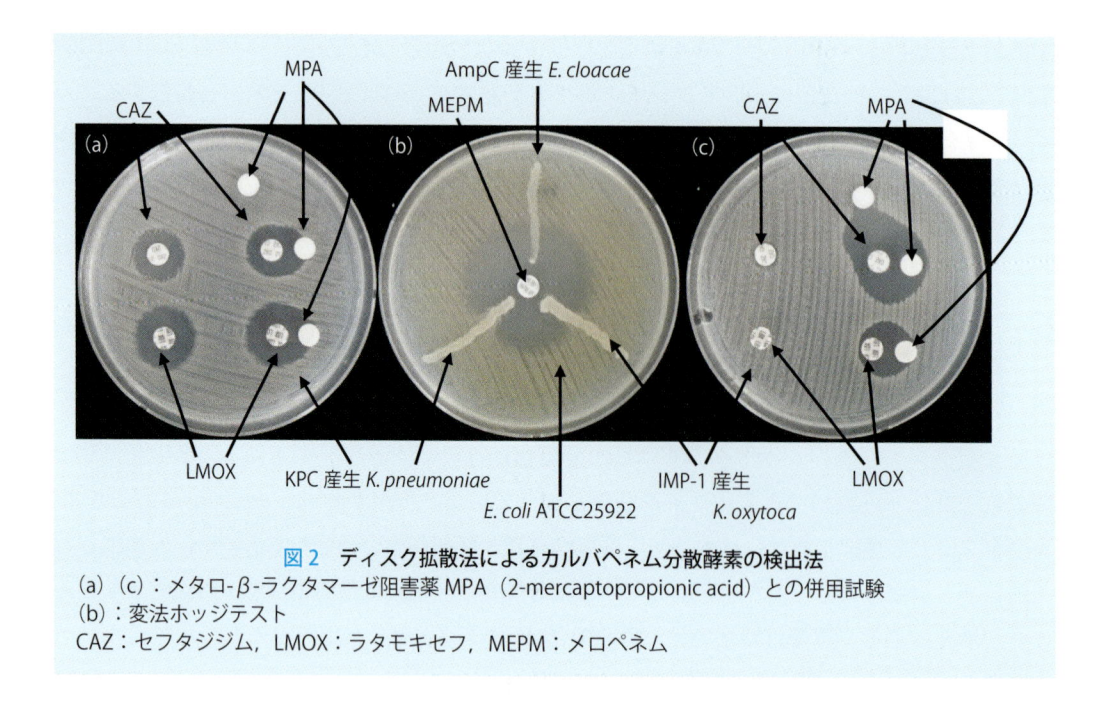

図2 ディスク拡散法によるカルバペネム分散酵素の検出法
(a)(c)：メタロ-β-ラクタマーゼ阻害薬 MPA（2-mercaptopropionic acid）との併用試験
(b)：変法ホッジテスト
CAZ：セフタジジム，LMOX：ラタモキセフ，MEPM：メロペネム

示す株については注意が必要である。また，*Acinetobacter* 属に対して β-ラクタマーゼ阻害薬のスルバクタム（SBT），TAZ，CVA は抗菌力を有している。さらにこれら β-ラクタマーゼ阻害薬は IMP-1 などのメタロ-β-ラクタマーゼに安定であるため，特に配合比率の高いスルバクタム／セフォペラゾン（SBT/CPZ）はカルバペネム耐性株に対しても感受性を示す場合が多い。検出するためには感受性測定のみでよいが，*Acinetobacter* 属に対してはカルバペネム系薬，AMK，キノロン系薬および SBT/CPZ の MIC を測定しておくことが望ましい。また，同定感受性自動測定装置 VITEK2 では *Acinetobacter* 属に対して AMK 耐性を検出できないことが知られているので注意が必要である。

おわりに

　自然界に存在する抗生物質を除いて，その抗菌薬を使用しなければ，耐性菌が出現する確率は非常に低い。しかし，ヒトに使用なければよいということだけではなく，家畜への使用も含めて考える必要がある。VRE は家畜の発育促進薬として使用されたグリコペプチド系のアボパルシンの乱用により，トリやブタの腸内で出現，増加し，ヒトに伝播したことが明確となっている。CPFX の 7 位のピペラジニル基の N-メチル体であるだけのエンロフロキサシンも家畜に使用され，キノロン耐性株の増加の要因となっていると考えられている。もちろん，耐性菌出現増加の一番の要因は臨床現場での使用頻度の増加，不適切な用法用量などである。最近カルバペネム耐性緑膿菌の率は，その使用抑制により，減少したという報告が相次いでなされており，適正使用の重要性が報告がされている[19, 20]。さらにカルバペネム系薬を含むすべての β-ラクタムを分解可能な class A 型の KPC 型 β-ラクタマーゼを保有する腸内細菌科の菌種，

特に肺炎桿菌の出現が欧米では問題となっており，2010年1月の日本臨床微生物学会で日本初の報告がなされた。ニューヨークで入院歴がある患者からの分離例であり，今後このようなケースの増加とその患者直接または間接的に日本でも増加する可能性が考えられる。抗菌薬の適正使用，適切な感染予防策の継続に加えて，可能性のある耐性菌を検出できる検査体制に関する最新の情報を確認し，取り入れていくことが重要である。

【文　献】

1）日本化学療法学会「抗MRSA薬適正使用委員会」編．抗MRSA薬使用の手引き．改訂．2008年8月．
2）日本化学療法学会「抗MRSA薬適正使用委員会」編．抗MRSA薬使用の特徴．改訂．2008年8月．
3）Depardieu F, Foucault ML, Bell J, et al. New combinations of mutations in VanD-Type vancomycin-resistant Enterococcus faecium, Enterococcus faecalis, and Enterococcus avium strains. Antimicrob Agents Chemother 2009 ; 53 : 1952-63.
4）Boyd DA, Miller MA, Mulvey MR. *Enterococcus gallinarum* N04-0414 harbors a VanD-type vancomycin resistance operon and does not contain a D-alanine：D-alanine 2（ddl2）gene. Antimicrob Agents Chemother 2006 ; 50 : 1067-70.
5）Fang H, Hedin G, Telander B, et al. Emergence of VanD-type vancomycin-resistant *Enterococcus faecium* in Stockholm, Sweden. Clin Microbiol Infect 2007 ; 13 : 106-8.
6）Tanimoto K, Nomura T, Maruyama H, et al. First VanD-Type vancomycin-resistant *Enterococcus raffinosus* isolate. Antimicrob Agents Chemother 2006 ; 50 : 3966-7.
7）Poyart C, Pierre C, Quesne G, et al. Emergence of vancomycin resistance in the genus *Streptococcus*：characterization of a *vanB* transferable determinant in *Streptococcus bovis*. Antimicrob Agents Chemother 1997 ; 41 : 24-9.
8）Ligozzi M, Lo Cascio G, Fontana R. *vanA* gene cluster in a vancomycin-resistant clinical isolate of *Bacillus circulans*. Antimicrob Agents Chemother 1998 ; 42 : 2055-9.
9）Noble WC, Virani Z, Cree RG. Co-transfer of vancomycin and other resistance genes from *Enterococcus faecalis* NCTC 12201 to *Staphylococcus aureus*. FEMS Microbiol Lett 1992 ; 72 : 195-8.
10）Rosenberg J, Jarvis WR, Abbott SL, et al. Emergence of vancomycin-resistant enterococci in San Francisco Bay area hospitals during 1994 to 1998. Infection Control Hospital Epidemiology 2004 ; 25 : 408-12.
11）Chong Y, Lee K. Present situation of antimicrobial resistance in Korea. J Infect Chemother 2000 ; 6 : 189-95.
12）Centers for Disease Control and Prevention（CDC）. *Staphylococcus aureus* resistant to vancomycin-United States, 2002. MMWR Morb Mortal Wkly Rep 2002 ; 51 : 565-7.
13）Sievert DM, Rudrik JT, Patel JB, et al. Vancomycin-resistant *Staphylococcus aureus* in the United States, 2002-2006. Clin Infect Dis 2008 ; 46 : 668-74.
14）Sander P, Belova L, Kidan YG, et al. Ribosomal and non-ribosomal resistance to oxazolidinones：species-specific idiosyncrasy of ribosomal alterations. Mol Microbiol 2002 ; 46 : 1295-304.
15）Gómez-Gil R, Romero-Gómez MP, García-Arias A, et al. Nosocomial outbreak of linezolid-resistant *Enterococcus faecalis* infection in a tertiary care hospital. Diagn Microbiol Infect Dis 2009 ; 65 : 175-9.
16）Morales G, Picazo JJ, Baos E, et al. Resistance to linezolid is mediated by the cfr gene in the first report of an outbreak of linezolid-resistant *Staphylococcus aureus*. Clin Infect Dis 2010 ; 50 : 821-5.
17）Yoshida K, Shoji H, Hanaki H, et al. Linezolid-resistant methicillin-resistant *Staphylococcus aureus* isolated after long-term, repeated use of linezolid. J Infect Chemother 2009 ; 15 : 417-9.
18）Clinical and Laboratory Standards Institute. Performance standards for antimicrobial susceptibility

testing；Seventeenth informational supplement M100-S20. 2010
19) 宮崎博章，入江利行，素元美佐ほか．カルバペネム薬の使用制限下によるイミペネム耐性緑膿菌と多剤耐性緑膿菌の検出率の推移．日本環境感染学会誌 2006；21：162-7.
20) 小野祐志，上田恒平，渋谷豊克ほか．抗菌薬適正使用を目的としたカルバペネム薬の使用許可制導入．日本環境感染学会誌 2007；22：286-93.

（村谷　哲郎）

資　料
抗菌薬の名称と略号

分類，略号		一般名	先発品	後発品
セフェム系				
第一世代	CEZ	セファゾリン	セファメジンα	
第2世代	CTM	セフォチアム	パンスポリン	パセトクール
	CMZ	セフメタゾール	セフメタゾン	
	FMOX	フロモキセフ	フルマリン	
第3世代	CAZ	セフタジジム	モダシン	一般名
	CTX	セフォタキシム	セフォタックス	
	CTRX	セフトリアキソン	ロセフィン	
第4世代	CPR	セフピロム	ケイテン	一般名
	CFPM	セフェピム	マキシピーム	
	CZOP	セフォゾプラン	ファーストシン	
ペニシリン系				
	PCG	ベンジルペニシリン	ペニシリンG	
	ABPC	アンピシリン	ビクシリン	
	PIPC	ピペラシリン	ペントシリン	
カルバペネム系				
	IPM/CS	イミペネム／シラスタチン	チエナム	一般名
	BIPM	ビアペネム	オメガシン	
	MEPM	メロペネム	メロペン	一般名
	DRPM	ドリペネム	フィニバックス	
	PAPM/BP	パニペネム／ベタミプロン	カルベニン	
βラクタマーゼ阻害薬配合剤				
SBT/CPZ		スルバクタム／セフォペラゾン	スルペラゾン	ワイスタール
SBT/ABPC		スルバクタム／アンピシリン	ユナシンS	アンスルマイラン
TAZ/PIPC		タゾバクタム／ピペラシリン	ゾシン	

資　料　**183**

分類，略号	一般名	先発品	後発品
モノバクタム系			
AZT	アズトレオナム	アザクタム	
ニューキノロン			
LVFX	レボフロキサシン	クラビット	
CPFX	シプロフロキサシン	シプロキサン	
アミノグリコシド			
AMK	アミカシン	アミカシン	
TOB	トブラマイシン	トブラシン	
GM	ゲンタマイシン	ゲンタシン	
マクロライド			
EM	エリスロマイシン	エリスロシン	
CAM	クラリスロマイシン	クラリス	
AZM	アジスロマイシン	ジスロマック	
抗MRSA薬			
グリコペプチド VCM	バンコマイシン	バンコマイシン	一般名
TEIC	テイコプラニン	タゴシッド	
アミノグリコシド ABK	アルベカシン	ハベカシン	ブルバトシン
オキサゾリジノン LZD	リネゾリド	ザイボックス	
サイクリックリポペプチド DAP	ダプトマイシン		

分類，略号	一般名	先発品	後発品
その他の抗細菌薬			
MINO	ミノサイクリン	ミノマイシン	
CLDM	クリンダマイシン	ダラシン	ハンダラミン
FOM	ホスホマイシン	ホスミシン S	
RFP	リファンピシン	リマクタン	
ST	スルファメトキサゾール/トリメトプリム	バクタ（経口） バクトラミン（注射）	
抗真菌薬			
ポリエン AMPB	アムホテリシン B	ファンギゾン	
L-AMB	リポソーマルアムホテリシン B	アルビゾーム	
アゾール FLCZ	フルコナゾール	ジフルカン	
F-FLCZ	ホスフルコナゾール	プロジフ	
ITCZ	イトラコナゾール	イトリゾール	
VRCZ	ボリコナゾール	ブイフェンド	
エキノキャンディン 　MCFG 　未定	ミカファンギン キャスポファンギン	ファンガード	

索 引

和 文

【あ】

アウトブレイク ……………… 124
アスペルギルス症 …………… 150
アゾール系薬 ………………… 149
アナフィラキシーショック
　……………………… 33, 110
アナフィラキシーショック発生
　頻度 ……………………… 35
アナフィラキシー対策ガイドラ
　イン ………………… 37, 38
アボパルシン ………………… 180
アミノグリコシド系 …… 91, 95,
　96, 98
アミノグリコシド系抗菌薬
　……………………………… 23
アムホテリシンBリポソーム
　製剤 …………………… 148
アメリカ感染症学会 ………… 93
アルベカシン ………………… 141
アレルギー歴 ………………… 39
アンピシリン／スルバクタム
　………………………… 4, 94

【い】

一次性腹膜炎 ………………… 88
イトラコナゾール …………… 147
医療関連感染症 ……………… 49
医療関連腹腔内感染症 ……… 96
医療事故 ……………………… 43
院内感染 ……………………… 88
院内肺炎 ……………………… 164
インフルエンザウイルス …… 114
インフルエンザ菌 …………… 129
インフルエンザ菌b型 ……… 130

【う】

ウイルス性肺炎 ……………… 114

【え】

栄養管理 ……………………… 65
壊死性腸炎 …………………… 98
エタノール …………………… 44
エンテロコッカス・フェカーリ
　ス ………………………… 97
エンドサイトーシス ………… 141
エンロフロキサシン ………… 180

【お】

黄色ブドウ球菌 ……………… 58
オウム病 ……………………… 114
オキサシリン ………………… 173
汚染創 ………………………… 6
オピオイド …………………… 45

【か】

外套付き試料採取ブラシ …… 59
回避義務 ……………………… 37
開放式使い捨て吸引カテーテル
　システム ……………… 64
過失 …………………………… 37
カテーテル関連血流感染症
　…………………………… 109
下部消化管手術 ……………… 4
カフ上吸引ポート付き ……… 64
カルバペネム ………………… 98
カルバペネム系 ………… 89, 90
カンジダ・アルビカンス …… 97
カンジダ症 …………………… 150
患者重症度 …………………… 71
感染臓器 ……………………… 71
感染臓器別の原因菌 ………… 72
完全房室ブロック …………… 35
肝臓移植 ……………………… 88

【き】

起炎菌の頻度 ………………… 101
気管支肺胞洗浄 ………… 59, 165
気管切開 ……………………… 64
気管挿管関連肺炎 …………… 57
気管挿管チューブのカフ内圧
　……………………………… 64
基質特異性拡張型β-ラクタ
　マーゼ ………… 129, 177
キノロン系薬耐性大腸菌 …… 96
偽膜 …………………………… 122
偽膜性大腸炎 ………………… 120
キャンディン系薬 …………… 149
急性化膿性胆管炎 …………… 100
急性呼吸窮迫症候群 ………… 80
急性胆嚢炎 …………………… 100
急性肺傷害 …………………… 80
狭域化 …………………… 68, 73
強化インスリン療法 ………… 80
菌交代現象 ……………… 4, 120

【く】

空気感染 ……………………… 53
グラム染色 …………………… 163
クラリスロマイシン ………… 61
クリプトコックス症 ………… 150
クリンダマイシン …………… 89
グルタメートデヒドロゲナーゼ
　…………………………… 123
クレアチニンクリアランス
　…………………………… 21, 139
クロストリジウム・ディフィシ
　ル ………………………… 120
クロルヘキシジングルコネート
　…………………………… 109

【け】

経気道吸引 …………………… 165

索　引　**187**

経験的治療 …………… 68, 69, 70
刑事事件 ……………………… 41
経鼻胃管 ……………………… 58
経鼻気管挿管 ………………… 58
刑法 …………………………… 37
外科感染症学会 ……………… 92
血液透析 ……………………… 26
血管カテーテル関連血流感染症
　………………………………169
血中乳酸値 …………………… 78
血中プロカルシトニン ……… 60
血流感染症 …………………… 69
原因微生物 …………………… 71
嫌気性菌 ……………………… 5
検体保護カテーテル ………… 165
検体保護ブラシ ……………… 165

【　こ　】

広域抗菌薬 …………………… 60
抗菌薬関連下痢症 ……………120
抗菌薬／抗凝固薬フラッシュ
　……………………………… 110
抗菌薬投与後3日目の酸素化
　能 …………………………… 61
抗菌薬のブレイクポイント
　………………………………160
抗菌薬ロック ………………… 111
高サイトカイン血症 ………… 83
抗真菌薬 ……………………… 25
抗ニューモシスチス薬 ………150
硬膜外カテーテル …………… 44
硬膜外血腫 …………………… 47
硬膜外鎮痛 …………………… 44
硬膜外膿瘍 …………………… 46
コリスチン …………………… 97

【　さ　】

細菌性腹膜炎 ………………… 88
最高裁判決 ……………… 36, 37
最大殺菌作用 ………………… 91
最適治療 ……………………… 68
再投与設計 ……………………143
サイトメガロウイルス肺炎
　……………………………… 114
細胞死 ………………………… 85
サテライト薬局 ……………… 13
三次性腹膜炎 ………………… 88

【　し　】

時間依存性抗菌薬 ……………155
持続的腎代替療法 …………… 84
市中 MRSA …………………… 60
市中感染 ……………………… 88
市中感染性腹腔内感染症 …… 93
市中肺炎 ……………………… 58
縦隔洞炎 ……………………… 29
重症度判定基準 ………………103
重症腹膜炎 …………………… 90
手術部位感染 …………… 29, 49
術中再投与 ……………… 7, 25
準清潔創 ……………………… 4
上室性頻拍 …………………… 35
消毒薬 ………………………… 50
初期抗菌療法 ………………… 70
徐脈 …………………………… 35
腎機能障害 ……………… 21, 72
真菌 ……………………………147
人工呼吸器関連肺炎 …… 57, 69,
　135, 165
人工呼吸器バンドル ……57, 64
深在静脈血栓症 ……………… 81
深在性真菌症 …………………112
腎毒性 …………………………161
腎補助療法 …………………… 83

【　す　】

推算糸球体濾過率 …………… 23
スタンダードプリコーション
　……………………………… 64
すりガラス状陰影 ……………114
スルファジアジン銀 …………109

【　せ　】

静菌的作用 ……………………155
清潔創 ………………………… 4
制酸薬 ………………………… 65

成人院内・人工呼吸器関連・医
　療施設関連肺炎ガイドライ
　ン ………………………… 68
声門下部吸引 ………………… 64
切除時期 ………………………104
セファゾリン ………………… 4
セフォキシチン ………………173
セフォチアム ………………… 4
セフメタゾール …………… 4, 89

【　そ　】

早期 VAP ……………………… 57
増殖抑制作用 ………………… 91
相対的副腎不全 ……………… 79
組織酸素代謝失調 …………… 78

【　た　】

帯状疱疹 ……………………… 53
耐性菌感染 …………………… 71
耐性菌の選択 ………………… 9
耐性菌防止 …………………… 57
多剤耐性菌 ……………… 58, 69
多剤耐性緑膿菌 ……… 129, 137
多臓器不全 …………………… 84
胆道ドレナージ術 ……………104

【　ち　】

注意義務 ……………………… 37
注意義務違反 ………………… 36
注射用メトロニダゾール … 89,
　90
中心静脈カテーテル …………109
中等症腹膜炎 ………………… 89
中毒性巨大結腸症 ……………120
腸球菌 ………………………… 97
長時間手術 …………………… 7
腸内細菌 ……………………… 58
腸内細菌叢 ……………………121
治療薬濃度モニタリング
　……………………… 139, 160

【　て　】

手洗い ………………………… 52

テイコプラニン ……… 24, 144
剃毛 ……… 49
低用量ステロイド療法 ……… 79
適切性 ……… 68, 70

【 と 】
投与中止時期 ……… 108
毒薬金庫 ……… 14
トラフ値 ……… 140
ドレナージ ……… 92

【 に 】
二次性腹膜炎 ……… 88
ニューキノロン系抗菌薬 ……… 23
乳酸 ……… 78
ニューモシスチス肺炎 ……… 114
尿路感染症 ……… 169

【 の 】
濃度依存性抗菌薬 ……… 155

【 は 】
肺炎球菌性腹膜炎 ……… 88
バイオフィルム層 ……… 110
敗血症性ショック ……… 93
肺保護戦略 ……… 80
バクテロイデス・フラジリス ……… 4
播種性血管内凝固症候群 ……… 81
播種性真菌症 ……… 112
晩期 VAP ……… 57, 58
バンコマイシン ……… 23, 124, 143
バンコマイシン耐性黄色ブドウ球菌 ……… 143
バンコマイシン低度耐性黄色ブドウ球菌 ……… 143
バンコマイシンの予防投与 ……… 29

【 ひ 】
ピーク値 ……… 140
飛沫感染 ……… 53

病的肥満患者 ……… 8
ピリミジン系薬 ……… 149

【 ふ 】
フィブリン鞘 ……… 110
腹臥位 ……… 65
複雑性腹腔内感染症 ……… 92, 98
副鼻腔炎 ……… 58
腹膜透析患者 ……… 88
不潔／感染創 ……… 6
プリックテスト ……… 38
プロテアーゼ・インヒビター ……… 82
プロテイン C ……… 79
フロモキセフ ……… 4

【 へ 】
閉鎖式吸引カテーテル ……… 64
ペニシリンアレルギー ……… 5
ヘパリン ……… 81
偏性嫌気性グラム陽性桿菌 ……… 120
変法ホッジテスト ……… 179

【 ほ 】
ポート ……… 109
ホスフルコナゾール ……… 147
ポビドンヨード ……… 44
ポリエンマクロライド系薬 ……… 148

【 ま 】
マイコプラズマ肺炎 ……… 114
麻薬金庫 ……… 14

【 み 】
ミカファンギン ……… 147
民法 ……… 37

【 め 】
メタロ-β-ラクタマーゼ産生菌 ……… 179

メチシリン耐性黄色ブドウ球菌 ……… 29, 60
メチシリン耐性コアグラーゼ陰性 Staphylococcus 属 ……… 29
メトロニダゾール ……… 96, 124
メルカプト酢酸 ……… 179
免疫栄養 ……… 83

【 や 】
薬力学-薬物動態 ……… 155

【 よ 】
予見義務 ……… 37
予防抗菌薬短期間投与 ……… 10
予防抗菌薬の適応 ……… 6

【 り 】
リコンビナント活性化プロテイン C ……… 79
リコンビナントトロンボモジュリン ……… 81
リスクマネージメント ……… 43
リネゾリド ……… 145
リバウンド現象 ……… 26
緑膿菌 ……… 58
臨床肺感染スコア ……… 61

【 れ 】
レジオネラ肺炎 ……… 114
連続携行式腹膜灌流 ……… 89

【 ろ 】
ローカルファクター ……… 71
ロペラミド ……… 124

欧 文

【 記号 】
% time above MIC：%T＞MIC ……… 90

【 ギリシャ 】
β-D-グルカン ……… 115

β-lactamase-negative
　ampicillin-resistant
　H. influenzae ····· 130
β-ラクタマーゼ ····· 173
β-ラクタマーゼ陰性 ABPC 耐
　性インフルエンザ菌 ····· 130
β-ラクタマーゼ阻害薬配合薬
　····· 89, 90
β-ラクタム系抗菌薬 ····· 23

【 A 】

AAD ····· 120
ABK ····· 141
acute lung injury ····· 80
ALI ····· 80
ALI/ARDS ····· 63
antibiotic lock therapy ····· 111
antibiotics-associated diarrhea
　····· 120
APACHE Ⅱ スコア ····· 96
ARDS ····· 80
Aspergillus 属 ····· 151
AT Ⅲ 製剤 ····· 81
AUC/MIC ····· 158

【 B 】

Bacteroides fragilis group ····· 89
BAL ····· 59
binary toxin ····· 120
BLNAR ····· 130
Broviac catheter ····· 109
BSI ····· 69

【 C 】

C. difficile infection ····· 120
C. difficile 感染症 ····· 120
Candida albicans ····· 97
Candida 属 ····· 97, 147
CAPD ····· 89
catheter-related bloodstream
　infection ····· 109
Ccr ····· 21, 139
CDI ····· 120

central venous catheter ····· 109
CLDM ····· 89, 90, 95
Clinical Laboratory and
　Standards Institute ····· 133
Clinical Pulmonary Infection
　Score ····· 61
Clostridium difficile ····· 120
CLSI ····· 133
CMV ····· 114
CMZ ····· 89
Cockroft-Gault 式 ····· 139
community acquired ····· 88
continuous ambulatory
　peritoneal dialysis ····· 89
continuous renal replacement
　therapy ····· 84
CPIS ····· 61
CRBSI ····· 109
CRP ····· 73
CRRT ····· 84
Cryptococcus 属 ····· 151
CVC ····· 109
cytomegalovirus ····· 114
C 反応性蛋白 ····· 73

【 D 】

de-escalation ····· 57, 68, 69, 73
deep venous thrombosis ····· 81
definitive therapy ····· 68
DIC ····· 63, 81
DVT ····· 81
dysoxia ····· 78

【 E 】

early goal-directed therapy ····· 78
eGFR ····· 23
empiric therapy ····· 68
enteric bacteria ····· 58
Enterococcus faecalis ····· 97
Enterococcus 属 ····· 97
ERBD ····· 105
ESBL ····· 177
ESBL-産生腸内細菌 ····· 95

【 F 】

F-FLCZ ····· 147
F_{IO_2} ····· 61

【 G 】

G-CSF ····· 63
GRADE システム ····· 76

【 H 】

H_2 遮断薬 ····· 65
HAI ····· 49, 52
heteroresistant VISA ····· 143
Hib ····· 130
Hickman catheter ····· 109
HMGB1 ····· 81
hVISA ····· 143
hypercytokinemia ····· 83

【 I 】

IDSA ····· 93
Infectious Diseases Society of
　America ····· 93
ITCZ ····· 147
IVOIRE (hIgh VOlume in
　Intensive Care) study ····· 84

【 L 】

L-AMB ····· 148
low-risk CRBSI ····· 111
lung protective ventilation
　strategy ····· 80
LZD ····· 145

【 M 】

maximum bactericidal effect
　····· 91
MCFG ····· 147
MDR ····· 58
MDRP ····· 129, 137
MOF ····· 84
MPC ····· 160
MR-CNS ····· 29
MRSA ····· 29, 72, 98, 173

MRSA 保有リスク ······ 60
Multidrug-resistant
　Pseudomonas aeruginosa
　················· 129, 137
multidrug resistance ······ 58
mutant prevention
　concentration ·········· 160
mutant selection window
　································· 160

【 N 】
NICE-SUGAR trial ········ 80
non-*fragilis Bacteroides* 属 ·· 89
nosocomial or hospital-
　acquired ··················· 88

【 P 】
P. aeruginosa ················ 60
patient controlled epidural
　analgesia ·················· 45
PCP ···························· 114
peak/MIC ··················· 158
peak 値 ······················· 140
PEEP ··························· 64
pharmacokinetics-
　pharmacodynamics
　···························· 90, 155
PK-PD ············ 60, 90, 155
PK-PD ターゲット値 ······ 159
PK-PD パラメータ ········ 158
PMC ·························· 120
PMMA ·························· 84
pneumocystic pneumonia
　································· 114
polymethylmethacrylate ······ 83
postantibiotic effect ······ 155
PROWESS trial ············ 79
PSB ····························· 59
pseudomembranous colitis
　································· 120
Pseudomonas aeruginosa ···· 58, 133
PTBD ························· 105

【 R 】
red man 症候群 ············ 31
renal replacement ········ 83
rhAPC ························· 79
rTM ····························· 81

【 S 】
SDD ······················ 65, 82
selective digestive
　decontamination ······· 82
sepsis ··························· 76
sepsis management bundle
　··································· 76
sepsis resuscitation bundle
　··································· 76
septic shock ················ 70
severe sepsis bundle ····· 76
SIS ······························· 93
SOD ····························· 65
source control ············· 94
Sp$_{O_2}$ ···························· 61
SSC ······························ 76
SSC ガイドライン 2008 ······ 77
SSI ················· 29, 49, 50, 52
Staphylococcus aureus ······ 58
static effect ·················· 91
ST 上昇 ························ 35
subMIC effect ············ 157
Surgical Care Improvement
　Project ······················· 3
Surgical Infection Society ··· 93
surgical site infection ······ 29
Surviving Sepsis Campaign
　··································· 76
Surviving Sepsis Campaign ガ
　イドライン ··········· 65, 68

【 T 】
TDM ············· 60, 139, 160
TEIC ·························· 144
therapeutic drug monitoring
　································· 160
time above MIC ········· 158

totally implantable
　subcutaneous infusion port
　································· 109
toxin A ······················ 120
toxin B ······················ 120
TREM-1 ······················· 60
trough 値 ···················· 140

【 V 】
VAP ············ 57, 69, 71, 135
VAP 発症の危険因子 ······ 58
VAT ····························· 66
VCM ·························· 143
VCM と CEZ などとの併用
　··································· 31
VCM 予防投与 ················ 6
ventilator-associated-
　pneumonia ·············· 135
ventilator-associated
　tracheobronchitis ······ 66
VISA ·························· 143
visual analogue scale ······ 45
VRE ··························· 174
VRE 選択培地 ············· 176
VRSA ················· 143, 176

麻酔・集中治療医のための抗菌薬使用と感染対策 ＜検印省略＞

2012年1月5日　第1版第1刷発行

定価（本体7,600円＋税）

編集者　竹　末　芳　生
　　　　山　田　芳　嗣
発行者　今　井　良
発行所　克誠堂出版株式会社
〒113-0033　東京都文京区本郷3-23-5-202
電話(03)3811-0995　振替00180-0-196804
URL　http://www.kokuseido.co.jp

ISBN 978-4-7719-0388-3　C3047　￥7600E　　印刷　三美印刷株式会社
Printed in Japan Ⓒ Yoshio Takesue, Yoshitsugu Yamada, 2012

・本書の複製権・翻訳権・上映権・譲渡権・公衆送信権（送信可能化権を含む）は克誠堂出版株式会社が保有します。
・ JCOPY ＜(社)出版者著作権管理機構　委託出版物＞
本書の無断複写は著作権法上での例外を除き禁じられています。複写される場合は，そのつど事前に(社)出版者著作権管理機構（電話 03-3513-6969, Fax 03-3513-6979, e-mail：info@jcopy.or.jp）の許諾を得てください。